放射治疗常规

申文江　朱广迎　主　　编

北京医师协会　组织编写

中国医药科技出版社

《临床医疗护理常规》
编委会

《放射治疗常规》
编委会

主　编　申文江（北京大学第一医院）

　　　　朱广迎（北京肿瘤医院）

副主编　夏廷毅（中国人民解放军总医院）

　　　　王绿化（中国医学科学院肿瘤医院）

　　　　徐　博（北京肿瘤医院）

　　　　王俊杰（北京大学第三医院）

　　　　李高峰（卫生部北京医院）

编　委　（按姓氏笔画排序）

序 言

　　我非常高兴地向各位推荐北京医师协会亲力亲为与北京地区35个医学专科的专家们具有历史意义合作的一个象征——北京市《临床医疗护理常规》正式出版。其宗旨仍然是致力于全市医疗质量与患者安全的持续性改进和提高。

　　提高质量的医疗服务，需要有效的领导，这种领导支持来自于医疗机构的许多方面，包括治理层领导们、临床与管理部门的负责人，以及其他处于领导职位的人的支持；质量与安全更扎根于每位医务人员和其他工作人员的日常工作生活中，当医生与护士评估患者的需要并提供医疗服务的时候，本书的内容毫无疑问有助于帮助他们理解和如何做到切实改进质量，以帮助患者并降低风险。同样，管理者、辅助人员，以及其他人员通过北京市《临床医疗护理常规》的学习并应用于日常工作中，也有助于提高工作效率，改善资源利用率，从而达到质量持续改进与医疗安全的目的。

　　我们热切地展望未来，与我们的医学同道们一起合作，在朝着医疗护理质量持续改进的历程中互相学习，为首都乃至中国的医药卫生体制改革和促进人民的健康，不失时机地做出我们的努力！

金大鹏

2012年4月

编写说明

10年前，北京医师协会受北京市卫生局委托，组织北京地区几十家医院的数百名医学专家、学科带头人及中青年业务骨干，以现代医学理论为指导，参考国内外相关版本，结合临床实践经验，编写了北京市《临床医疗护理常规》，并于2002年正式出版。

10年来，《临床医疗护理常规》对规范各级各类医院的医疗质量，规范医护人员在医疗护理实践中的诊疗行为，保障患者的健康产生了重要的作用。但是随着医疗卫生改革的深化和临床医学的发展、临床学科的细化，北京市《临床医疗护理常规》已经不能充分体现北京地区的医疗水平。

北京医师协会根据卫生部有关专业分类的规定，组织本协会内34个专科的专家委员会对北京市《临床医疗护理常规》进行修编。在编写过程中，力求体现北京地区的医疗水平，尽量保持原来的体例和风格，经反复修改定稿。

尚需说明：

1. 北京市《临床医疗护理常规》修编是根据卫生部颁布的18个普通专科和16个亚专科分类，加上临床护理专业。18个普通专科是：内科、外科、妇产科、儿科、急诊科、神经内科、皮肤科、眼科、耳鼻咽喉科、精神科、小儿外科、康复医学科、麻醉科、医学检验科、临床病理科、口腔科、全科医学科、医学影像科。16个亚专科是：心血管内科、呼吸内科、消化内科、内分泌科、血液内科、肾脏内科、感染科、风湿免疫科、普通外科、骨科、心血管外科、胸外科、泌尿外科、整形外科、烧伤科、神经外科。

2. 北京市《临床医疗护理常规》的本次修编有较大幅度的调整，由2002版的11个分册调整为现行版的35个分册。其中由于外科与普通外科、儿科与小儿外科相通颇多故各自合并为一个分册，医学影像科以放射科、超声科和放射治疗三个分册分别论述。

3. 为进一步完善我市医师定期考核工作，保证医师定期考核取得实效，2012年，北京市卫生局将根据专科医师发展情况试点开展按专科进行业务水平测试的考核方式。修编后的北京市《临床医疗护理常规》旨在积极配合专科医师制度的建设，各专科分册独立程度高、专科性强，为各专科医师应知应会的基本知识和技能。

《临床医疗护理常规》将成为在各专科领域内执业的临床医师"定期考核"业务水平测试的内容。

4. 北京市《临床医疗护理常规》的修编出版仍然是一项基础性的工作，目的在于为各级医护人员在诊疗护理工作中提供应参照的基本程序和方法，有利于临床路径工作的开展，并不妨碍促进医学进展的学术探讨和技术改选。

5. 本次修编仍不含中医专业。

北京医师协会

2012年3月

Preface
前　言

　　放射治疗是恶性肿瘤的主要治疗手段之一，在根治肿瘤和提高生活质量方面发挥不可替代的作用，尤其是精确放疗技术的发展改变了部分肿瘤治疗的传统观念，治疗早期肺癌、胰腺癌、前列腺癌等的长期疗效已经达到手术疗效，又避免了手术、麻醉的风险，越来越为广大医生、患者接受，显示放疗学科的光明前景。

　　国内外的临床实践证明，放射治疗也是一把双刃剑，用得好能治疗肿瘤，用不好也会带来一些并发症，因此，凸显了规范诊疗的重要性，尤其放射线是肉眼看不见的射线，质量控制的重要性不言而喻。在北京医师协会放射治疗专科医师分会专家及北京各大医院放疗科的支持下，本书编写人员克服临床工作繁忙等多种困难，按时完成了初稿。应丛书出版的统一要求，定稿时大幅缩减了放射生物及放射物理等方面的内容，中国人民解放军总医院夏廷毅、中国医学科学院肿瘤医院杨伟志、北京肿瘤医院吴昊的辛勤劳动仅得以部分体现，北京肿瘤医院放疗科石安辉、王洋、郑宝敏等同志承担了大量的编务工作，特此表示衷心的感谢！

　　规范是相对的，是一个历史阶段的产物，虽然本规范力求反映现阶段肿瘤治疗决策、放疗的随机研究成果，但由于时间仓促、水平有限，疏漏之处在所难免，还望各位同仁提出宝贵意见。

编　者
2012 年 6 月

Contents

目 录

第一章　病历书写基本规范

第一节　基本要求

第一条　病历是指医务人员在医疗活动过程中形成的文字、符号、图表、影像、切片等资料的总和，包括门（急）诊病历和住院病历。

第二条　病历书写是指医务人员通过问诊、查体、辅助检查、诊断、治疗、护理等医疗活动获得有关资料，并进行归纳、分析、整理形成医疗活动记录的行为。

第三条　病历书写应当客观、真实、准确、及时、完整、规范。

第四条　病历书写应当使用蓝黑墨水、碳素墨水，需复写的病历资料可以使用蓝或黑色油水的圆珠笔。计算机打印的病历应当符合病历保存的要求。

第五条　病历书写应当使用中文，通用的外文缩写和无正式中文译名的症状、体征、疾病名称等可以使用外文。

第六条　病历书写应规范使用医学术语，文字工整，字迹清晰，表述准确，语句通顺，标点正确。

第七条　病历书写过程中出现错字时，应当用双线划在错字上，保留原记录清楚、可辨，并注明修改时间，修改人签名。不得采用刮、粘、涂等方法掩盖或去除原来的字迹。

上级医务人员有审查、修改下级医务人员书写的病历的责任。

第八条　病历应当按照规定的内容书写，并由相应医务人员签名。

实习医务人员、试用期医务人员书写的病历，应当经过本医疗机构注册的医务人员审阅、修改并签名。

进修医务人员由医疗机构根据其胜任本专业工作实际情况认定后书写病历。

第九条　病历一律使用阿拉伯数字书写日期和时间，采用 24 小时制记录。

第十条　对需取得患者书面同意方可进行的医疗活动，应当由患者本人签署知情同意书。患者不具备完全民事行为能力时，应当由其法定代理人签字；患者因病无法签字时，应当由其授权的人员签字；为抢救患者，在法定代理人或被授权人无法及时签字的情况下，可由医疗机构负责人或者授权的负责人签字。

因实施保护性医疗措施不宜向患者说明情况的，应当将有关情况告知患者近亲属，由患者近亲属签署知情同意书，并及时记录。患者无近亲属的或者患者近亲属无法签署知情同意书的，由患者的法定代理人或者关系人签署知情同意书。

第二节　门（急）诊病历书写内容及要求

第十一条　门（急）诊病历内容包括门（急）诊病历首页［门（急）诊手册封面］、病历记录、化验单（检验报告）、医学影像检查资料等。

第十二条 门（急）诊病历首页内容应当包括患者姓名、性别、出生年月日、民族、婚姻状况、职业、工作单位、住址、药物过敏史等项目。

门诊手册封面内容应当包括患者姓名、性别、年龄、工作单位或住址、药物过敏史等项目。

第十三条 门（急）诊病历记录分为初诊病历记录和复诊病历记录。

初诊病历记录书写内容应当包括就诊时间、科别、主诉、现病史、既往史，阳性体征、必要的阴性体征和辅助检查结果，诊断及治疗意见和医师签名等。

复诊病历记录书写内容应当包括就诊时间、科别、主诉、病史，必要的体格检查和辅助检查结果，诊断、治疗处理意见和医师签名等。

急诊病历书写就诊时间应当具体到分钟。

第十四条 门（急）诊病历记录应当由接诊医师在患者就诊时及时完成。

第十五条 急诊留观记录是急诊患者因病情需要留院观察期间的记录，重点记录观察期间病情变化和诊疗措施，记录简明扼要，并注明患者去向。抢救危重患者时，应当书写抢救记录。门（急）诊抢救记录书写内容及要求按照住院病历抢救记录书写内容及要求执行。

第三节 住院病历书写内容及要求

第十六条 住院病历内容包括住院病案首页、入院记录、病程记录、手术同意书、麻醉同意书、输血治疗知情同意书、特殊检查（特殊治疗）同意书、病危（重）通知书、医嘱单、辅助检查报告单、体温单、医学影像检查资料、病理资料等。

第十七条 入院记录是指患者入院后，由经治医师通过问诊、查体、辅助检查获得有关资料，并对这些资料归纳分析书写而成的记录。可分为入院记录、再次或多次入院记录、24 小时内入出院记录、24 小时内入院死亡记录。

入院记录、再次或多次入院记录应当于患者入院后 24 小时内完成；24 小时内入出院记录应当于患者出院后 24 小时内完成，24 小时内入院死亡记录应当于患者死亡后 24 小时内完成。

第十八条 入院记录的要求及内容。

（一）患者一般情况包括姓名、性别、年龄、民族、婚姻状况、出生地、职业、入院时间、记录时间、病史陈述等。

（二）主诉是指促使患者就诊的主要症状（或体征）及持续时间，首诊病历记录疾病症状和体征及其时间；经治病历记录明确诊断时间和具体治疗，如新变化要注明时间。

（三）现病史是指患者本次疾病的发生、演变、诊疗等方面的详细情况，应当按时间顺序书写。内容包括发病情况、主要症状特点及其发展变化情况，伴随症状、发病后诊疗经过及结果，睡眠和饮食等一般情况的变化，以及与鉴别诊断有关的阳性或阴性资料等。

1. 发病过程

记录主要症状特点及其发展变化情况，主要检查的时间和结果，有无病理诊断，初诊病历应该详细描述肿瘤侵及范围以明确TNM分期，经治病历应该记录初次诊断的分期和依据，详细记录所应用的主要治疗，采用的方法（手术、放疗、化疗等）、疗效评价和不良反应，相关肿瘤标志物变化，疾病进展情况等。

2. 记录

如果参加临床试验要记录试验名称和患者知情同意情况。

3. 发病以来一般情况

简要记录患者发病后的精神状态、睡眠、食欲、大小便、体重、疼痛（分级和止痛治疗及效果）等情况。

（四）既往史是指患者过去的健康和疾病情况。内容包括既往一般健康状况、疾病史、传染病史、预防接种史、手术外伤史、输血史、食物或药物过敏史等。

（五）个人史，包括婚育史、月经史、家族史等。

1. 个人史

记录出生地及长期居留地，生活习惯及有无烟、酒、药物等嗜好，职业与工作条件及有无工业毒物、粉尘、放射性物质接触史，有无治疗史。

2. 婚育史、月经史

包括婚姻状况、结婚年龄、配偶健康状况、有无子女等。女性患者记录初潮年龄、行经期天数、间隔天数、末次月经时间（或闭经年龄）、月经量、痛经及生育等情况。

3. 家族史

父母、兄弟、姐妹健康状况，有无与患者类似疾病，有无家族遗传倾向的疾病。

（六）体格检查应当按照系统循序进行书写。内容包括体温、脉搏、呼吸、血压、一般情况、皮肤、黏膜、全身浅表淋巴结、头部及其器官、颈部、胸部（胸廓、肺部、心脏、血管）、腹部（肝、脾等）、直肠、肛门、外生殖器、脊柱、四肢、神经系统等。

（七）专科情况应当根据专科需要记录专科特殊情况。

（八）辅助检查指入院前所做的与本次疾病相关的主要检查及其结果。应分类按检查时间顺序记录检查结果，如系在其他医疗机构所做检查，应当写明该机构名称及检查号。

（九）初步诊断是指经治医师根据患者入院时情况，综合分析所作出的诊断。如初步诊断为多项时，应当主次分明。对待查病历应列出可能性较大的诊断。

（十）书写入院记录的医师签名。

第十九条 再次或多次入院记录，是指患者因同一种疾病再次或多次住入同一医疗机构时书写的记录，要求及内容基本同入院记录。主诉是记录患者本次入院的主要症状（或体征）及持续时间；现病史中要求首先对本次住院前历次有关住院诊疗经过进行小结，然后再书写本次入院的现病史。

第二十条 患者入院不足24小时出院的，可以书写24小时内入出院记录。内容包括患者姓名、性别、年龄、职业、入院时间、出院时间、主诉、入院情况、入院诊断、诊疗经过、出院情况、出院诊断、出院医嘱、医师签名等。

第二十一条 患者入院不足24小时死亡的，可以书写24小时内入院死亡记录。内容包括患者姓名、性别、年龄、职业、入院时间、死亡时间、主诉、入院情况、入院诊断、诊疗经过（抢救经过）、死亡原因、死亡诊断、医师签名等。

第二十二条　病程记录是指继入院记录之后，对患者病情和诊疗过程所进行的连续性记录。内容包括患者的病情变化情况、重要的辅助检查结果及临床意义、上级医师查房意见、会诊意见、医师分析讨论意见、所采取的诊疗措施及效果、医嘱更改及理由、向患者及其近亲属告知的重要事项等。

病程记录的要求及内容：

（一）首次病程记录是指患者入院后由经治医师或值班医师书写的第一次病程记录，应当在患者入院 8 小时内完成。首次病程记录的内容包括病例特点、拟诊讨论（诊断依据及鉴别诊断）、诊疗计划等。

1. 病例特点

应当在对病史、体格检查和辅助检查进行全面分析、归纳和整理后写出本病例特征，记录疾病进展过程：主要症状、体征、时间和检查结果。初诊患者应详细描述可明确说明 TNM 分期的肿瘤侵及范围和大小，经治病例记录手术史：包括时间、TNM 分期、并发症和详细病理报告，记录放疗和（或）化疗方案及疗程，记录疗效评价，记录治疗主要不良反应情况，记录相关肿瘤标志物变化情况，记录改变治疗方案（包括化疗方案）的依据，如果参加临床试验要记录试验名称和患者知情同意签署情况。

2. 拟诊讨论（诊断依据及鉴别诊断）

根据病例特点，提出初步诊断和诊断依据，初步诊断应该包括病理和临床分期，对诊断不明的写出鉴别诊断并进行分析，并对下一步诊治措施进行分析。

3. 诊疗计划

提出具体的检查及治疗措施安排。

（二）日常病程记录是指对患者住院期间诊疗过程的经常性、连续性记录。由经治医师书写，也可以由实习医务人员或试用期医务人员书写，但应有经治医师签名。

书写日常病程记录时，首先标明记录时间，另起一行记录具体内容，内容包括：放疗部位、剂量、分次、时间，患者一般情况、症状、体温变化，详细记录肿瘤专科变化，患者出现的相关治疗反应、程度、对症治疗效果，实验室检查情况等。

应该记录放疗计划情况，包括放疗靶区范围，放疗方法（精确/常规放疗），射线种类、能量，照射野数，处方剂量，重要危及器官的受照射情况等。

放疗计划验证、首次放疗和放疗结束，当日要求做记录，修改放疗计划要做记录并说明改变治疗计划的依据，同期化疗当日应该记录化疗实施，药物剂量、给药方法，记录改变方案或剂量依据。

如果参加临床研究患者要详细记录临床试验的名称、内容和知情同意签署情况。

对病危患者应当根据病情变化随时书写病程记录，记录时间应当具体到分钟。对病重患者，每天至少记录一次病程记录如病情变化随时书写病程记录。对病情稳定的患者，至少 3 天记录一次病程记录。

（三）上级医师查房记录是指上级医师查房时对患者病情、诊断、鉴别诊断、当前治疗措施疗效的分析及下一步诊疗意见等的记录。

主治医师首次查房记录应当于患者入院 48 小时内完成，内容包括查房医师的姓名、专业技术职称、补充的病史和体征、诊断依据与鉴别诊断的分析及诊疗计划等。

主治医师日常查房记录间隔时间视病情和诊疗情况确定，内容包括查房医师的姓名、专业技术职称、对病情的分析和诊疗意见等。

科主任或具有副主任医师以上专业技术职称任职资格医师查房的记录应该在入院72小时内完成，内容包括查房医师的姓名、专业技术职称、对病情的分析和诊疗意见等。

（四）疑难病例（无病理诊断、再程放疗等）讨论记录是指由科主任或具有副主任医师以上专业技术任职资格的医师主持、召集有关医务人员对确诊困难或疗效不确切病例讨论的记录。内容包括讨论日期、主持人、参加人员姓名及专业技术职称、具体讨论意见及主持人小结意见等。

（五）交（接）班记录是指患者经治医师发生变更之际，交班医师和接班医师分别对患者病情及诊疗情况进行简要总结的记录。交班记录应当在交班前由交班医师书写完成；接班记录应当由接班医师于接班后24小时内完成。交（接）班记录的内容包括入院日期、交班或接班日期，患者姓名、性别、年龄，主诉、入院情况、入院诊断、诊疗经过、目前情况、目前诊断、交班注意事项或接班诊疗计划、医师签名等。

（六）转科记录是指患者住院期间需要转科时，经转入科室医师会诊并同意接收后，由转出科室和转入科室医师分别书写的记录。包括转出记录和转入记录。转出记录由转出科室医师在患者转出科室前书写完成（紧急情况除外）；转入记录由转入科室医师于患者转入后24小时内完成。转科记录内容包括入院日期、转出或转入日期，转出、转入科室，患者姓名、性别、年龄，主诉、入院情况、入院诊断、诊疗经过、目前情况、目前诊断、转科目的及注意事项或转入诊疗计划、医师签名等。

（七）阶段小结是指患者住院时间较长，由经治医师每月所作的病情及诊疗情况总结。阶段小结的内容包括入院日期、小结日期，患者姓名、性别、年龄，主诉、入院情况、入院诊断、诊疗经过、目前情况、目前诊断、诊疗计划、医师签名等。

交（接）班记录、转科记录可代替阶段小结。

（八）抢救记录是指患者病情危重，采取抢救措施时作的记录。因抢救急危患者，未能及时书写病历的，有关医务人员应当在抢救结束后6小时内据实补记，并加以注明，内容包括病情变化情况、抢救时间及措施、参加抢救的医务人员姓名及专业技术职称等。记录抢救时间应当具体到分钟。

（九）有创诊疗操作记录是指在临床诊疗活动过程中进行的各种诊断、治疗性操作（如胸腔穿刺、腹腔穿刺等）的记录。应当在操作完成后即刻书写，内容包括操作名称、操作时间、操作步骤、结果及患者一般情况，记录过程是否顺利、有无不良反应，术后注意事项及是否向患者说明，操作医师签名。

（十）会诊记录（含会诊意见）是指患者在住院期间需要其他科室或者其他医疗机构协助诊疗时，分别由申请医师和会诊医师书写的记录。会诊记录应另页书写，内容包括申请会诊记录和会诊意见记录。申请会诊记录应当简要载明患者病情及诊疗情况、申请会诊的理由和目的，申请会诊医师签名等。常规会诊意见记录应当由会诊医师在会诊申请发出后48小时内完成，急会诊时会诊医师应当在会诊申请发出后10分钟内到场，并在会诊结束后即刻完成会诊记录。会诊记录内容包括会诊意见、会诊医师所在的科别或者医疗机构名称、会诊时间及会诊医师签名等。申请会诊医师应在病程记录中记录会诊意见执行情况。

（十一）出院记录是指经治医师对患者此次住院期间诊疗情况的总结，应当在患者出院后 24 小时内完成，内容主要包括入院日期、出院日期、入院情况、入院诊断、诊疗经过、出院诊断、出院情况、出院医嘱、医师签名等。

入院情况：扼要简介既往的治疗过程、治疗疗程、主要的治疗相关不良反应情况、相关肿瘤标志物变化情况、疾病进展过程（临床和实验室）等。

初步诊断：包括病理和临床 TNM 分期。

诊疗经过和方案：本次治疗方案的制定和依据，包括：放疗 GTV 和 CTV 总剂量、分次、时间（天数）；同期化疗或化疗方案、剂量、给药方法；记录疗效评价（临床及实验室检查）；相关肿瘤标志物变化情况；记录治疗相关不良反应、分级、持续时间和治疗处理情况及转归。

出院诊断：应该明确诊断，详细记录 TNM 分期情况。

出院医嘱：随诊要求（要求具体）及今后治疗计划。

（十二）死亡记录是指经治医师对死亡患者住院期间诊疗和抢救经过的记录，应当在患者死亡后 24 小时内完成，内容包括入院日期、死亡时间、入院情况、入院诊断、诊疗经过（重点记录病情演变、抢救经过）、死亡原因、死亡诊断等。记录死亡时间应当具体到分钟。

（十三）死亡病例讨论记录是指在患者死亡 1 周内，由科主任或具有副主任医师以上专业技术职称任职资格的医师主持，对死亡病例进行讨论、分析的记录。内容包括讨论日期、主持人及参加人员姓名、专业技术职称、具体讨论意见及主持人小结意见、记录者的签名等。

（十四）病重（病危）患者护理记录是指护士根据医嘱和病情对病重（病危）患者住院期间护理过程的客观记录。病重（病危）患者护理记录应当根据相应专科的护理特点书写，内容包括患者姓名、科别、住院病历号（或病案号）、床位号、页码、记录日期和时间、出入液量、体温、脉搏、呼吸、血压等病情观察、护理措施和效果、护士签名等。记录时间应当具体到分钟。

第二十三条　输血治疗知情同意书是指输血前，经治医师向患者告知输血的相关情况，并由患者签署是否同意输血的医学文书。输血治疗知情同意书内容包括患者姓名、性别、年龄、科别、病案号、诊断、输血指征、拟输血成分、输血前有关检查结果、输血风险及可能产生的不良后果、患者签署意见并签名、医师签名并填写日期。

第二十四条　特殊检查、特殊治疗同意书是指在实施特殊检查、特殊治疗前，经治医师向患者告知特殊检查、特殊治疗的相关情况，并由患者签署是否同意检查、治疗的医学文书。内容包括特殊检查、特殊治疗项目名称、目的，可能出现的并发症及风险，患者签名、医师签名等。

第二十五条　病危（重）通知书是指因患者病情危、重时，由经治医师或值班医师向患者家属告知病情并由患方签名的医疗文书，内容包括患者姓名、性别、年龄、科别，目前诊断及病情危重情况，患方签名、医师签名并填写日期。病危（重）通知书一式两份，一份交患方保存，另一份归病历中保存。

第二十六条　医嘱是指医师在医疗活动中下达的医学指令。医嘱单分为长期医嘱单和临时医嘱单。

长期医嘱单内容包括患者姓名、科别、住院病历号（或病案号）、页码、起始日期和时间、长期医嘱内容、停止日期和时间、医师签名、执行时间、执行护士签名。临时医嘱单内容包括医嘱时间、临时医嘱内容、医师签名、执行时间、执行护士签名等。

医嘱内容及起始、停止时间应当由医师书写。医嘱内容应当准确、清楚，每项医嘱应当只包含一个内容，并注明下达时间，应当具体到分钟。医嘱不得涂改，需要取消时，应当使用红色墨水标注"取消"字样并签名。

一般情况下，医师不得下达口头医嘱。因抢救急危患者需要下达口头医嘱时，护士应当复诵一遍，抢救结束后，医师应当即刻据实补记医嘱。

第二十七条 辅助检查报告单是指患者住院期间所做各项检验、检查结果的记录。内容包括患者姓名、性别、年龄、住院病历号（或病案号）、检查项目、检查结果、报告日期、报告人员签名或者印章等。

第二十八条 体温单为表格式，以护士填写为主，内容包括患者姓名、科室、床号、入院日期、住院病历号（或病案号）、日期、手术后天数、体温、脉搏、呼吸、血压、大便次数、出入液量、体重、住院周数等。

第四节 打印病历内容及要求

第二十九条 打印病历是指应用文字处理软件编辑生成并打印的病历（如 Word 文档等）。打印病历应当按照本规定的内容录入并及时打印，由相应医务人员手写签名。

第三十条 医疗机构打印病历应当统一纸张、字体、字号及排版格式。打印字迹应清楚易认，符合病历保存期限和复印的要求。

第三十一条 打印病历编辑过程中应当按照权限要求进行修改，已完成录入打印并签名的病历不得修改。

第二章　照射剂量换算和临床应用

放疗的实现方式包括常规放疗、三维适形放疗、立体定向放射外科/立体定向体部放疗、调强放疗、影像引导放疗、容积调强、断层治疗、速光刀、射波刀、近距离放疗/放射性粒子植入等。生物效应剂量（biological effective dose，BED），单位是 Gy，必须注意它不同于临床实际剂量。进行"生物剂量"等效换算的意义在于：①从生物数学角度对临床研究中的不同分割方案的效益进行比较评估。②改变原有治疗方案或开展新的治疗模式与常规治疗进行"生物剂量"等效估算，以获得最好的治疗效益并使患者的利益得到保护。

1. L – Q 模型及 BED

目前认为采用 LQ 公式进行剂量换算基本能反映各种时间 – 剂量分割模式的特性。并能将不同放疗模式的局部剂量统一量化，有利于不同时间 – 剂量分割模式的比较，能更准确的反映不同分割模式的放射生物效应和放射损伤的关系。利用 LQ 公式的换算方法是：BED（生物效应剂量）$= nd\left[1 + d/(\alpha/\beta \text{值})\right]$（$n$ 为放疗次数，d 为分次剂量，α/β 值：早期反应组织取 10，晚期反应组织取 3）。目前多数文献认为要控制 3～5cm 的肺部肿瘤的 BED 应大于 100Gy。而采用常规放疗 60～70Gy 的 BED $\left[30 \times 2\ (1 + 2/10)～35 \times 2\ (1 + 2/10)\right]$ 仅为 72～84Gy，要使 BED 大于 100Gy，常规放疗剂量至少应提升到 84Gy/42 次 $\left[\text{BED} = 42 \times 2\ (1 + 2/10) = 100.8\text{Gy}\right]$，所花总治疗时间约 70 天。因肿瘤细胞在放疗超过 30 天后未死亡细胞常出现加速再增殖，将会对所提升的放疗剂量产生部分消减，故实际的放射生物效应比计算的更低。因此，采用常规分割模式放疗的局部根治剂量可能需要 90～100Gy，这在临床治疗中是不可行也是不可取的。SRS 和 SBRT 采用高分次剂量、短疗程的分割模式，更有利于提高肿瘤局部的 BED，减少或避免放疗中加速再增殖的影响。

但是，提高分次剂量的代价是增加晚反应组织的损伤。因为在应用 SRS 和 SBRT 时，分次量（d）较常规放疗要大很多，肿瘤或正常组织因其 α/β 比值不同对分次照射剂量的敏感性不同，随着分次剂量的增加，通常 α/β 比值小的组织肿瘤控制率或正常组织不良反应增加较快。如常规放疗 84Gy 对肿瘤组织的 BED 为 100.8Gy，而对晚反应组织的 BED 仅为 140Gy $\left[42 \times 2\ (1 + 2/3)\right]$，但当采用高分次剂量 12Gy × 4 次方案时，对肿瘤组织的 BED 为 105.6Gy，而对晚反应组织的 BED 高达 240Gy $\left[12 \times 4\ (1 + 12/3)\right]$，是早反应组织的一倍多。可见提高分次剂量对晚反应组织的影响比早反应组织更大，而且，单次量越高，影响越大。因此，在临床应用中必须严格掌握适应证。位于实质器官或并行器官的对放射治疗不敏感肿瘤，采用高分次剂量、短疗程的分割模式比常规放疗提升总剂量更有效，但治疗范围不宜过大，而且必须根据肿瘤大小、所在位置和各器官的剂量耐受等多种因素来决定最佳的分次剂量和总剂量。位于腔道器官或串行器官的肿瘤应慎用或不用高分次剂量放疗。

L – Q 模型在临床应用中的主要不足之处在于：①本模型对细胞增殖方面的情况未

予考虑，因此与实际有一定距离，还需要在放射生物学研究的基础上不断修正并提高修正的精确度。②a/β值作为 L–Q 模型临床应用公式的重要参数，它的数据目前主要来自动物实验且受诸多因素的影响，因此与临床有一定程度的差异。③该公式对 12～15Gy 以下剂量的照射的换算较为准确。

虽然 L–Q 模型存在着许多局限性，但仍不失为一个很好的生物等效剂量换算公式。

2. SRS 治疗颅内疾病时常用的分割模式

对直径 1cm 左右肿瘤单次剂量可高达 20～25Gy，治疗 1 次；对 2～3cm 肿瘤，单次剂量 15～20Gy 治疗 1 次；对病灶 >3cm 常用分次放疗，每次剂量 7～10Gy，2～3 次。

在采用 SRS 治疗颅内疾病时，在严格掌握适应证和恰当给予处方剂量的同时，必须要充分考虑可能发生放射损伤的风险。特别是治疗位于视交叉、脑干和下丘脑等部位的肿瘤时，更要严格限制肿瘤的体积和周边剂量，过宽的适应证和太大的单次量都会引起严重的放射损伤。RTOG9005 规定了 SRS 的最大耐受剂量（MTD），MTD 根据肿瘤最大直径分为三类：小于 20mm、21～30mm 和 31～40mm，肿瘤越小周围正常组织耐受剂量越高。肿瘤直径小于 20mm，边缘 24Gy 为安全剂量，进一步提高剂量对患者的好处不大。肿瘤直径 21～30mm 的 MTD 为 18Gy，肿瘤直径大于 30mm 的 MTD 为 15Gy。以上只作为常规性治疗的剂量参考，但必须考虑特殊情况和特殊部位以及肿瘤的特性，如脑转移已行全脑放疗后，SRS 的 MTD 自然会降低，如听神经瘤及脑干附近肿瘤用低于 RTOG9005 的 MTD 剂量可以获得较好的效果，而且不会引起神经不良反应。

3. SBRT 治疗体部肿瘤时常用的分割模式

（1）早期非小细胞肺癌（NSCLC）及肺转移瘤　单次剂量 15～20Gy，治疗 3 次；单次剂量 12Gy，治疗 4 次；单次剂量 10Gy，治疗 5 次；单次剂量 8Gy，治疗 8 次；单次剂量 5～7Gy，治疗 10 次。对于中央型肿瘤和距离胸壁较近的肿瘤，降低单次剂量和增加治疗次数会降低正常组织放射性损伤的发生。SBRT 与常规分割治疗肺癌所出现的正常组织不良反应并不相同，放射性肺损伤和放射性食管损伤鲜见，而皮肤、胸壁、肋骨和臂丛的损伤需受到重视。

（2）早期肝癌及肝转移瘤　肝癌的 α/β 值平均为 2～3Gy，单次剂量 12Gy，治疗 3 次；单次剂量 8Gy，治疗 5 次；单次剂量 5Gy，治疗 10 次。

（3）胰腺癌　剂量分割为（45～50）Gy/（10～15）f；60Gy/20f。

（4）乳腺癌　乳腺癌的 α/β 值平均为 3～4Gy，剂量分割为（30～40）Gy/（10～15）f，20Gy/1f。

（5）前列腺癌　前列腺癌的 α/β 值平均为 1～3Gy，剂量分割为 60Gy/22f、37Gy/5f。

正常组织剂量限制参考 RTOG0236 的研究方案，剂量分割为 60Gy 分 3 次，研究者采用单次最大剂量为参数对正常组织接受剂量进行限制，要求脊髓受到的单次最大剂量 <6Gy，食管 <9Gy，同侧臂丛 <8Gy，心脏 <10Gy，气管和支气管 <10Gy，而全肺 V_{20} 限制在 10%～15%。JCOG0403 研究的剂量分割为 48Gy 分 4 次，正常组织的剂量限制为全肺平均剂量 <18Gy，40Gy 照射体积 <100cm³，$V_{15} < 25\%$，$V_{20} < 20\%$；脊髓最

大剂量 < 25Gy；食管 40Gy 照射体积 < 1cm³，35Gy 照射体积 < 10cm³；气管和支气管 40Gy 照射体积 < 10cm³；胃和小肠 36Gy 照射体积 < 10cm³、40Gy 照射体积 < 100cm³；其他器官 48Gy 照射体积 < 1cm³、40Gy 照射体积 < 10cm³。

以上列举的剂量分割模式还处在临床试验阶段，有很严格的技术要求和适应证限制，只能供临床应用中参考，不能硬性照搬、照抄。

第三章　中枢神经肿瘤

第一节　胶 质 瘤

【诊断标准】

胶质瘤是一组具有向胶质细胞分化特征的神经上皮肿瘤的总称，是颅内最常见的原发性肿瘤。通常指星形-少枝细胞和室管膜来源的肿瘤。按照 2007 年 WHO 中枢神经系统肿瘤分类，胶质瘤分为 Ⅰ～Ⅳ 级，Ⅰ、Ⅱ级为低级别胶质瘤（LGG）包括星形细胞瘤、少枝细胞瘤、星形-少枝细胞瘤和室管膜瘤。WHO 分类 Ⅲ 级、Ⅳ 级为高级别胶质瘤（HGG），属恶性胶质瘤，包括胶质母细胞瘤（GBM）、间变性少枝胶质细胞瘤（AO）、间变性星形胶质细胞瘤（AA）、间变性少枝-星形胶质细胞瘤（AOA）、胶质瘤病（GC）、间变性室管膜瘤。

胶质瘤诊断前应有病史、体检以及必要的辅助检查。最重要的是病理学依据，一般采用手术或者活检取得标本。影像学诊断以 MRI 平扫加增强为主，CT 为辅。对于个别因肿瘤位置险要无法通过手术或活检得到病理的患者，需要完整的临床资料和实验室检查、多种影像学检查（MRI、CT、PET 等）资料，并由神经肿瘤多学科联合会诊做出诊断。

强烈推荐各级医院根据实际情况，选择性开展分子生物学标记检测，以利于患者的诊断、治疗、疗效和预后判断。推荐少枝来源的胶质细胞瘤行染色体 1p/19q 杂合性缺失检测；至少对 GBM 和 AA 行 MGMT 检测；以及 Ki-67、VEGF、GFAP、Olig2、EMA、P53 蛋白等进行检测和分类。

【治疗原则】

1. 一般原则

胶质瘤患者的治疗应在包括放疗科、神经外科、康复科、神经病理科和神经影像诊断科医生在内的多学科小组共同研究和讨论后决定。

一般情况下手术应作为初始治疗，在最大程度保存正常神经功能的前提下，最大范围手术切除肿瘤病灶。不能实施最大范围安全切除肿瘤者，可酌情采用肿瘤部分切除术、开颅活检术或立体定向（或导航下）穿刺活检术，以明确肿瘤的组织病理学诊断。对于怀疑脊髓胶质瘤但肿瘤局限且没有症状时，可以考虑密切观察；若出现症状，可行最大限度安全切除。若无法切除，可行活检明确病理学诊断。脊髓胶质瘤术后治疗原则可参考颅内胶质瘤。

手术后 24～72 小时内应予复查 MRI，以手术前和手术后影像学检查的容积定量分析为标准，评估胶质瘤切除范围。高级别胶质瘤行 MRI 的 T1WI 增强扫描是目前公认的影像学诊断金标准；低级别胶质瘤宜采用 MRI 的 T2WI 或 FLAIR 序列影像。

术后治疗方案的确定应依据肿瘤的来源、WHO 分级、年龄、有无内科合并症、

KPS 评分和患方意愿等因素，同时要密切观察术后颅内情况，如颅内血肿、脑积水、术腔周围严重水肿、中线明显移位等都是放疗的相对禁忌证。

2. 世界卫生组织的分级治疗原则

（1）Ⅰ级　Ⅰ级的胶质瘤包括毛细胞型星形细胞瘤、室管膜下巨细胞型星形细胞瘤、节细胞瘤等，全切除术后预后良好，不需要行放射治疗。对接受部分切除或者活检术后的患者则建议行术后放疗，放疗原则同Ⅱ级胶质瘤。

（2）Ⅱ级　常见的有星形细胞瘤、少枝胶质细胞瘤、少枝 – 星形细胞瘤室管膜瘤。目前，最大范围安全切除结合术后放疗仍是低级别胶质瘤的标准治疗，但放疗的时机仍有争议。随机研究显示早期放疗与延迟放疗相比提高无进展生存期，但没有明确的生存优势。对低级别的幕上胶质瘤，59.4~64.8Gy 的剂量范围与 45~50.4Gy 相比也没有明显的益处。这些患者的生存率主要取决于年龄、组织学类型及手术切除的范围，年龄大于 40 岁和肿瘤切除不彻底的患者预后最差。

因此，对于低级别胶质瘤患者，如存在较多的确定高危因素（年龄在 40 岁以上、肿瘤切除不彻底及临床症状进展等），可考虑早期放疗，否则可以观察，待肿瘤进展后再行放疗。在任何情况下，出现肿瘤进展均是放疗的明确指征。

（3）Ⅲ级　Ⅲ级胶质瘤的术后辅助治疗还没有金标准。术后放疗一直以来是推荐的治疗模式，随机研究证实疗效优于单纯手术。虽然术后 TMZ 同步放化疗合并 6 个周期的 TMZ 辅助化疗已经取代术后单纯放疗成为胶质母细胞瘤治疗的金标准，但此方案对间变性胶质瘤还缺乏Ⅰ类证据。研究 TMZ、RT、1P/19q 三者关系的两项大型随机研究目前正在进行中。

①间变性星形细胞瘤（AA）　由于其生物学行为和 GBM 非常相似，治疗策略上可参照 GBM，采用放疗结合 TMZ 同步、辅助化疗。

②间变性少枝胶质细胞瘤（AO）、间变性少枝 – 星形细胞瘤（AOA）：可根据患者实际情况，包括一般状态、分子生物学标记、治疗需求等采用个体化治疗，治疗选择包括术后单纯放疗或放疗结合 TMZ 同步和或辅助化疗。

③间变性室管膜瘤　术后应该行脑和脊髓增强 MRI、脑脊液细胞学检查。若未出现肿瘤播散，可给予局部外照射；如果脊髓 MRI 或者脑脊液检查阳性，推荐行全脑全脊髓照射。

④大脑胶质瘤病（GC）　GC 的标准治疗仍不明确。由于 GC 病变广泛，进行全切除且不引起严重并发症是不可能的，因此手术在 GC 的治疗中作用非常有限。通常采用放射治疗作为主要治疗手段，局部照射或全脑照射。化疗是对 GC 有效的治疗手段，部分研究的结果甚至优于采用放疗作为一线治疗的研究。在化疗方案的选用上，目前也没有标准方案，常用的有单药 TMZ 化疗、PCV 或 PC 方案联合化疗。不管采用放疗或化疗，GC 的预后仍很差。

（4）Ⅳ级　多形性胶质母细胞瘤（GBM）。一个大型随机研究结果显示术后放疗加替莫唑胺（TMZ）同步和辅助化疗显著提高了 GBM 的 2 年和 5 年生存率，因此该治疗方案成为 70 岁以下、一般情况良好（KPS≥70 分）GBM 患者的标准治疗。

对于高龄患者（>70 岁）、一般情况良好的患者，仍没有公认的标准治疗。从国外报道的几个老年 GBM 随机研究的初步结果看，同步 TMZ 放化疗是否能提高生存率仍有较大争议。尽管如此，对于该组患者仍可以考虑行术后放疗同步 TMZ 化疗。

对于一般情况较差（如 KPS < 70 分）的老年患者，术后根据个体情况选择采用单纯外照射治疗（低分割方案）、同步放化疗、化疗或者支持治疗。

同步放化疗方案：TMZ 于放疗期间同步每日口服，剂量为 75mg/（m² · d），辅助化疗方案：放疗结束后 1 个月开始口服 TMZ 辅助化疗 6 个周期。TMZ 初始剂量为 150mg/（m² · d），连用 5 天，每 28 天为 1 个周期；若耐受良好，第 2 ~ 6 个周期可将剂量提高为 200mg/（m² · d）。

3. 放疗方法及实施

（1）**体位固定**　根据患者的一般情况和治疗需要选择体位。常选取仰卧位，头枕、热塑头膜、体膜等定位辅助器材固定体位，激光灯摆位。

（2）**定位（靶区）**　强烈推荐具备条件的单位采用 CT 模拟定位。使用静脉造影剂以更好地勾画靶区，勾画靶区时应参照术前、术后和最近的 MRI 资料，要细致甄别残余肿瘤和术腔、术前水肿和手术创伤所致水肿等影像学变化，PWI、MRS、PET - CT 检查有助于靶区的确定。一般采用 6 ~ 10MV 的光子射线。推荐有条件的单位开展 CT/MR 的融合。

4. 治疗计划

应以 95% 的靶体积定义处方剂量，依据 WHO 分级，肿瘤部位、照射体积大小不同等，推荐使用 45 ~ 60Gy 的剂量并分割为每次 1.8 ~ 2.0Gy。多数研究表明，常规放疗总剂量大于 60Gy，并未带来临床的益处。推荐采用 3D - CRT 或 IMRT 技术，精确放疗较好地保护了正常脑组织，但其提高放疗剂量的效果在临床上尚未肯定。

（1）**高级别胶质瘤（AA、AO、AOA、GBM）**　建议术后尽快开始放疗，常规分割 1.8 ~ 2.0Gy/次，5 次/周，6 ~ 10MV X 线的外照射，标准剂量为 60Gy/（30 ~ 33）次。推荐肿瘤局部照射，最初的临床靶体积（CTV1）为 T1 加权像肿瘤增强区域 + FLAIR/T2 加权像上的异常区域 + 外放 2cm。缩野推量时的 CTV2 为 T1 加权像肿瘤增强区域 + 外放 2cm。2011 年美国 NCCN 指南建议：对一般状态差（如 KPS < 70）或老年患者也可采用短程放疗方案 DT（40 ~ 50）Gy/（3 ~ 4）周。

（2）**间变性室管膜瘤**　通常采用增强 T1 加权像或 FLAIR/T2 加权像上异常信号为 GTV。CTV 为 GTV 外放 1 ~ 2cm 间距，总剂量为 54 ~ 59.4Gy，每日分割 1.8 ~ 2.0Gy。如果脊髓 MRI 或者脑脊液检查阳性，推荐行全脑、全脊髓照射。对于全脑、全脊髓放疗，剂量应为 36Gy/20 次，然后行局部照射，脊髓病变到 45Gy。脑部原发病灶总剂量应为 54 ~ 59.4Gy。

（3）**大脑胶质瘤病**　采用局部（推荐）或全脑放疗，常规分割 1.8 ~ 2.0Gy/次，5 次/周，6 ~ 10MV X 线，局部剂量 50 ~ 60Gy 或全脑剂量 40 ~ 45Gy。临床靶体积（CTV）为 FLAIR/T2 加权像上的异常区域 + 外放 2 ~ 3cm。根据病理结果，谨慎推荐替莫唑胺（TMZ）的使用，方案参照以上。

（4）**低级别胶质瘤**　手术和放疗的最佳间隔时间仍不清楚。通常采用 FLAIR 像或 T2 加权像上异常信号为 GTV。CTV 为 GTV 外放 1 ~ 2cm 间距，接受总剂量 45 ~ 54Gy，1.8 ~ 2.0Gy/次。

（5）**脊髓胶质瘤**　局部肿瘤总剂量为 45 ~ 50.4Gy，1.8Gy/次。肿瘤在脊髓圆锥以下可给予总量最高达 60Gy。

（6）危及器官剂量限定　脑干≤54Gy，晶体≤9Gy，垂体≤54Gy，视神经≤54Gy，视交叉≤54Gy，脊髓≤40Gy。

5. 验证

物理师完成治疗计划后，主管医师、副主任以上医师评价并确认计划。物理师、医师均需在计划上签字。首次治疗时，主管医师应与物理师及技师共同参与摆位并进行加速器上的治疗验证，拍摄并留取验证片，保证治疗的准确进行。以后每周拍摄验证片。若采用 IMRT 技术治疗，物理师还需行剂量验证。有条件的医院可行 IGRT 验证。

6. 质量评估

放射治疗实施中，医师每周检查患者，并核查放射治疗单，观察治疗反应，及时对症处理。合并化疗的患者应注意检测血常规和肝肾功能。

7. 疗效及毒性作用

（1）疗效评估　疗效随访起止时间从同步放化疗结束后开始直至患者肿瘤进展、死亡。第 1 次于放疗后 1 个月进行，此后 2 年内每 3 个月随访一次；第 2~5 年每 6 个月随访一次，直到患者死亡或临床怀疑肿瘤进展。随访项目包括血常规、生化、EKG、脑增强 MRI 或 CT、PET 等。

（2）毒性作用　血液毒性反应在放化疗综合治疗中较常见。如果同步放化疗中出现 3 级或 3 级以上的非血液毒性，或 3~4 级发热性中性粒细胞下降或 4 级中性粒细胞下降持续 7 天以上，停化疗。放射性脑水肿导致颅内压增高症状，可予甘露醇、地塞米松等脱水治疗，减轻脑水肿。

其他毒性作用包括放疗所致脑组织放射性损伤，如垂体功能下降、白内障、放射性脑坏死等。重点在于预防，避免危及器官接受过高剂量的照射。假性进展在 TMZ 同步放化疗患者中尤为常见，临床上难以和肿瘤进展、放射性坏死鉴别，胶质瘤放化疗后包括假性进展、复发和坏死等多种反应的并存导致 PWI、MRS、DWI、PET 和活检的局限性。动态观察 MRI 的变化，是目前最好的建议。

第二节　生殖细胞肿瘤

【诊断标准】

颅内生殖细胞肿瘤起源于胚生殖细胞，依照 WHO 在 2000 年的分类，有以下类型：生殖细胞瘤、畸胎瘤（包括未成熟性、成熟性、畸胎瘤恶性变）、胚胎癌、内胚窦瘤（又称卵黄囊瘤）、绒毛膜上皮癌、混合性生殖细胞肿瘤，后 5 个亚型又称为非生殖细胞瘤性生殖细胞肿瘤（NG－GCTs），除未成熟畸胎瘤以外的 NG－GCTs 又被称为 NG－MGCTs，诊断分为病理诊断和通过诊断性放疗得到的临床诊断。

1. 病理诊断

常用取得标本的方法：开颅手术切除、穿刺活检、脑脊液细胞学检查，其中以手术后肿瘤组织的全面细致的病理分析最可靠，穿刺活检因为取材较少，病理分析难以全面、真实地反映肿瘤的实际情况，较易发生误诊。脑脊液细胞学检查有时可查到瘤细胞，但难以确定瘤细胞的来源，因此临床应用十分有限。

2. 诊断性放疗

诊断性放疗是生殖细胞肿瘤所特有的一种临床诊断和治疗方式。有些患者由于年幼、体弱、肿瘤位置特殊、肿瘤体积较小，以开颅手术或活检的方式取得病理的风险较大或无法取得，或者因为患者和（或）家属拒绝手术、活检时，可实施小剂量的诊断性放疗。

【治疗原则】

1. 一般原则

生殖细胞肿瘤的治疗应在放疗科、神经外科、神经病理科和神经影像诊断科等多学科医师共同研究和讨论后决定，治疗方案的确定应依据患者年龄、性别、体力状况、内科和神经外科情况及术后病理和诊断性放疗结果等因素和患方意愿，来确定治疗的目的和方式方法。

2. 治疗方法选择

颅内 GCTs 治疗方法的选择依赖于肿瘤的部位、大小和病理性质等诸多因素。生殖细胞瘤主要治疗手段为放疗和化疗，手术和活检的目的只是取得准确的病理。畸胎瘤主要为手术切除，而其他 NG－GCTs 则必须全面评估手术切除、术前和（或）术后放化疗的利弊，采取个体化的综合治疗。先化疗再手术、术后再化疗和放疗的"三明治"式治疗方法临床常常被采用。

（1）病理确诊生殖细胞瘤　包括通过开颅手术切除和立体定向穿刺活检二种方式取得的组织，首选以铂剂为主的化疗方案，化疗结束后需补充放疗；常用的化疗方案有：VMPP（VCR＋MTX＋PDD＋PYM），PE［PDD＋（VP－16）］，PVB（PDD＋VBR＋BLM）。化疗目的：减低放疗剂量，尽量避免高剂量放疗带来的严重副损伤，减低肿瘤脑脊液播散概率。

（2）手术切除后病理 NG－MGCTs　应根据患者年龄、一般状况、病理、手术切除程度等来选择放化疗的顺序。目前对此类肿瘤治疗还没有金标准，一般认为，肿瘤切除完全，一般状况良好的患者应首先化疗，否则可先放疗。常用的化疗方案有BEP、VIP。

（3）通过诊断性放疗临床初步诊断 NG－GCTs 或穿刺活检病理 NG－MGCTs　应根据患者年龄，一般状况，病理，诊断性放疗剂量及神经外科医生的意见等来选择手术和放化疗的顺序。一般认为，多数 NG－GCTs 应首选手术切除，绒毛膜上皮癌、混合性生殖细胞肿瘤可先化疗，如化疗后有明显残余，应考虑手术。

（4）对于通过诊断性放疗临床初步诊断为生殖细胞瘤应根据诊断性放疗剂量决定放化疗的顺序，诊断性放疗剂量低，如 5Gy，可先化疗，如剂量为 20Gy，应完成放疗后再化疗。

（5）对于通过分析肿瘤标志物、典型的临床表现和影像学特点初步诊断为生殖细胞瘤这类患者化验的特点是 β－HCG（±），AFP（－），通常先行试验性化疗 1～2 次，如肿瘤完全消失，则进一步证明极有可能是生殖细胞瘤，如肿瘤有明显残余则几乎肯定为非生殖细胞瘤；如 AFP（＋）则可以确认为 NG－MGCTs，手术、放疗和化疗都是可以选择的治疗方式。

3. 放疗方法及实施

（1）放疗前准备

①影像学检查　头颅及脊髓 MRI、平扫＋增强。胸部 CT、腹部 B 超排除颅外疾患（纵隔和妇科生殖细胞肿瘤）颅内转移。

②肿瘤标志物检查　包括 AFP、β－HCG、CEA、PLAP。

③常规化验　除了三大常规、肝肾功能等以外，以下尤其重要。K^+、Na^+、Cl^-：鞍区生殖细胞肿瘤往往有电解质紊乱，早期以低 Na^+ 多见，较晚病例以高 Na^+ 为主。内分泌检查：病程较长的鞍区生殖细胞肿瘤患者甲状腺功能、皮质醇常常低下，相应补充足量的激素能速度改善患者症状。

（2）放疗的具体实施　放疗的实现至少要经过以下四个环节：体模阶段、计划设计、计划确认、计划执行。四个环节的有机配合是放射治疗取得成功的关键。其中肿瘤的准确定位、要害器官的防护以及优化设计的照射方案是治疗的三要素。

①诊断性放疗　适应证：根据现有资料（病史、体征、影像学检查情况、化验结果等）临床初步诊断为生殖细胞肿瘤（GCTs）。目的：通过小剂量放疗，了解占位或肿瘤对射线的敏感性，达到间接判断肿瘤或占位性质的目的。方法：局部小野分次外照射，常用剂量 5～20Gy。

注意事项：诊断性放疗应在患者和（或）家属要求并签署知情同意书的情况下进行。完整的临床资料有助于减少误诊和医疗纠纷。实验室检查［血清和（或）脑脊液、β－HCG、AFP、PLAP、CEA］、多种影像学检查（头和脊髓的 CT、MRI、PET 等）、神经外科、神经影像科、放疗科等多学科联合会诊做出诊断。GCTs 放疗后影像学的变化过程十分复杂，不同剂量下的诊断性放疗结果的评估，是个人的主观判断，只有经过长期实践，积累了丰富临床经验的医生才能胜任，才能最大限度地减少误诊、误治的可能。因此，诊断性放疗只能由经验丰富的放疗团队实施。诊断性放疗是间接判断生殖细胞肿瘤（GCTs）或颅内占位具体性质的一种简便、实用、较安全的方法，多数情况下可区分生殖细胞瘤和 NG－GCTs 或其他性质占位，但通过此方法得出的初步诊断，仍然有错误的可能。

②靶区和剂量　靶区的设计包括：局部小野、脑室系统、全脑、全脑全脊髓，对于何种患者适用于何种照射模式并没有金标准，选择是困难的，临床医师往往是根据对肿瘤的认识和已往的治疗经验来抉择。

单发肿瘤：鞍区：局部小野，生殖细胞瘤总量 36～40Gy，NG－GCTs 50～60Gy。三室后部、底节丘脑和其他部位，生殖细胞瘤总量 40～50Gy，NG－GCTs 50～60Gy。

多发肿瘤：仅限于鞍区和三室后部各有一个病灶。生殖细胞瘤可采用脑室系统 24～30Gy，肿瘤局部 36～40Gy，NG－GCTs 脑室系统 36～40Gy，肿瘤局部 50～60Gy。

肿瘤播散和种植：大多应采用全脑全脊髓照射（CSI）。生殖细胞瘤全脑全脊髓 24～30Gy。脑室系统，36～40Gy。如脊髓种植，局部相应补足至 36～40GY。NG－GCTs 脑室系统 36～40Gy，肿瘤局部 50～60Gy，脊髓病灶 40～50GY。

③CSI 绝对适应证　MR 或 CT 已证实肿瘤已脑室和（或）脊髓播散种植；CSF 检查发现肿瘤细胞，全脑全脊髓种植播散的高危因素为 HCG 增高；活检或手术；鞍区肿瘤较大，突入脑室；肿瘤位于三室后部。

（3）放射治疗中需注意的问题

①患儿年龄越小，放疗导致的后遗反应越严重，特别是鞍区的照射剂量是影响患儿生存质量的重要因素。

②不宜采用不恰当的大野照射。在肿瘤放疗过程中，肿瘤的体积变化很快，应尽可能在治疗过程中随着肿瘤的变化缩小照射野。推荐采用3D适形放疗和调强放疗（IMRT）。

③注意正常组织的保护和防止漏照。如全脑照射时，特别注意筛板要包括在内（此为肿瘤种植的好发部位），这对防止复发和种植非常重要。全脊髓照射时，相应部分脊柱的椎体和椎间孔应完整包括在射野内，否则部分脊柱照射易引起成年后脊柱侧弯畸形，射野下界在骶2或更低。有的作者主张对于年幼患儿胸段脊髓可不照，以保护心脏和肺的发育，骶尾部铲形野也是不必要的，以减睾丸或卵巢的辐射量。对于女性患儿脊髓骶尾照射时，应尽可能避免卵巢被照，可采用B超定位或两水平对穿野照射。

④对于年幼体弱患儿采用电子线照射脊髓以减轻放疗反应在国内外均有报道，其优点是照射野外组织受量锐减，患者反应远比采用X线轻，有较好耐受性，但照射深度的精确性和不同衔接处的剂量均匀性不好，其远期治疗效果不明确，应慎重。

⑤对于生殖细胞瘤，放化疗的联合是其主要治疗模式，以上剂量为放化疗联合治疗时的推荐剂量，单次量不应超过1.8Gy，如单纯放疗时，剂量应适当增加。

⑥现有的技术和经验还不能准确预测生殖细胞肿瘤的播散，单发或多发生殖细胞肿瘤，是否进行全脑或全脑全脊髓的预防照射，应该根据患者的年龄、性别、病理、一般状况和患方意愿，来确定治疗的目的和方式方法，一般认为，局限于丘脑底节区的生殖细胞肿瘤播散概率最低，最适于局部照射，对幼小女童选择CSI应十分慎重。

⑦勾画靶区时，GTV：为CT/MRI增强病灶，外扩$0.5 \sim 1cm$为CTV，推荐CT/MRI融合。

4. 疗效及毒性作用

早反应组织的放射性损伤为急性反应，损伤的出现快慢及严重程度则取决于组织的更新速率，如脊髓照射，首先出现的是胃肠黏膜反应，恶心、呕吐，其次才是白细胞、血小板的减少，而晚反应组织的放射性损伤表现为晚期反应，产生速率与剂量相关，照射剂量越高，放射性损伤也越大，出现时间也更早，如常规分次照射下的脑、脊髓的迟发反应损伤，一般发生在6个月~2年之间，也有5~6年甚至更长时间发生的。发生放射性坏死的病例多见于NG-GCTs。

（1）GCTs的放射反应

①消化系统症状　厌食、恶心、呕吐、腹泻为常见症状。特别是鞍区肿瘤常常压迫下视丘导致垂体轴功能紊乱，如T_3、T_4、皮质醇低，往往加重了患儿的消化道症状，补充足量的激素特别是糖皮质激素尤为重要。全脑全脊髓照射的患儿，有时合并轻度的生理性腹泻，对症治疗即可。患者消化道症状甚至在放疗结束后3~6个月仍然存在。

②循环系统　鞍区肿瘤患者多合并低钠、低钾血症，少数合并高钠、高氯血症，放疗中必须高度重视电解质的调节。

③血液系统　脊髓照射时患儿一般先有白细胞的下降，然后才是血小板和红细胞的下降。放疗期间提供高蛋白、高维生素的饮食是减轻放射性反应的简单、有效的方法。

（2）GCTs 的放射性损伤

①智力障碍　在放疗后数月至数年发生的脑白质异常、脱髓鞘改变、微血管的钙化及脑萎缩是 MRI 上最常见到的放射后的影像学改变。这些变化导致了患儿认知功能紊乱、IQ 下降，严重的会产生较大的语言障碍，这些损伤的发生与年龄、照射剂量、单次量、照射体积、是否行化疗均相关联。

②身高的影响　儿童接受脊髓照射时，脊柱生长减慢，会出现坐高较矮（短脊柱）的现象。这些变化的产生主要与放射总量、分次量有关。如果治疗不包括脊髓，则放疗后儿童的身高主要取决于 GH。联合放化疗治疗加重骨骼的生长缓慢。

③甲状腺　全脑全脊髓放疗的位置接近甲状腺，它有可能被照射导致甲状腺功能低下，从而影响患儿生长发育，在临床放疗的射野设计中，全脑全脊髓衔接的位置应尽量靠近颈 7 关节，同时注意头仰的角度，这是防止甲状腺少接受剂量的关键。

④性腺　研究表明，脊髓轴如果接受了 35Gy 的剂量，则睾丸卵巢接受的剂量分别为 0.5 ~ 1.2Gy 和 0.9 ~ 10Gy，由于睾丸和卵巢的位置不同，卵巢接受的剂量比睾丸要高。对患儿今后生育的影响，尚无足够病例说明。

⑤全脑全脊髓照射时，腮腺可能受照，导致急性口干症；牙床受照可导致龋齿；内听道受照导致中耳炎和听力障碍；放疗导致的继发性肿瘤如脑膜瘤、胶质瘤及肉瘤均有不少报道。它的发生与放疗剂量最密切，同时化疗引起的基因损伤同样可以诱发肿瘤的发生。

⑥放射性脊髓炎　在放疗结束后或数月后发现，临床表现为患者低头时出现背部自头侧向下的触电感，放射到双臂、双下肢。若脊髓受照剂量在耐受剂量以内，患者的上述症状可自行消失。激素、营养神经类药物等可作辅助治疗使用。

⑦放射性脑和脊髓坏死　依据放射性坏死的部位而产生相应的症状和体征，如截瘫、偏瘫、失语、视力下降、失明、电解质紊乱、高热、复视等。

5. 随访

（1）放化疗结束后，2 年之内每 3 个月随访一次，第 2 ~ 5 年每半年一次，5 年之后每年一次。

（2）随访项目　血常规、生化、相关肿瘤标志物、脑平扫和增强核磁，经过治疗的生殖细胞肿瘤可以通过肿瘤标志物的变化（如再度升高则提示肿瘤复发）评价治疗效果。

第三节　垂体腺瘤

【诊断标准】

起源于垂体后叶神经垂体部分的肿瘤（垂体细胞瘤、神经节胶质瘤或迷芽瘤）罕见，因此本节的重点放在垂体前叶的肿瘤。垂体腺瘤是腺垂体前叶的良性肿瘤，是最常见的蝶鞍区肿瘤。绝大部分没有病理诊断，为微腺瘤。垂体腺瘤的诊断需要进行体格检查，询问神经和内分泌病史，在这些指导下进行下列生化评价，包括基线PRL、GH、IGF-Ⅰ、ACTH、皮质醇、LH、FSH、TSH、甲状腺素、睾酮、雌二醇等，尤其是术前甲状腺素和皮质醇的不足可能导致严重的后果。在治疗前需要行眼科检查包括视野检查及视力测试。影像诊断主要依靠增强MRI。

【治疗标准】

1. 一般原则

治疗决策的制定涉及神经影像科、眼科、内分泌科、神经外科、放疗科和病理科等。其目的在于提高生存和生活质量，消除占位效应和相关症状体征，保留和恢复正常垂体功能，预防肿瘤复发。

对于非分泌型微腺瘤和无症状的小泌乳素腺瘤可以观察。当影像学检查发现肿瘤生长，出现激素分泌过多的症状和（或）视野缺损程度恶化时，则需进行治疗。手术是大多数高分泌型垂体瘤（肾上腺素腺瘤、生长激素腺瘤、促甲状腺素腺瘤）的首选治疗，药物治疗则是泌乳素腺瘤的首选治疗。经蝶窦入路显微手术是垂体腺瘤的标准术式，对选择性切除垂体微腺瘤尤其有效，也可用于超过蝶鞍的垂体腺瘤。对于肿瘤残留、激素控制不佳的患者需行术后放疗。对于分泌型垂体腺瘤，常需配合药物治疗。

常用的放疗技术有常规外照射（EBRT）、立体定向放射外科（SRS）和分次立体定向放射治疗（FSRT）。有不少机构倾向于采用SRS技术，原因为：治疗时间短、垂体功能减退发生率少、达到生化缓解的间隔时间短以及第2原发癌少。但因为对SRS的长期毒性仍不清楚，也无随机研究比较两者的优劣，目前仍无定论。通常SRS的适应证为肿瘤小于3~4cm、影像学界限清楚、距离视路3~5mm以上（这样视交叉和视神经的受照剂量<8~10Gy）者。

2. 常见垂体腺瘤的治疗原则

（1）泌乳素分泌型垂体腺瘤　该型为最常见的垂体腺瘤，占27%。有症状的泌乳素分泌型垂体腺瘤患者，可首选多巴胺受体激动剂治疗，可使泌乳素水平达到正常范围，并有效减小肿瘤体积。常用的药物包括溴隐亭和卡麦角林。对于视力迅速下降、经多巴胺受体激动剂治疗后腺瘤体积仍增大、药物治疗后激素水平控制不满意的病例，可采用经蝶窦入路手术治疗。对于肿瘤残留、激素控制不佳的患者可以行放射治疗。多个研究结果显示放疗可以使泌乳素水平下降25%~50%，但很少有患者可以恢复至正常水平。

（2）生长激素分泌型垂体腺瘤　该型占手术治疗垂体腺瘤的15%~20%。对于该型患者，降低血中激素水平与消除占位效应同等重要。首选手术治疗，可以使60%~70%的患者达到治愈标准。对术后有肿瘤残存和生长激素水平持续升高的患者，常规放射治疗和放射外科是合适的辅助治疗手段，而不宜手术的患者两者均可作为根治性治疗方法。局部治疗失败后，药物治疗也是有效的。有三类药物可用于生长激素分泌型垂体腺瘤的治疗：生长抑素类似物（奥曲肽和兰瑞肽）、多巴胺受体激动剂和GH受体拮抗剂（培维索孟）。

（3）促皮质激素分泌型垂体腺瘤　该型占手术治疗垂体腺瘤的10%。选择性经蝶窦入路切除术是表现为库欣综合征的促皮质激素分泌型腺瘤的标准治疗方式，激素治愈率为57%~90%。其他治疗均失败后，患者可接受双侧肾上腺切除手术。放射外科主要作为手术失败或肿瘤残留的解救性治疗。手术或放疗失败的患者可行药物治疗。药物治疗为终生治疗，因此应重视副作用。使用两类药物：一类是调节垂体ACTH释放，另一类则抑制类固醇合成。

（4）无功能型垂体腺瘤　该型占手术治疗的25%～30%。此类肿瘤的治疗首先需减轻占位效应，完全切除后可行影像学随诊，不需术后放疗。对于手术后有残留的患者，应行放射治疗以降低复发率。

3. 放疗方法及实施

（1）体位固定　根据患者的一般情况和治疗需要选择体位。常选取仰卧位，头枕、热塑头膜等定位辅助器材固定体位，激光灯摆位。

（2）定位（靶区）　强烈推荐具备条件的单位采用CT模拟定位，使用静脉造影剂有助于更好地勾画靶区。一般采用6～10MV的光子射线。根据所有临床资料，主要是MRI来确定GTV。GTV为垂体腺瘤，包括其侵犯的邻近解剖区域。因为现在MRI可清晰地显示肿瘤的范围，故CTV仅需在GTV外扩5mm。侵袭性肿瘤如侵及蝶窦、海绵窦或其他颅内结构，应考虑适当扩大靶区边界，通常将整个鞍区和完整的海绵窦也要包括在CTV内。构成PTV最主要的要素是患者每日体位的变化，一般可再外扩5mm。

（3）治疗计划　应以95%的靶体积定义处方剂量。无功能型垂体腺瘤通常总剂量为45.0～50.4Gy，每日1.8Gy；功能型垂体腺瘤剂量要稍高，为50.4～54.0Gy，每日1.8Gy。推荐采用3D-CRT，精确放疗较好地保护了正常脑组织。垂体腺瘤靶区一般不存在显著凹面且体积小，不是IMRT的理想靶区，因此IMRT技术较适用于大的、不规则的垂体腺瘤。

危及器官剂量限定：脑干≤54Gy，晶体≤9Gy，视神经≤54Gy，视交叉≤54Gy，颞叶≤54Gy。

（4）验证　物理师完成治疗计划后，主管医师、副主任以上医师评价并确认计划。物理师、医师均需在计划上签字。首次治疗时，主管医师应与物理师及技师共同参与摆位并进行加速器上的治疗验证，拍摄并留取验证片，保证治疗的准确进行。若采用IMRT技术治疗，物理师还需行剂量验证。有条件的医院可行IGRT验证。

（5）质量评估　放射治疗实施中，医师每周检查患者，并核查放射治疗单。观察治疗反应，及时对症处理。

4. 疗效及毒性作用

（1）疗效评估　垂体腺瘤患者治疗后，每年应至少进行一次增强MRI检查，同时进行激素水平监测。对于肢端肥大症患者，目前最常用的指标是治疗后GH水平小于$1.0\mu g/L$。同时需监测胰岛素样生长因子（生长调节素C或IGF-Ⅰ）水平。泌乳素分泌型肿瘤的治疗目标是将泌乳素水平降低至正常范围。对库欣病的治疗反应评价需要监测血浆和尿液皮质类固醇水平和血浆ACTH水平。性腺、甲状腺和肾上腺功能也需要定期评价，因为在治疗后几年内都可能出现垂体功能减退。最后，放疗后还应定期进行正规视野检查。

（2）毒性作用　急性毒性反应有脱发、中耳炎、脑水肿等。放射性脑水肿导致颅内压增高症状，可给予甘露醇、地塞米松等进行脱水治疗，减轻脑水肿。晚期毒性作用为放疗所致脑组织放射性损伤，如垂体功能下降、认知功能下降、白内障、视神经及视交叉损伤导致视力受损等。重点在于预防，避免危及器官接受过高剂量的照射。放射性脑坏死罕见。

第四节　脑转移瘤

脑转移瘤约为原发颅内肿瘤的 10 倍。美国估计每年新诊断的脑转移瘤病例约为 10 万 ~ 17 万，发病率约为（8.3 ~ 11）/10 万。绝大多数脑转移瘤患者已知原发病灶，10% ~ 15% 的患者查不到原发灶。脑转移瘤中以肺癌转移为最常见，占 30% ~ 60%，其他包括乳腺癌、黑色素瘤、胃肠道癌，泌尿生殖系和皮肤癌较少；儿童则以肉瘤和生殖细胞瘤多见。

转移瘤主要通过血液循环传播到脑，瘤细胞在脑灰质 - 白质结合部截留，该区的血管腔明显变小；瘤栓达到 1mm 时，诱导血管源性通透性增加，破坏血 - 脑屏障，形成生长环境。脑血流量较大区域更易发生脑转移，大脑半球占 80%，小脑占 15%，脑干占 5%；脑膜和颅骨的转移也可见到。

脑转移瘤分为结节型和弥漫型。结节型多呈球形生长，边界清楚，多发的肿瘤大小不一。弥漫型较少见，有时与结节型并存，可为脑膜种植。转移瘤的组织形态学随原发肿瘤的特点而异。对未查明原发病灶的病例，免疫组化技术可指导查明原发病灶。

【诊断标准】

1. 临床表现

约 2/3 的脑转移瘤患者出现症状，包括头痛、癫痫、认知障碍、局限性神经功能障碍、颅内压增高及颅内出血等。当患者疑似转移瘤时，建议做胸部及全身检查。如果还确定不了原发病灶，立体定向活检或手术切除病灶，可以明确最终的治疗方案。

2. 辅助检查

（1）影像学　多数已知原发病灶的患者，一旦出现神经系统症状、体征后，需做头部影像学检查。

（2）头颅 CT 扫描　CT 平扫时，转移瘤比周围脑组织的密度低或稍高；瘤中出血表现为高密度的影像。静脉碘对比剂（30 ~ 40g）的强化 CT 时，多数转移瘤会被强化。高剂量碘对比剂（80 ~ 85g），延迟 1 ~ 3 小时扫描，进一步增加了多发性转移瘤的检出率。强化的 CT 扫描能检出大部分软脑膜播散者。

（3）增强 MRI　为当今最好的检查方法，在确定转移瘤的表现、部位和数目上，MR 比其他影像技术更敏感，更具特异性。MRI 能清楚显示转移瘤及其周边血管源性水肿和对周围脑组织的占位性效应。病灶在 T1WI 上为等至稍低信号，T2WI 或 FLAIR 上为高信号。灶周水肿为长 T1WI、长 T2WI。转移瘤根据病变的组织类型（如出血、坏死和色素等），可表现为不同的信号密度。Gd - DTPA 的薄层 MR 扫描，能检测出更多的小瘤灶，肿瘤被明显强化，与脑组织形成较好的对比，并且影像不受骨伪迹干扰。肿瘤的脑膜种植表现为脑膜的病理性强化。

对肿瘤全切除的患者，定期的影像观察，病灶区有新的强化处，可认为肿瘤复发。而放射治疗后的病灶区新的强化，必须鉴别是肿瘤残留或复发，还是放射性坏死。两者在 MRI 上不好区分，可综合 FDG - PET 的信息加以分析。利用 MR 波谱分析，区分放射性坏死和肿瘤复发有一些初步报道。

影像学上需要鉴别的病变包括胶质瘤、脑脓肿、脑出血甚至脑膜瘤等。

【治疗原则】

脑转移瘤的治疗方案制定涉及神经外科、神经肿瘤科、放射治疗科、影像诊断科和病理科。治疗方法包括：对症的药物、手术、放疗、放射外科、化疗、基因治疗和其他新的方法。治疗方法的选择要根据患者的年龄、现状、系统性疾病的情况、有无其他脏器的转移、既往治疗史、患者对神经认识功能的忧虑和风险承受力及患者的意愿来评估。

1. 对症的药物治疗

对肿瘤及其水肿导致症状较重的患者，皮质醇激素（地塞米松或甲泼尼龙）和降颅内压的药物能有效缓解高颅内压的症状，待病情平稳后再采取其他治疗方法。有癫痫发作的患者需要进行抗癫痫药物治疗。

2. 肿瘤切除

单发脑转移瘤，如果病灶造成明显的占位性效应，并对症药物治疗不能缓解症状时，需要手术切除肿瘤。肿瘤的部位是决定手术的重要因素。手术切除肺、乳腺、直肠和肾细胞癌的单发脑转移瘤，使患者受益；并对有颅外转移患者生存期延长有明显影响。对放化疗敏感的肿瘤，如小细胞肺癌、生殖细胞的肿瘤和原发性或继发性中枢神经系统淋巴瘤引发的症状，多不需要手术。还有对来自胰腺和肝脏的脑转移瘤很少建议手术，这类肿瘤的总生存期很短。

颅内多发转移瘤一般手术是禁忌的，但当病灶威胁性命时或诊断不清楚的情况下，需要手术治疗。放射外科和（或）放射治疗失控的肿瘤有时也需要手术治疗。

3. 全脑放疗

目前对脑转移瘤，尤其是多发病灶者，全脑放疗（WBRT）仍是"标准"治疗方案。通常采用的全脑放疗，30~40Gy的剂量，分10~20次照射。在不同剂量、不同分次的临床实践中，虽然没有生存期的差异，但神经系统症状进展的中位时间，在较长时间治疗组中更长。美国放射肿瘤协会（RTOG）的研究显示，根据递归分割分析（RPA），RPA I级（原发肿瘤控制，年龄≤65岁，KPS≥70，没有中枢神经系统以外的转移灶者）的中位生存期为7.1个月；RPA III级（KPS<70，年龄>65，有其他系统性疾病者）的中位生存期为2.4个月；RPA II级者的中位生存期为4.2个月。用超分割（每天2次），局部补加剂量（54.4Gy），并不使患者总生存期受益，其毒性作用与常规（30Gy/10次）相似。小细胞肺癌的脑预防照射可降低脑转移的发生，但不能提高5年生存率。

全脑放疗作为手术后的补充治疗多数可有限延长患者的生存期。WBRT联合替莫唑胺［放疗期间75mg/（m^2·d）］，提高影像学的肿瘤控制率，患者有较好的神经症状改善，中位生存期有延长的倾向。放射敏感剂研究中，Bromodeoxyuridine（溴脱氧尿苷，BrdUrd）（放疗时0.8g/m^2，4次/周）、Motexafin Gadolinium（MGd），对总生存期并没有延长，似乎在改善肺癌组患者神经系统症状进展和认知功能方面起作用。

4. 立体定向放射外科（SRS）

对新诊断的≤3个脑转移瘤，影像学上没有明显的占位性效应的可以首选SRS治疗。随诊发现新病灶时，可重复 SRS 治疗；如再多发，可以联合 WBRT 或其他治疗。SRS 也可作为 WBRT 后对单个或多个脑转移瘤做强化治疗；还可用于 WBRT 或手术后残存、复发的脑转移瘤的补偿性治疗。

SRS 治疗的肿瘤局部控制率为 80% ~ 90%，而不引起 WBRT 长期的神经毒性或认知方面的副作用。SRS 产生间接的血管损伤，最终导致肿瘤供血障碍。WBRT 辅以 SRS 强化治疗，明显地改善了患者的总生存期，RPA Ⅰ、RPA Ⅱ 和 RPA Ⅲ 级，患者的中位生存期分别为 16.1、10.3 和 8.7 个月。

有 1 级、2 级、3 级、4 级循证证据，对单发或多发转移瘤（KPS > 70），SRS + WBRT 比单纯 WBRT 的生存期明显延长。1 级、2 级循证证据，SRS + WBRT 比单纯 SRS 的远处复发率较低，但两者的生存进展情况相当。循证 2 级证据，手术 + WBRT 与 SRS ± WBRT 均为有效治疗方法，生存率相仿。循证 3 级证据，对单发病灶，单纯 SRS 与手术 + WBRT 在维持患者功能状态和生存期方面相似；一旦发现远处复发，可反复 SRS 治疗。对 <3 个病灶，SRS 治疗使患者的生存获益优于 WBRT。

5. 其他治疗

（1）化疗　对多发脑转移瘤可以考虑进行化疗，药物亚硝基脲类（Nitrosoureas），如 BCNU 和 CCNU；塞替派（Thiotepa）和替莫唑胺（Temozolomide）可以通过血 - 脑屏障。化疗或联合其他治疗方法。

（2）靶向治疗　现有几种药物吉非替尼（Gefitinib；易瑞沙，Iressa）、厄洛替尼（Erlotinib；特罗凯，Tarceva）等定向作用于癌细胞生长和增殖的信号通道上，包括 DNA 修复、细胞生存、浸润、新血管形成、转移和凋亡等。这些新的生物制剂作用于细胞蛋白受体或肿瘤微环境的某些成分，对原发病灶和脑转移瘤有抑制作用，或与放疗、化疗产生协同作用。

（3）基因治疗和其他新的方法在不断的研发中。

【放疗适应证、禁忌证】

单发或多发的脑转移瘤一经确诊，均可考虑放疗和（或）放射外科治疗，但如果肿瘤产生明显占位效应，临床上高颅内压症状危及患者生命时，放疗是禁忌的。

【放疗方法及实施】

1. 全脑放疗

对幕上的脑转移瘤，一般给予全脑二侧野对穿放疗（30 ~ 40）Gy/（2 ~ 4 周）；对单发病灶再缩野局部追加剂量，（15 ~ 20）Gy/（1.5 ~ 2.0）周。放疗期间一般同时使用激素和降颅内压治疗。

2. 立体定向放射外科（SRS）

对脑转移瘤的 SRS 技术包括单次剂量的 SRS 和 2 ~ 5 次大分割的 SRS（HSRS）。放射外科技术的设备包括伽玛刀、射波刀、质子束刀及特殊改造的直线加速器等。

3. 伽玛刀

由 ^{60}Co 源发出的多条伽玛射线。每次发放的射线由准直孔校准聚焦于半球的中心。Leksell 伽玛刀是国际认可的惟一为颅内肿瘤提供高精确度的设备。用于 HSRS 的改良直线加速器设备产生高能量光子，通过不同装置将射线聚焦在形态各异的靶区上，或围绕轴心旋转不同的弧度实现聚焦。直线加速器技术可以达到全身各部位的靶区，但它不能提供基于^{60}Co的头部伽玛刀技术的精确度。质子束系统是靠交叉聚焦高能量射线（非Bragg峰），或用Bragg峰效应发放射线到肿瘤上。

（1）固定 伽玛刀SRS用Leksell G型头架，1%利多卡因局部麻醉，螺钉固定于颅骨上。对欠合作的患者可辅以镇静剂。

大分割的HSRS，用热塑面膜或口持器及负压枕等可重复定位的方法。

首先在患者头部安装Leksell立体定向框架（G型），头皮局部浸润麻醉（1%利多卡因），并可辅以静脉注射镇静剂。戴上与立体定向框架相配的标有基准点的图框行高分辨率的MRI扫描，采用3D梯度回波扫描（1~2mm层厚，无间距），范围包括整个肿瘤及周边重要结构，与CT骨窗进行融合并三维重建，或T2加权MR扫描（三维重建），有助于观察脑神经及重建内耳结构（耳蜗及半规管）。

（2）定位影像扫描

①CT定位扫描 采用静脉注入碘对比剂的强化扫描。用适配器将头架固定于检查床上。CT定位不存在影像畸变，对颅骨病变表现好。但是，Leksell G型头架的螺钉层有严重的金属伪影，佩戴头架时，最好将螺钉与病灶层差开10mm。CT的碘造影剂存在过敏风险，并受骨伪迹的影响，CT对病变和脑组织清晰度远不如MRI，尤其对后颅窝的病变。

②MR定位扫描 Gd-DTPA的强化轴位T1-WI，或3D-TOF扫描，无间隔2mm层厚。高分辨率MR，双倍对比剂强化的全脑扫描，能探明更多的转移瘤，是治疗计划理想的定位方式。体内有金属植入物者不宜做MR扫描。

（3）治疗计划 伽玛刀SRS习惯用50%的等剂量曲线包裹病灶。计划靶区（PTV）尽可能充分覆盖肿瘤体积（GTV），使治疗的剂量-体积直方图（DVH）中接受处方剂量的体积接近100%。

处方剂量的选择：对单发转移瘤，最大直径≤20mm，单次周边最大耐受剂量24Gy；直径21~30mm，周边剂量18Gy；直径31~40mm，周边剂量15Gy。多发转移瘤，预计联合WBRT者，单次的处方剂量减少30%。实际上，治疗的处方剂量很大程度取决于肿瘤的解剖位置、肿瘤体积、既往放疗史和预计副作用的风险评估，一般一次性发放至病灶边缘的剂量为14~24Gy。

大分割的HSRS技术常用于伽玛刀以外的SRS设备或肿瘤体积较大的病例中，分次给量之间使亚致死损伤有效修复，提升了破坏肿瘤的剂量，而更好地保护正常脑组织。按每次2Gy的等效生物学剂量，可根据肿瘤的α/β比值、总剂量和预分割次数推算出。正常脑组织为晚反应组织（α/β比值为2Gy），根据LQ公式推算，伽玛刀15Gy/次的放射生物学等效剂量相当于每次2Gy（NTD2）WBRT的37.5Gy/15次。处方剂量受限于肿瘤周围脑组织的耐受性。

（4）治疗质量保证与实施照射 主管医师与物理师共同完成治疗计划，由副主任以上医师评价并确认治疗计划。核对治疗单与患者信息无误，主管医师和技术员共同启动、监测照射治疗。整个治疗过程的相关人员均需在治疗计划单上签字。

（5）治疗后随访 患者在放射外科治疗结束时可用一次大剂量的类固醇激素治疗，并且患者可遵医嘱继续进行抗癫痫或抗水肿等其他药物治疗，预防性抗癫痫治疗尚未达成共识。但当转移瘤靠近皮层，尤其多发的、灶周水肿严重者，给予适当的抗癫痫治疗是必要的。

按医生建议，放射外科治疗后 2~3 个月进行一次临床随诊和 MR 复查。病情变化随时复查，以及时发现新肿瘤、脑水肿或出血等情况。

【放疗疗效评估方法】

放疗副作用分为近期和远期两类。近期反应包括颅内高压、头痛及呕吐、发热、秃发等。中远期反应为记忆力减退、认知障碍、严重的痴呆、脑坏死等。毒副作用的发生率为 10%~50%。其病理基础是进行性血管狭窄、闭塞和广泛血 - 脑屏障损害，激素可以预防和治疗。

SRS 总体的副作用有限，但偶尔是非常严重的。SRS 可以引起轻度乏力，有时由于病变仅靠颅骨和头皮，还可引起一过性片状脱发。晚期副作用发生的风险率一般 <5%，严重的是肿瘤或邻近脑组织的放射性坏死，并引发放射性水肿使占位效应加重，临床可表现为癫痫及神经功能障碍等。通常用皮质类固醇激素治疗奏效，偶尔需要开颅手术干预。

第五节　脑膜瘤

【诊断标准】

脑膜瘤按 2007 年 WHO 分类：脑膜瘤多数为 I 级，属良性，生长缓慢和复发危险度低，少数非典型脑膜瘤为 II 级，有侵袭行为，属低度恶性，间变或恶性脑膜瘤为 III 级，有高度侵袭性，预后很差。电离辐射诱导的继发脑膜瘤常常为恶性。确诊需手术后病理确认。

【治疗原则】

1. 一般原则

典型的脑膜瘤生长缓慢，多数脑膜瘤病人长期没有症状，发生在邻近功能区的脑膜瘤可产生相应症状，如视力下降、头痛、癫痫、面部麻木等。无症状的脑膜瘤病人可观察，特别是年龄大、有合并症者采用积极干预的措施如 GTR、SRS 并无必须，但应持续地进行影像学随访；有症状或进展的良性脑膜瘤病人应行手术。位于海绵窦及岩斜区的颅底脑膜瘤是神经外科手术治疗的难点，术后致残率高，因此，此位置的脑膜瘤单纯追求肿瘤全切除是不恰当的；治疗应基于减少术后残障率和复发率，保护生活质量。肿瘤的位置、手术切除范围和组织病理学特征（良性或恶性）是决定其预后的重要因素。

2. 脑膜瘤分级治疗原则

（1）WHO I 级脑膜瘤　首选在并发症可接受的情况下，尽可能完全切除肿瘤。全切术后，虽无需辅助放疗，但仍有部分患者的肿瘤复发，持续的影像学随访仍是必要的。术后有肿瘤残余，应辅以常规分次放疗，可提高局部控制率，延缓复发，改善生存。SRS 单独初始治疗或作为术后的辅助治疗脑膜瘤均有不少文献报道，病人的选择极大地影响了最终的疗效，通常肿瘤体积较小的病人获益显著。目前有关脑膜瘤非全切除患者采用观察方法，适形外照射和放射外科治疗的随机 III 期试验（EORTC26021 - 22021）正在进行中。

（2）WHO Ⅱ级和Ⅲ级脑膜瘤　此类患者即使行完全切除术，复发率很高（5年复发率为41%～100%），推荐所有患者术后放疗。

【常规分次放疗方法及实施】

1. 体位固定

根据患者的一般情况和治疗需要选择体位。常选取仰卧位，头枕、热塑头膜等定位辅助器材固定体位，激光灯摆位。

2. 定位（靶区）

强烈推荐CT模拟定位，常规使用造影剂增强，有助于确定和勾画靶区。一般采用6～10MV的光子射线。术后放疗的靶区，应根据CT或MRI扫描和神经外科医生对残存肿瘤的描述来确定。边界外扩取决于肿瘤蔓延方向，特别注意穿过的神经孔、受侵犯的骨组织、脑膜尾征等，GTV通常为增强扫描后可见的肿瘤和（或）术前肿瘤侵犯的区域。WHO Ⅰ级脑膜瘤CTV仅需在GTV外扩0.5～1cm；Ⅱ级和Ⅲ级脑膜瘤放疗的靶区大于良性脑膜瘤，GTV通常外扩1.5～2.0cm，如肿瘤已经侵入脑实质，也应包括在GTV中。

3. 治疗计划

应以95%的靶体积定义处方剂量。Ⅰ级脑膜瘤，放疗剂量通常为50～54Gy，分割25～30次，在5～6周完成。Ⅱ级和Ⅲ级脑膜瘤，推荐剂量为60Gy，分割30～33次完成，当然也有些报告，更高的剂量可提高局部控制率。推高剂量需注意危及器官和重要区域（如中央前、后回）的受量以及照射体积不要过大，多野成角照射或旋转照射和3D适形技术的应用可以最大程度保护正常的脑组织。

危及器官剂量限定：脑干≤54Gy，晶体≤9Gy，视神经≤54Gy，视交叉≤54Gy。

【疗效及毒性作用】

Ⅰ级脑膜瘤无论是否有手术或放疗史，应每年至少进行一次增强MRI检查，Ⅱ级和Ⅲ级脑膜瘤增强MRI检查间隔不应大于6个月，急性反应除常见的脱发、脑水肿外，同时需注意照射相关区域的毒性作用。

【伽玛刀放射外科治疗】

1. 治疗原则

（1）有临床症状或影像学有增长趋势。

（2）治疗目的　长期控制肿瘤生长、保留神经功能、保护患者的生活质量。

2. 治疗适应证

（1）中、小型深部肿瘤。

（2）开颅术后残留、复发。

（3）不适合开颅手术的高危人群，如老年人、合并多种疾病患者。

3. 治疗步骤

主要包括以下几个步骤：上头架、影像定位、制定治疗规划、上机照射治疗、拆除头架、随诊。应注意：

（1）充分发挥伽玛刀放射外科治疗的适形性和选择性特点，严密包裹病灶。

（2）处方剂量　一般来讲，脑膜瘤放射外科治疗的剂量窗为：12～15Gy。对于较大的肿瘤，采用分次伽玛刀治疗的方法，即调节剂量－体积间的关系，控制肿瘤的同时，减少水肿发生。

4. 并发症

（1）脑水肿　一般不到7%，脑水肿大多发生于照射后3～8个月。一旦治疗后出现脑水肿，若患者无明显症状，可暂行观察或口服药对症治疗；如出现神经功能障碍症状，则需应用类固醇激素、脱水剂甘露醇等药物治疗。极个别患者需要开颅手术减压处理。

（2）周围重要神经血管结构损害　不到5%，多见于治疗颅底病灶，尤以视神经和面神经对射线最为敏感，临床上重点在于预防。往往采用小准直器、堵塞子的方法，使视神经的周边受量在10Gy以下、面神经受量14Gy以下。

【随诊】

每半年定期进行影像及临床检查，明确患者的疗效。伽玛刀放射外科治疗强调疗效的长期性、患者的生活质量，而非单纯以肿瘤影像学上的缩小。

第六节　听神经鞘瘤

【诊断标准】

听神经鞘瘤（Acoustic Neuroma）是一类生长缓慢、属颅内脑外的良性肿瘤，可分为单侧和双侧，单侧听神经瘤多发生于内听道（IAC）内位听神经的前庭段，少数发生于该神经的耳蜗部，双侧的听神经瘤现被命名为：神经纤维瘤病Ⅱ（neurofibromatosis 2，NF-2），与基因缺失有关，遗传的概率为50%，会伴有周围神经纤维瘤、脑膜瘤、胶质瘤等临床表现。

单侧听力的持续下降伴单侧的耳鸣是听神经鞘瘤首发的、最常见的症状，影像学上，CT和MRI均有比较典型特征，确诊需术后病理。

按其临床表现和肿瘤大小可将其发展过程分为四期：第1期，管内型（1～10mm），仅有听神经受损的症状；第2期，小型肿瘤（1～2cm），增加了邻近神经及小脑症状，且无颅内压增高，脑脊液内蛋白含量轻度增高，内听道扩大；第3期，中型肿瘤（2～3cm），开始出现后组颅神经及脑干症状，小脑症状进一步加重，颅内压增高，脑脊液蛋白增高，内听道扩大伴骨质吸收；第4期，大型肿瘤（＞3cm），病情至晚期，阻塞性脑积水，脑干受损，意识障碍。

【治疗规范】

较大的听神经鞘瘤应首选手术切除，对于体积较小的肿瘤，选择手术和伽玛刀有争议。常规分次放疗极少运用于听神经鞘瘤的治疗。伽玛刀一般适应证：

（1）内听道内的中小体积未压迫脑干、无脑积水症状。

（2）老年患者。

（3）全身状况影响施行开颅手术。

（4）术后复发的病例。

【方法及实施】

1. 治疗前的评估

MRI或CT检查评估肿瘤大小，临床症状上无明显的脑干受压的症状和体征；纯音听力检查阈值(PTA)及语言辨别力得分（SDS）在内的测听试验，听力分级可依照 Sil-verstein – Norell 分类法的 Gardner – Robertson 修正案，面神经功能分级可依照House – Brackmann 分级标准。

2. 治疗前定位

首先在患者头部安装 Leksell 立体定向框架（G 型），头皮局部浸润麻醉（1% 利多卡因），并可辅以静脉注射镇静剂。戴上与立体定向框架相配的标有基准点的图框行高分辨率的 MRI 扫描，采用 3D 梯度回波扫描（1～2mm 层厚，无间距），范围包括整个肿瘤及周边重要结构，与 CT 骨窗进行融合并三维重建，或 T2 加权 MR 扫描（三维重建），有助于观察脑神经及重建内耳结构（耳蜗及半规管）。

3. 剂量计划

规划剂量时，应优先考虑处方剂量曲线完全包裹肿瘤并保护面、耳蜗及三叉神经的功能。对于大体积的肿瘤，也应考虑对脑干功能的保护。经验表明，脑神经受照射的长度与脑神经损伤有关，故应注意规避。尽量做到处方剂量曲线包裹肿瘤的高度适形性和选择性。

4. 处方剂量

伽玛刀治疗听神经瘤的经典剂量是以 50% 的周边剂量曲线包裹肿瘤，给予周边剂量 12～14Gy，实践证明该剂量既可有很高的肿瘤控制率，且有较低的并发症发生率。

【疗效评估】

治疗后所有患者均需做增强 MRI 的连续定期随访，建议遵循以下时间表随访：6 个月、12 个月、2 年、4 年、8 年和 12 年。所有保留部分听力的患者在复查 MRI 的同时，都应做测听试验（PTA 和 SDS）。

【并发症】

伽玛刀治疗后早期，可出现一过性肿瘤肿胀，瘤周水肿，一过性面肌抽搐，一过性面部麻木。晚期可出现听力下降、面部麻木、面部疼痛、面肌无力、脑积水及平衡不稳等，放射外科治疗后一过性体积增大与肿瘤继续生长的鉴别至关重要，仅影像显示肿瘤体积增大而临床症状无进展的患者不应考虑开颅手术。

第四章 头颈肿瘤

第一节 鼻咽癌

【诊断标准】

鼻咽部位于鼻腔后方，口咽的上方，鼻咽腔由前、顶、后、左、右、下 6 个壁形成近似立方形。鼻咽癌常见的发生部位是鼻咽侧壁和顶后壁，易出现颅底和咽旁的侵犯，并可能损伤穿行这些部位的脑神经。鼻咽部黏膜有丰富的淋巴血供，区域淋巴结出现转移较早。流行病学研究发现 EB 病毒血清特异性抗原 – 抗体水平升高与鼻咽癌发生相关。

鼻咽癌病理学分型使用较广泛的是 1991 年国际卫生组织（WHO）制定的"上呼吸道和耳肿瘤的组织学分类"，分为角化性鳞状细胞癌和非角化性癌两大类。角化性鳞状细胞癌包括分化好和中等分化鳞癌以及分化差的鳞癌；非角化性癌包括分化型非角化性癌和未分化癌。鼻咽原发病灶组织送检是确诊鼻咽癌的主要依据，可行鼻内镜下活检，当肿瘤位于黏膜下且鼻咽活检失败后可采用颈部淋巴结穿刺活检，一般不建议采用颈部淋巴结切取活检的方法进行确诊。

【临床分期】

临床检查、鼻咽镜检、鼻咽 CT/MRI 检查、颈部超声以及 PET/CT 检查均有助于了解原发肿瘤侵及范围及区域淋巴结的性质。胸部 CT 或 X 线胸片、腹部超声和骨扫描对于分期检查是必要的。全身 PET/CT 检查对于晚期病变也可以帮助判断是否存在远地转移、部位和数量。心电图和实验室血生化检查与治疗选择有关，也应完成。鼻咽部病理组织标本行 EBER 原位杂交检查和血清 EB 病毒 DNA 拷贝数量检查有助于判断预后和随访。

颈部转移淋巴结诊断时推荐参考依据增强 MRI 或 CT 扫描结果，以下情况可考虑为阳性淋巴结：

（1）横断面图像上淋巴结最小直径≥10mm。

（2）中央坏死或环形强化。

（3）同一高危区域≥3 个淋巴结，其中一个最大横断面的最小径≥8mm（高危区定义：N0 者，Ⅱ区；N + 者，转移淋巴结所在区的下一区）。

（4）淋巴结包膜外侵犯（征象包括淋巴结边缘不规则强化，周围脂肪间隙部分或全部消失，淋巴结互相融合）。

（5）咽后淋巴结 最大横断面的最小直径≥5mm。

鼻咽癌的临床分期目前国内主要使用的是 2008 年中国分期和 2010 年 UICC/AJCC 国际分期。

1. 中国鼻咽癌分期（2008 年）

TNM 分期

原发部位 T 分期

T1：肿瘤局限于鼻咽腔；

T2：侵犯鼻腔、口咽、咽旁间隙；

T3：侵犯颅底、翼内肌；

T4：侵犯脑神经、鼻窦、翼外肌及以外的咀嚼肌间隙、颅内（海绵窦、脑膜等）。

区域淋巴结 N 分期

N0：影像学及体检无淋巴结转移证据；

N1a：咽后淋巴结转移；

N1b：单侧 Ib、Ⅱ、Ⅲ、Va 区淋巴结转移且直径≤3cm；

N2：双侧 Ib、Ⅱ、Ⅲ、Va 区淋巴结转移，或直径 >3cm，或淋巴结包膜外侵犯；

N3：Ⅳ、Vb 区淋巴结转移。

远地转移 M 分期

M0：无远处转移；

M1：有远处转移（包括颈部以下的淋巴结转移）。

临床分期

Ⅰ期	T1	N0	M0
Ⅱ期	T1	N1a～1b	M0
	T2	N0～1b	M0
Ⅲ期	T1～2	N2	M0
	T3	N0～2	M0
Ⅳa 期	T1～3	N3	M0
	T4	N0～3	M0
Ⅳb 期	任何 T、N 和 M1		

2. UICC/AJCC 国际分期（2010 年）

美国癌症联合委员会（AJCC）2010 年第 7 版修订的鼻咽癌 TNM 分期系统如下：

TNM 分期

原发灶 T 分期

Tx：原发肿瘤不能评估；

T0：无原发肿瘤证据；

Tis：原位癌；

T1：局限于鼻咽腔，或侵犯口咽组织和（或）鼻腔但不伴有咽旁间隙侵犯；

T2：肿瘤侵犯咽旁间隙；

T3：肿瘤侵犯颅底骨质和（或）鼻窦；

T4：肿瘤侵犯颅内和（或）脑神经、下咽、眼眶或颞下窝/咀嚼肌间隙。

区域淋巴结 N 分期

Nx：区域淋巴结不能评估；

N0：无区域淋巴结转移；

N1：单侧颈部淋巴结转移，最大直径≤6cm，转移淋巴结位于锁骨上窝水平以上部位和（或）单侧或双侧咽后淋巴结转移，最大直径≤6cm；

N2：双侧颈部淋巴结转移，最大直径≤6cm，转移淋巴结位于锁骨上窝水平以上部位；

N3：淋巴结最大直径>6cm和（或）锁骨上窝转移；

N3a：颈部淋巴结最大直径>6cm；

N3b：位于锁骨上窝。

远地转移M分期

M0：无远处转移；

M1：有远处转移。

临床分期

0 期	Tis	N0	M0
Ⅰ 期	T1	N0	M0
Ⅱ 期	T2	N0	M0
	T1 ~ T2	N1	M0
Ⅲ 期	T1 ~ 2	N2	M0
	T3	N0 ~ 2	M0
ⅣA 期	T4	N0 ~ 2	M0
ⅣB 期	T1 ~ 4	N3	M0
ⅣC 期	T1 ~ 4	N0 ~ 3	M1

【治疗原则】

1. 一般原则

放射治疗是鼻咽癌首选的根治性治疗手段。早期鼻咽癌（T1N0M0）可采用单纯放疗获得根治。同期放化疗是局部进展期鼻咽癌的标准治疗方案，同期化疗方案推荐单药顺铂（1类）或PF方案。不能耐受同期放化疗的局部进展期鼻咽癌采用单纯根治性放疗。

根治性放疗后颈部有残留淋巴结，可以密切观察2~3个月，无变化或有所增大则进行手术切除，或PET/CT检查做参考指导手术。

有血行转移的Ⅳ期患者，以全身系统治疗为主，采用以铂类为基础的联合化疗。如系统化疗后达到完全缓解，可行鼻咽及颈部的根治性放疗。如果不能达到完全缓解，放疗可用于原发灶或远处转移灶的姑息治疗，根据每个患者的局部转移部位、病灶数量等制定个体化综合治疗方案，可获得一定的稳定期。

对于鼻咽癌的放疗应推荐使用调强放射治疗（IMRT）技术，没有条件的医疗单位应将患者转到相应的专科医院就诊治疗。IMRT通过降低涎腺、颞叶、听觉结构（包括耳蜗）和视觉结构的照射剂量，可降低鼻咽癌患者的远期毒性。

2. 放疗前准备工作

口腔处理特别是拔除牙齿应在放疗前1~2周完成，拔除牙齿要安排在定位前做。

（1）检查全口牙齿、牙周和黏膜情况，了解患者既往口腔保健方法、习惯、效果和对口腔疾病的认知情况，根据患者口腔现状给予详细的口腔卫生指南。

（2）全口洁齿。

（3）治疗牙龈炎和慢性牙周炎。

（4）充填龋坏牙齿，磨光尖锐粗糙的牙尖，去除不良修复体。

（5）拔除残冠/残根及牙周炎和反复感染的病灶牙。

3. 放疗剂量

（1）根治性放疗　原发灶以及受侵淋巴结：66～70Gy（2.0Gy/次；同期加量 IMRT 的分次剂量为 2.0～2.2Gy/次）。

（2）颈部未受侵淋巴结区域　44～64Gy（1.6～2.0Gy/次）。

4. 联合化疗

（1）同期放化疗　同期放化疗是局部进展期鼻咽癌的标准治疗方案，放化疗方案：
①标准方案　单药顺铂 100mg/m²，d1、d22、d43。
②备选方案　单药顺铂 40mg/m²，每周 1 次。

（2）辅助化疗　同期放化疗后的辅助化疗是 NCCN 推荐的（1 类），化疗方案：顺铂 80mg/m²，d1；5－FU 1000mg/m²，d1～d4，28 天为一个周期，共 3 个周期。

（3）诱导化疗　诱导化疗后给予同期放化疗 NCCN 推荐级别为 3 类，没有标准的诱导化疗方案。

5. 联合靶向治疗

尼妥珠单抗联合放疗与单纯放疗比较的Ⅱ期临床试验提示在局部晚期鼻咽癌中有临床受益。尼妥珠单抗使用方法是 100mg/次，每周 1 次。应用西妥昔单抗也可。

【放疗方法及实施】

1. 体位固定

取头后伸仰卧位，头垫合适角度的头枕，用头、颈、肩热解塑料面罩固定，在面罩上建立参考坐标系。

2. CT 模拟定位

在 CT 模拟机下以固定好的体位进行增强扫描，扫描范围从头顶皮肤扫描至锁骨头下缘下 2.0cm 水平，扫描层距为 2.5～3.0mm。

3. 靶区定义及勾画

关于治疗靶区，应当按照 ICRU－62 指南，根据大体肿瘤靶区（GTV）加上微小病灶的临床靶区（CTV）边缘以及每日靶区定位误差边缘来制定计划靶区（PTV）。

（1）GTV 指肿瘤的临床灶，为一般诊断手段（包括临床检查，CT/MRI/PET 检查）能够诊断出的、可见的、具有一定形状和大小的恶性病变的范围，包括原发灶、转移淋巴结和其他转移灶。

（2）CTV 是按一定时间剂量模式给予一定剂量的肿瘤临床灶、亚临床灶以及肿瘤可能侵犯的范围。根据肿瘤可能累及的程度将 CTV 分为 CTV1 和 CTV2。

①CTV1　邻近肿瘤的软组织或淋巴结［鼻咽、咽后间隙、咽侧间隙、颅底、后组筛窦、蝶窦下部、翼腭窝、翼内肌、翼外肌的一部分（若翼外肌受侵，则要包括整块肌肉）、鼻腔和上颌窦后 1/3 及上颈淋巴结，Ⅱa 阳性者要包括Ⅰb 区］。

②CTV2　淋巴结预防照射区（亚临床灶或微小转移灶）。

关于淋巴结区域的 CTV，淋巴结阴性的早期鼻咽癌患者（T1、T2aN0M0）不做下颈部预防照射（CTV 可不包括Ⅳ和Ⅴb区）；其他非血行转移鼻咽癌患者均应行全颈预防照射。

（3）PTV 是在 CTV 基础上外放 3～5mm。

4. 正常组织器官勾画及剂量限制

（1）危及器官（OAR）勾画　包括脑颞叶、脑干、脊髓、视交叉、视神经、中耳、耳蜗、口腔、颞颌关节、下颌骨和腮腺。

（2）计划危及器官体积（PRV）　在危及器官轮廓外扩 0.3cm 作为 PRV，目的是考虑到危及器官移动的可能性以及在整个治疗过程中的一些不确定因素的影响。

（3）危及器官的限制剂量　以 TD5/5 作为 OAR 的最大耐受剂量，即颞叶 60Gy，脑干 50～55Gy，脊髓 40～45Gy，视交叉、视神经 54Gy，中耳 50～55Gy，耳蜗 30Gy，口腔 30～40Gy，下颌骨和颞颌关节 50Gy，下颌骨最大剂量小于 66Gy、腮腺平均体积受照射 26Gy。

5. 治疗计划设计

（1）序贯加量（SEB）调强放疗　该技术是对各个 PTV 分别设计单独的治疗计划，分 2～3 个阶段实施治疗。以局部晚期鼻咽癌根治性放疗为例，可分 3 个阶段分别对 PTV1、PTV2 和 PTV_{CTV} 进行治疗，其处方剂量如下。

①第 1 阶段：PTV2 = 50Gy，2Gy/次，第 1～5 周。

②第 2 阶段：PTV1 = 10Gy，≥2.0Gy/次，第 6 周。

③第 3 阶段：PTV_{CTV} = 10Gy，≥2.0Gy/次，第 7 周。

（2）同步加量（SIB）调强放疗　该技术是在整个放疗期间的每一次治疗中，对不同靶区给予不同的分次剂量，是目前最常用的一种技术。

根治性放疗的处方剂量可设定为：

①PTV = 59.4Gy/33 次，1.8Gy/次。

②PTV_{CTV} = 70Gy/33 次，2.12～2.13Gy/次。

根治性放疗结束时残留肿瘤的处方剂量可局部追加剂量：（4～8）Gy/（2～4）次。

6. 治疗计划评估

对于治疗计划的评估，主要依据照射靶区及重要组织器官的剂量体积直方图（DVH）。对于 IMRT 调强放疗，PTV 最大剂量：PTV 接受 >110% 的处方剂量的体积应小于 5%；PTV 最小剂量：PTV 接受 <95% 的处方剂量的体积应小于 3%。PTV 外的任何地方不能出现 >110% 的处方剂量。危及器官限量应依据各个中心制定的危及器官限制剂量，从而尽可能减轻正常组织的毒性反应，尽管这些限制剂量大多是根据经验制定的。

7. 验证及质量评估

物理师完成治疗计划后，主管医师、副主任以上医师评价并确认计划。物理师、医师均需在计划上签字。首次治疗时，主管医师应与物理师及技师共同参与摆位并进行加速器上的治疗验证，扫描并留取影像资料，有条件单位采用 CBCT 技术，保证治疗的准确进行。以后每周采用在线或离线的 CBCT 或 IGRT 验证。IMRT 治疗物理师还需行剂量验证。

放射治疗实施中，医师应每周检查患者，并核查放射治疗单，检测血常规及观察治疗反应，及时给予对症治疗。

8. 重新制定治疗计划

每日查房时观察患者症状变化、颈部淋巴结消退情况及患者体重变化，若有以下情况，放疗 40~50Gy 时，重新扫描定位 CT，作新的放疗计划进行治疗。

（1）原发灶侵犯范围广泛，紧邻重要器官如脑干、脊髓、眼睛及视神经等，放疗中症状恢复较明显。

（2）颈部肿块较大，治疗中消退明显。

（3）体重下降较快，外轮廓变化较明显。

【疗效及不良反应】

鼻咽癌 5 年生存率是 50%~70%。鼻咽癌治疗失败主要是局部复发和远地血行转移，IMRT 技术的使用明显提高了局部控制率，远地血行转移已成为影响患者生存期的重要因素。

影响鼻咽癌预后的相关因素有：

（1）临床相关的因素包括临床分期、病理类型、患者一般状况和合并疾病和实验室肿瘤相关指标等。

（2）治疗相关因素包括放疗技术、剂量分次时间、联合治疗模式。

（3）自然因素包括地域、种族、遗传因素以及性别和年龄等。

放疗相关的急性反应包括：放射性黏膜炎、放射性皮肤炎，口干、鼻腔和口腔部黏膜溃疡、味觉减退或丧失、咽/食管反应（吞咽疼痛和吞咽困难）以及喉放射反应（咳嗽、声音嘶哑、进食水后呛咳）等，同期放化疗时上述反应加重同时还有造血抑制等全身反应。放疗结束后急性期的放疗基本可以减轻和消退。

放疗后晚期并发症主要为口腔干燥、放射性龋齿、皮肤萎缩变薄、皮下硬结和纤维化、听力下降、甲状腺及甲状旁腺功能下降等，同期放化疗时皮肤、涎腺和牙齿反应加重。为了减少治疗相关的不良反应，提高患者长期生存后的生活质量，选用剂量分布更为合理的放疗技术至关重要。还要注意放疗前准备工作，治疗中特别是放化疗期间要积极处理临床出现的不良反应，制定并严格执行同期化疗减量和停药标准，避免因化疗毒性影响放疗按时完成。口腔及咽部黏膜炎的治疗除了对症处理外，还应注意患者的营养支持，以肠内营养（鼻饲、口服全营养液等）为主，必要时给予肠外静脉营养支持。

【随访】

疗效随访从放/化疗结束后开始直至患者肿瘤复发和转移，终生随访。放疗即将结束时（30~33 次）行鼻咽内窥镜及颈部 MRI、CT 检查初步评价，放疗 4 周后按照随访项目检查。以后每 3 个月随访一次（2 年内），每 6 个月全身评价一次（2~5 年），5 年后每年随访 1 次。

随访项目：病史、体检、实验室检查（血常规、生化、肿瘤标志物、EB 病毒血清学、内分泌功能），颅底至锁骨上水平的 CT、MRI 检查（鼻咽镜备选），胸部胸片或 CT、腹部 B 超或 CT（B 超可疑时要用腹部 CT 证实）、骨扫描（间隔 6 个月，也可选择做 PET）。

PET/CT 检查应注意检查的时间，近期检查诊断肿瘤残留特异性高，长期随访阴性价值大于阳性价值。

第二节　喉　癌

喉位于颈前中央，成人相当于第 4～6 颈椎水平。解剖学上分为声门上区、声门区和声门下区。

【诊断标准】

1. 临床表现

声门上癌病变初期下吞痛，病变广泛时也表现出声音嘶哑，后期可能出现体重减轻、不规则呼吸、下吞痛和吸气困难。声门癌早期声音嘶哑、甲状软骨区咽喉痛、耳痛，晚期气道梗阻。

2. 检查

（1）舌骨与甲状软骨之间触诊表现甲状腺凹部增宽、固定、边界不清，预示会厌前间隙受侵。

（2）喉镜检查　直接喉镜和间接纤维喉镜检查注意喉室、梨状窝顶和环状软骨后区，此区应该仔细检查，声门下区容易遗漏；检查可以直视 T1 和 T2 期病变（取得活组织）常常能够提供咽后壁的图像，观察声带的运动频率的微细改变；声带部分固定或完全固定；舌骨下会厌溃疡；沟谷饱满（会厌前间隙受侵间接影像）。

（3）CT 扫描（组织学检查前增强扫描 1～2mm 层厚，喉区 2mm 间隔，其他部位 3mm 间隔）　CT 扫描适用于中期和晚期的病变，对于喉外颈部软组织浸润、甲状腺或环状软骨浸润，会厌前脂肪间隙消失，正常的低密度区改变。早期软骨受累以冠状或矢状 CT 扫描为佳。CT 扫描可提供优秀的会厌前和声门旁脂肪间隙，软组织浸润、颈部或舌根区病变，同时也可以显示声门下区病变情况。

（4）MRI 对于小部分 CT 扫描可疑的患者进行针对性扫描。

（5）PET 不是常规检查手段，对于 Ⅲ～Ⅳ 期病变建议采用。

（6）实验室检查　血常规、血生化、肿瘤标志物。

3. 分期（包括声门上癌、声门癌、声门下癌）

（1）声门上癌

Tx：原发肿瘤不能被确定；

T0：无原发肿瘤证据；

Tis：原位癌；

T1：肿瘤局限在声门上区一侧，声带活动正常；

T2：肿瘤累及声门上区一个以上邻近结构的黏膜、或声带、或声门上区外（如侵及舌根黏膜、会厌、梨状窝内侧壁，不伴有喉固定）；

T3：肿瘤限于喉内，声带固定和（或）侵犯以下的任何一个结构：环后区、会厌前间隙、声门旁间隙，和（或）微小的甲状软骨侵犯；

T4a：肿瘤侵犯甲状软骨，和（或）侵犯喉外（如：气管、颈部软组织，舌深层非固有肌肉，带状肌、甲状腺或食管）（可切除）；

T4b：肿瘤侵犯椎前间隙，包绕颈动脉或侵犯纵隔结构（不可切除）。

（2）声门癌

Tx：原发肿瘤不能被确定；

T0：无原发肿瘤证据；

Tis：原位癌；

T1：肿瘤局限在声带，可以累及前、后联合，声带活动正常；

T1a：肿瘤局限在一侧带；

T1b：肿瘤侵犯双侧声带；

T2：肿瘤累及声门上区和（或）声门下区，或声带活动受限；

T3：肿瘤限于喉内，声带固定；

T4a：肿瘤侵犯甲状软骨，和（或）侵犯喉外组织（如气管、颈部软组织，舌深层非固有肌肉、带状肌、甲状腺或食管）（可切除）；

T4b：肿瘤侵犯椎前间隙，包绕颈动脉或侵犯纵隔结构（不可切除）。

（3）声门下癌

T1：肿瘤限于声门下区；

T2：肿瘤累及声带，声带活动正常或受限；

T3：肿瘤限于喉内，声带固定；

T4a：肿瘤侵及环状软骨或甲状软骨，和（或）侵及喉外组织（如气管、颈部软组织，舌深层非固有肌肉、带状肌、甲状腺或食管）（可切除）；

T4b：肿瘤侵犯椎前间隙，包绕颈动脉或侵犯纵隔结构（不可切除）；

Nx：区域淋巴结无法确定；

N0：无区域淋巴结转移；

N1：同侧单个淋巴结转移，最大直径≤3cm。

N2a：同侧单个淋巴结转移，最大直径>3cm，但≤6cm；

N2b：同侧多个淋巴结转移，最大直径≤6cm；

N2c：双侧或对侧淋巴结转移，最大直径≤6cm；

N3：淋巴结转移，最大直径>6cm。

Mx：远处转移不能确定；

Mo：无远处转移；

M1：远处转移。

【治疗原则】

1. 治疗推荐

1）Tis 期（原位癌）

①内窥镜下切除。

②根治性局部放射治疗。

2）T1～2N0 期

（1）根治性局部放射治疗。

（2）声带切除。

（3）部分喉切除±选择性颈部淋巴结解剖清除。

①切缘阳性→术后化放疗。

②切缘近，周围神经浸润，淋巴管血管间隙浸润→术后放射治疗。

3）T1~2N+/T3N0/+期（可切除需要全喉切除）RTOG91-11建议

①同步化放疗。

②如果没有达到CR→补救手术切除加颈部淋巴结解剖清除。

③如果有颈部残存肿块，或治疗前的N2~3，放射治疗后颈部可考虑手术切除残余肿瘤。

④全喉和同侧或双侧颈淋巴结广泛清扫（N0~1）。

⑤切缘阳性或淋巴结外侵→术后化放疗。

⑥切缘近、周围神经浸润、淋巴管血管间隙浸润、多个淋巴结阳性≥1cm、声门下浸润、T3~4肿瘤和或软骨浸润→术后放疗或化放疗。

4）T4N0/+期（可切除）

①全喉切除和同侧或双侧颈淋巴结解剖清除（N0~1）。

②双侧颈淋巴结广泛清扫（N2~3）。

③切缘阳性或淋巴结外侵→术后同步化放疗（RTOG 91-11建议）。

④切缘近、周围神经浸润，淋巴管血管间隙浸润、多个淋巴结阳性≥1cm声门下浸润，T3~4和或软骨浸润→术后放疗或同步化放疗（RTOG 91-11建议）。

5）T3~4或N+期（不可切除）

①同步化放疗。

②不能耐受化疗→建议根治性放疗加局部补充放疗。

2. 综合治疗

（1）化放疗　RTOG 91-11（Forastierre，NEJM，2003年）：247例Ⅲ期/Ⅳ期喉癌患者随机分组，分为单独放疗组、化放疗组、同步化放疗组。单独放疗组70Gy/2Gy（所有组放疗剂量与分次相同）；诱导化疗方案是顺铂/5-FU×2周期→评估，如果病变进展或<PR，患者接受喉切除手术和术后放疗；如果PR/CR→接受第3周期化疗→放疗；同步化疗组方案顺铂×3周期化疗。所有的cN2患者都接受放疗后8周内的颈淋巴结解剖清除。同步化放疗增加了部分患者喉的保存率（88%比较化疗后再放疗患者的保喉率为75%，单独放疗保喉率为70%）和局部控制率（78%比较化疗后放疗61%，单独放疗为56%）。化疗抑制远处转移和改善无病生存率。2年和5年生存率无差别（74%~76%/54%~56%），但同步化放疗增加了黏膜毒性。

Bonner（NEJM，2006年）：424例局部晚期可切除或不可切除的Ⅲ期/Ⅳ期口咽、喉或声门下鳞状细胞癌患者，随机分组为放疗组、放疗+西妥昔单抗组（放疗前给药1周和放疗期间每周给药）选择放疗70Gy/2Gy；（72.0~76.8）Gy/1.2Gy或补加72Gy。西妥昔单抗提高3年局部控制率（34%→47%）和总生存率（45%→55%）。西妥昔单抗不良反应相似，主要是痤疮样皮疹和输液反应。

（2）术后放疗和术后化放疗　Ang（IJROBP，2001年）213例局部晚期口腔癌、口咽癌、喉癌和下咽癌患者手术治疗，对于有危险因素的病例给予术后放疗。危险因素包括：>1淋巴结组，≥2淋巴结，淋巴结>3cm，微小病灶，切缘阳性，周围神经浸润，口腔位置，淋巴结外侵。

①低危险=无危险因素→不需放疗。

②中度危险 =1 个危险因素（但是无淋巴结外侵）→57.6Gy/1.8Gy。

③高危险 = 淋巴结外侵或≥2 个危险因素→放疗 63Gy/1.8Gy/7 周或 5 周加局部补量。

5 年局部控制率/总生存率：低危险组为 90%/83%；中度危险组为 94%/66%；高度危险组为 68%/42%。总治疗时间 <11 周增加局部控制率，随后补量有改善总生存率的趋势。

EORT 22931（Bernier，NEJM 2004 年）334 例可手术的 Ⅲ 期/Ⅳ 期口腔癌、口咽癌、喉癌和下咽癌患者随机分组术后放疗 66Gy/2Gy 与术后化放疗（66Gy/2Gy，顺铂 $100mg/m^2$，第 1、第 22、第 43 天），所有患者接受颈部 54Gy 放疗（对于低危险患者）。对于分期 pT3~4N0/ +，T1~2N2~3，T1~2N0~1 伴有淋巴结外侵，切缘阳性或周围神经侵犯患者接受同步化放疗，可改善 3 年/5 年无病生存率（41%/36%→59%/47%）、3 年/5 年总生存率（49%/40%→65%/53%）和 5 年局部控制率（69%→82%）。但是增加了 3~4 级毒性反应（21%→41%）。

RTOG 95－01（Cooper，NEJM 2004 年）459 例可手术口腔癌、口咽癌、喉癌和下咽癌≥2 淋巴结受侵，淋巴结外浸润或切缘阳性患者随机分为术后放疗组［60Gy/（2~66Gy）］和术后化放疗组（60~66Gy/2Gy，顺铂化疗 3 周期，同 EORTC 22931），化放疗改善 2 年无病生存率（43%→54%），局部控制率（72%→82%），有改善总生存率的趋势（57%→63%），但是增加了 3~4 级毒性反应（34%→77%）。

3. 放射治疗技术

三维或 IMRT 治疗，首先 CT 定位：患者仰卧，头过仰肩下伸或双手拉带子使双肩下伸，头颈肩热塑膜固定，放标记点在放射区域内→CT 扫描范围头顶到主动脉弓上缘。

（1）声门上喉癌（常规放疗多用水平对穿侧野）

①T1N0 期：原发灶加 Ⅱ、Ⅲ 组淋巴结（颈部淋巴结转移率高及转移发生早）。

上界：第一颈椎横突水平，如果口咽或咽旁受侵，则上界包括颅底。

下界：环状软骨下缘。

前界：颈前缘，但如果前联合或会厌前间隙受侵，前界应放在颈前缘前 1~2cm。

后界：颈椎棘突。

②T2~3/N＋期：病变增加了微小结节的转移危险，所以要加下颈区放射。下颈区锁骨上野的上界与双侧水平野的下界共线，但在共线与体中线相交处的下方应挡铅（2cm×2cm）~（3cm×3cm）（最好在侧野挡铅），以避免颈髓处在两野剂量重叠处而造成剂量过量；下界沿锁骨下缘走行；外界在肩关节内侧。声门下区病变在声门上区勾画的基础上包括双侧 Ⅵ 区淋巴结。

（2）声门癌（常规放疗多用水平对穿侧野）

①T1N0 期：5cm×5cm 大小的放射野治疗。

上界：甲状软骨上缘。

下界：环状软骨底缘。

前界：是皮肤缘前 1cm。

后界：脊椎前缘。

②T2N0 期 6cm×6cm 大小放射野治疗，下界环状软骨下第 1 气管环。

③T3~4N0 期

上界：向上扩展到下颌骨角上 2cm。

后界：在棘突后。

下界：肿瘤下界下 1.5~2.0cm，相对侧野到下颈野（前后方向）治疗，当侧野对穿治疗剂量达到 40~45Gy 后挡脊髓，后颈部电子线补量到 50Gy，肿瘤消退满意。原发灶照射 70Gy，然后化疗。如果不能耐受化疗补剂量到 72Gy。3D 或 IMRT，靶区勾画同声门上区癌。IMRT 治疗靶区定义：GTV = 影像所见的原发肿瘤及转移的淋巴结；CTV1 包括 GTV、全部喉结构、梨状窝、舌会厌溪、声门旁间隙、会厌前间隙和整个甲状软骨以及高危淋巴引流区（声门上区病变应包括双侧颈部 Ⅱ~Ⅳ 区淋巴引流区），CTV2 包括下颈锁骨上预防照射区域。将相应的靶区外放 3mm 即为 PTV，分次剂量及总剂量按 PTV 给量，PGTV：2.12Gy/次，总剂量：70Gy/33 次；PTV1：1.82Gy/次，总剂量：60Gy/33 次；PTV2：1.8Gy/次，总剂量：（50~54）Gy/（28~30）次。IMRT：GTV = 临床和（或）放射影像中的肿块，CTV1 = GTV 及边缘外放 0.5~2.0cm，CTV2 = 颈部预防区。不推荐对 T1~2N0 期的声门癌给予调强放射治疗。

T1~4N+期：单侧上颈淋巴结者，同侧下颈、锁骨上区要做预防性照射；双侧上颈淋巴结转移者，双侧下颈及锁骨上区均要做预防性照射。

（3）声门下区癌 常规放射治疗，放射治疗范围应该包括原发肿瘤或瘤床、下颈、锁骨上淋巴结引流区、气管和上纵隔。

上界：根据病变侵犯的范围而定。

下界：接近隆突水平，以包括气管、上纵隔。

4. 放射剂量

Tis 和 T1~2N0 声门癌，单次剂量 >2Gy，UCSF（美国加州大学旧金山分院）使用 2.25Gy/次。Tis：56.25~58.5Gy。T1N0：63Gy。T2N0：65.25Gy。对于 T1 期病变，可见肿瘤切除后，放射治疗剂量 60Gy。如果采用单纯化放疗，推荐剂量是 70Gy/2Gy；如果患者不能耐受化疗，分次放射治疗剂量 ≥72Gy。

5. 剂量限制

脊髓 ≤40~45Gy（50% 体积），脑干 ≤50~54Gy（50% 体积），下颌骨 ≤70Gy。气管造漏口限制在 ≤50Gy，除非该部位有肿瘤浸润，明显的声门下扩散或临时气管造漏（后期补量 60~66Gy）。

6. 并发症

（1）放射并发症 包括：声嘶、吞咽痛、黏膜炎、皮炎；晚期常见并发症为口腔干燥、味觉障碍、软组织纤维化、甲状腺功能减退；罕见有喉皮肤漏、颈动脉破裂。

（2）外科术前并发症 出血、气道梗阻、感染和创伤并发症。

（3）术后并发症 包括：骨架肋板、狭窄、软骨炎、瘘管、吸气。

为避免患者营养失调，患者每天需要 ≥2000 卡路里热量，必要时鼻饲。阿米福汀可以减轻口腔干燥和黏膜炎，但是有明显的副作用（低血压、恶心）（Peters, IJROBP 1993 年 & Brizel, JCO 2000 年）。

7. 随诊

第 1 年每 1 ~ 3 个月病史和体格检查一次，第 2 年每 2 ~ 4 个月检查 1 次，第 3 ~ 5 年每 6 个月检查 1 次，以后每年检查 1 次。胸片每年 1 次，TSH 每 6 ~ 12 个月 1 次（对于颈部放射的患者）。如果怀疑复发，但是活检阴性，应该至少 1 个月内的密切随诊，直到问题解决。

第三节　下　咽　癌

下咽是口咽的延续部分，解剖学上相当于第 3 ~ 6 颈椎水平，临床上分为梨状窝区、环后区和咽后壁区。

【诊断标准】

1. 临床表现

病变初期下吞痛，病变广泛时也表现出声音嘶哑，后期可能出现体重减轻、不规则呼吸、下吞痛和吸气困难，声音嘶哑、甲状软骨区咽喉痛、耳痛，晚期气道梗阻。

2. 临床检查

舌骨与甲状软骨之间触诊表现甲状腺凹部增宽、固定、边界不清，预示会厌前间隙受侵。喉镜检查：直接喉镜和间接纤维喉镜检查注意喉室、梨状窝顶和环状软骨后区，此区应该仔细检查，声门下区容易遗漏。检查可以直视 T1 和 T2 期病变（取得活组织）常常能够提供咽后壁的图像，观察声带的运动频率的微细改变；声带部分固定或完全固定；舌骨下会厌溃疡；沟谷饱满（会厌前间隙受侵间接影像）。

3. 影像学检查

（1）CT 扫描　组织学检查前增强扫描 1 ~ 2mm 层厚，喉区 2mm 间隔，其他部位 3mm 间隔。CT 扫描适用于中期和晚期的病变，对于喉外颈部软组织浸润、甲状腺或环状软骨浸润，会厌前脂肪间隙消失，正常的低密度区改变。早期软骨受累以冠状或矢状 CT 扫描为佳。CT 扫描可提供优秀的会厌前和声门旁脂肪间隙，软组织浸润、颈部或舌根区病变，同时也可以显示声门下区病变情况。

（2）MRI 检查　对于小部分 CT 扫描可疑的患者针对性扫描。

（3）PET　不是常规检查手段，对于 Ⅲ ~ Ⅳ 期病变建议采用。

4. 实验室检查

血常规、血生化、肿瘤标志物。

5. 分期

T1：肿瘤限于下咽一个亚区，肿瘤最大直径 ≤2cm；

T2：肿瘤侵犯一个以上的亚区或邻近结构，肿瘤最大直径 >2cm，但 ≤4cm，无半喉固定；

T3：肿瘤最大直径 >4cm，或伴有半喉固定；

T4a：肿瘤侵犯甲状软骨、环状软骨、舌骨、甲状腺、食管或中线区软组织；

T4b：肿瘤侵犯椎前筋膜，包绕颈动脉，或累及纵隔结构。

Nx：区域淋巴结无法确定；

N0：无区域淋巴结转移；

N1：同侧单个淋巴结转移，最大直径≤3cm。

N2a：同侧单个淋巴结转移，最大直径>3cm，但≤6cm；

N2b：同侧多个淋巴结转移，最大直径≤6cm；

N2c：双侧或对侧淋巴结转移，最大直径≤6cm；

N3：淋巴结转移，最大直径≤6cm。

Mx：远处转移不能确定；

M0：无远处转移；

M1：远处转移。

【治疗原则】

1. 推荐治疗

（1）T1~2/T1N1/T1N0/T1N2 期（早期不需要全喉切除）

①根治性放疗，如果未达到CR→补救手术和颈淋巴解剖清除。

②根治性放疗达到CR，对于N2~3患者需做颈淋巴解剖清除。

③部分喉咽切除术，同侧或双侧选择性淋巴结解剖清除（N0），或广泛颈淋巴结清扫（N+）。

④切缘阳性或淋巴结外侵→术后化放疗。

⑤切缘近，周围神经浸润，淋巴管血管间隙浸润，多个淋巴结阳性→术后放疗或化放疗。

（2）T2~4N0/+期（需要全喉切除）

①诱导化疗2周期（如果PR再加1周期诱导化疗）→放疗（≥70Gy）。

②诱导化疗无效→手术→术后放疗或化放疗。

③在根治性放疗后颈部残存病灶→颈部手术切除。

④初始N2~3→放疗后颈淋巴结切除。

⑤T4N0/+病例→全喉切除和选择性淋巴结解剖清除（N0）或颈淋巴结广泛清扫（T4N+）。

⑥切缘阳性或淋巴结外侵→术后化放疗。

⑦切缘近（<5mm），周围神经浸润，淋巴管血管间隙浸润，多个淋巴结阳性，软骨侵犯→术后放疗或术后化放疗。

⑧喉和口咽癌→建议根治性同步化放疗。

（3）T3~4/N+期（不可切除）

①同步化放疗。

②如果不能耐受化疗→根治性放疗加局部补量放疗。

2. 放射治疗技术

3D/IMRT治疗放射区应包括原发灶+（Ⅱ~Ⅴ）区淋巴结+咽后淋巴结区（包括全部侧咽侧间隙、口咽、下咽部、喉部、颈段食管入口及上、中颈部和咽后淋巴结引流区）。如果采取常规放射治疗侧野上界：颅底和乳突；下界：病变下延1cm（或环状软骨下1cm）；下颈前后野。后部咽喉壁肿瘤，前界：不需要延伸到皮肤缘外。气管插管位于下颈，野包括整个新喉和术前病变边缘外放1.5~2.0cm。如果没有肿块侧野治疗时，野衔接区就是要遮蔽脊髓；如果肿块处在野衔接区，需要调整侧野的角度，匹配前后方向射野可能有助于避免肿块上分野，中线挡铅是必须的。楔形板和补偿滤过板可能也是需要的。此区的放射治疗推荐使用 IMRT。

3. 放射剂量

早期，1.8～2.0Gy/次，放射 50～54Gy 后，局部补充放射到 70～85Gy。对于晚期病变，如果采取化放疗，放射剂量 70Gy，2Gy/次，如果患者不能耐受化疗，伴随后补量到 72Gy。术后放疗：1.8～2.0Gy/次，50～54Gy，对高危险区和瘤床区跟随补量到 60～66Gy。IMRT（UCSF）：GTV = 70Gy，2.12Gy/次，CTV1 = 59.4Gy，1.8Gy/次，CTV2 = 54Gy，1.64Gy/次。

4. 剂量限制

脊髓≤40～45Gy（50% 体积），脑干≤50～54Gy（50% 体积），下颌骨≤70Gy。气管造漏口限制在≤50Gy，除非该部位有肿瘤浸润，明显的声门下扩散或临时气管造漏后期补量 60～66Gy。

5. 并发症

（1）放射并发症　声嘶、吞咽痛、黏膜炎、皮炎；晚期常见并发症为口腔干燥、味觉障碍、软组织纤维化、甲状腺功能减退；罕见有喉皮肤漏、颈动脉破裂。

（2）外科术前并发症　出血、气道梗阻、感染和创伤并发症。

（3）术后并发症　骨架肋板、狭窄、软骨炎、瘘管、吸气。

为避免患者营养失调，患者每天需要≥2000 卡路里热量，必要时鼻饲。阿米福汀可以减轻口腔干燥和黏膜炎，但有明显的副作用（低血压、恶心）（Peters，IJROBP 1993 & Brizel，JCO 2000 年）

6. 随诊

第 1 年每 1～3 个月病史和物理检查 1 次，第 2 年每 2～4 个月检查 1 次，第 3～5 年每 6 个月检查 1 次，以后每年检查 1 次。胸片每年 1 次，TSH 每 6～12 个月 1 次（对于颈部放射的患者）。如果怀疑复发，但是活检阴性，应该至少 1 个月内的密切随诊，直到问题解决。

第四节　口　咽　癌

解剖学上口咽介于软腭与舌骨水平之间，主要包括软腭、扁桃体、舌根。上界软腭与鼻咽为界，下至舌会厌谷与下咽相邻，前方以舌腭弓及舌轮廓乳头与口腔为界，分为四个解剖分区。

【诊断标准】

1. 临床体征

（1）口咽部异物感或咽部疼痛。

（2）口咽部肿瘤。

（3）颈部淋巴结肿大。

（4）吞咽困难、呼吸困难、张口困难、言语不清。

（5）营养不良导致疲乏、贫血。

2. 临床检查

（1）病史和检查 触诊，间接镜检查，纤维内窥镜检查。

（2）广视野内窥镜下活检。

（3）实验室检查：血常规、生化、肝肾功能、碱性磷酸酶检查。

（4）影像学检查：头颈部增强 MRI、CT 扫描，PET – CT、胸片或胸部 CT。

（5）放射治疗前 10 ~ 14 天预防性牙齿护理。

（6）语言和吞咽评价。

3. 分期

Tx：原发肿瘤不能被确定；

T0：无原发肿瘤证据；

Tis：原位癌；

T1：肿瘤直径≤2cm；

T2：肿瘤直径 >2cm，但≤4cm；

T3：肿瘤直径 >4cm；

T4a：肿瘤侵犯喉、舌深层或非固有肌、翼内肌、硬腭或上颌骨；

T4b：肿瘤侵犯两侧翼外肌、翼板、鼻咽侧壁、颅底或包绕颈内动脉。

Nx：区域淋巴结不能确定；

N0：无区域淋巴结转移；

N1：同侧单发淋巴结转移，≤3cm；

N2a：同侧单发淋巴结转移，>3cm，但≤6cm。

N2b：同侧多发淋巴结转移，≤6cm；

N2c：双侧或对侧淋巴结转移，≤6cm；

N3：淋巴结转移，>6cm。

Mx：远处转移不能确定；

M0：无远处转移；

M1：远处转移。

4. 临床分期

0 期：TisN0M0；

Ⅰ期：T1N0M0；

Ⅱ期：T2N0M0；

Ⅲ期：T3N0M0，T1 ~ 3N1M0；

Ⅳa 期：T4aN0 ~ 1M0，T1 ~ 4aN2M0；

Ⅳb 期：任何 T，M0；

Ⅳc 期：任何 T，任何 N，M1。

【治疗原则】

1. 推荐治疗

（1）Ⅰ ~ Ⅱ期

①根治性放射治疗，剂量 66 ~ 72Gy。

②手术切除配合术后放射治疗。

（2）Ⅲ～Ⅳ期

①同步化放疗。

②手术＋术后化放疗或术后放射治疗。

③对于不适合标准化放疗的患者，可以给予放射治疗＋西妥昔单抗治疗。

④如果患者不能耐受同步化疗，只给予分次放射治疗。

（3）T3～4扁桃体癌　需要根治性扁桃体切除和部分下颌骨切除。

（4）舌根癌

①需要部分或全部舌切除加皮瓣成型术。患者需要切除＞1/2的舌。

②对于肺功能差的老年患者，为预防随后的气管吸引需要全喉切除。

对于局部晚期的口咽癌，化放疗是保留器官治疗的优选手段。淋巴结外侵、切缘阳性→术后放疗或化放疗；切缘近（＜3mm）、多淋巴结阳性、周围神经侵犯、淋巴脉管间隙浸润→术后放疗。

2. 综合治疗

（1）术前与术后放疗 RTOG 73－03（Head Neck Surg 1987年，IJROBP 1991年）354例晚期头颈癌随机研究：术前50Gy，2Gy/次比较术后50～60Gy，2Gy/次；术后放疗改善局部控制率（48%→65%）和总生存率（26%→38%）。并发症两种治疗方式无区别。

（2）改变分次放疗　RTOG 90－03研究提示，常规分割伴随补量放疗和超分割放疗较常规分割放疗改善2年局部控制率为54%，无病生存率为39%，总生存率为53%，但是超分割放疗增加了急性反应。

EORTC（Horiot，Radiother Oncol 1992年）325例T2～3口咽癌随机研究：70Gy，2Gy/次比较80.5Gy，1.15Gy/2次/天放射治疗，每天2次放疗增加了5年局部控制率（40%→59%）和总生存率（31%→47%），对于T3期病变益处明显。

（3）化放疗±更改分次　GORTEC 94－01（Calais/Denis，JCO 2004年）226例Ⅲ/Ⅳ期口咽癌随机研究：70Gy，2Gy/次比较70Gy，2Gy/次＋卡铂/5－FU×3周期，化放疗组改善局部控制率（25%→48%），无病生存率（15%→27%）和总生存率（16%→23%，$P=0.13$），但是增加了急性毒性，同时也趋向于增加晚期毒性。

Adelstein，Intergroup（JCO，2003年）295例不能切除头颈癌随机研究：70Gy，2Gy/次：70Gy，2Gy/次＋顺铂（$100mg/m^2$）×3周期。分疗程放疗（30Gy，2Gy/次＋30～40Gy，2Gy/次）＋顺铂/5－FU×3周期。结果：化放疗改善3年总生存率（23%：37%：27%）和无病生存率（33%：51%：41%）。但是并没有改善远处转移率，并且毒性增加。

Bonner（NEJM，2006年）424例局部晚期可切除和不可切除Ⅲ～Ⅳ期口咽、喉、下咽鳞状细胞癌随机研究：放疗或放疗＋西妥昔单抗（放疗前1周给药和放疗期间给药）70Gy/2Gy，72～76.8Gy/1.2Gy，2次/天，或随后补量到72Gy。西妥昔单抗增加3年局部控制率（34%→47%）和总生存率（45%→55%）。除外西妥昔单抗痤疮样皮疹和注射反应，毒性是相同的。

（4）术后化放疗　EORTC 22931（IJROBP 2001年，NEJM 2004年）334例可手术Ⅲ～Ⅳ期头颈癌随机研究：术后66Gy，2Gy/次放疗：术后66Gy，2Gy/次＋同步顺铂（$100mg/m^2$）化疗（第1、第22和第43天）合格的pT3－4N0/＋、T1～2N2～3、T1～

2N0～1 伴有淋巴结外侵、切缘阳性、周围神经浸润的口腔癌、口咽癌、下咽癌和喉癌，化放疗改善 3 年/5 年无病生存率（41%/36%→59%/47%）、总生存率（49%/40%→65%/53%）和 5 年局部控制率（69%→82%），远处转移率无区别（21%～25%）或第 2 个原发（12%）。化放疗增加了 3 级/4 级毒性反应。

RTOG 95－01（NEJM，2004 年）459 例可手术头颈癌，淋巴结转移≥2 个，有淋巴结外侵或切缘阳性的随机研究：术后放疗（60～66Gy，2Gy/次）：术后化放疗（60～66Gy，2Gy/次＋顺铂×3 周期），化放疗改善 2 年无并生存率（43%→54%），局部控制率（72%→82%），并且有趋势改善总生存率（57%→63%），在远处转移率方面无区别（20%～23%），化放疗增加 3 级/4 级不良反应（34%→77%）。

对于化疗的 Meta 分析（Lancet 2000 年）辅助或新辅助化疗在获益上无明显差异，但是伴随化疗放疗提供了 2～5 年 7% 的绝对总生存率的提高，与其他治疗方案比较主要得益于顺铂和 5－FU。

3. 放射治疗技术

（1）定位与设野（3D 或 IMRT 治疗可提供更加完善的正常组织保护以及更理想的靶区剂量）

①患者仰卧，双肩自然下垂，头颈肩热塑膜固定，基准点标记。

②定位 CT 扫描或 MRI 图像获得（以利于 CT 和 MRI 图形融合）。

三维适形和适形调强放射治疗可提供更加完善的正常组织保护以及更理想的靶区剂量。靶区定义：GTV ＝临床上可及的肿块/影像学上可见的肿块（原发灶和淋巴结）；CTV1 ＝原发灶及边缘外放 0.5～2.0cm 区域、淋巴结、GTV（微小扩散的实际存在的解剖边界）；CTV2 ＝选择有可能转移的区域；PTVs ＝包括 GTV、CTV1、CTV2。

常规三野技术（对穿侧野加前后方向的下颈野）治疗区涵盖从颅底和乳突到锁骨上淋巴结，如果可能侧野与下颈野在甲状腺峡部喉上分界。

①在无肿块存在情况下，侧野或在前后野遮挡脊髓（如果喉没有受到癌浸润），如果是 cN0，中线挡块 1.5～2.0cm 遮挡喉和前后野遮挡脊髓。

②前界包括肿瘤边缘外 2cm，包括咽腭弓和部分颊黏膜和口舌，如果颊黏膜或淋巴结阳性，包括ⅠB 区淋巴结。

③除外 T1～2 或扁桃体癌或少许颊黏膜侵犯治疗双侧颈，对于 T1N0 扁桃体，可以不考虑Ⅳ～Ⅴ区淋巴结。

④对于口底癌可以不考虑硬腭上。

⑤淋巴结覆盖：N0 包括Ⅱ～Ⅳ区淋巴结和咽后淋巴结；N1 包括ⅠB～Ⅳ区和咽后淋巴结；N2～3 包括ⅠB～Ⅴ区淋巴结和咽后淋巴结。

⑥需要补偿滤过膜。

⑦在 45Gy 后，后颈遮挡电子线补充放射。

⑧同侧一对楔形板野治疗单侧扁桃体，减少对侧唾液腺受照射剂量。

⑨可以舌根植入，但是否增加局部控制率减少复发率还存在争议。

（2）扁桃体癌

①Ⅰ～Ⅱ期　面颈联合野（包括原发病灶、周围邻近结构和Ⅰ～Ⅱ区淋巴结）。

上界：颧弓水平；

下界：甲状软骨切迹水平或根据病变向下侵犯的范围而定；

前界：病变前缘前 2cm；

后界：包括Ⅴ区淋巴结。

②Ⅲ～Ⅳ期　存在手术失败高危险因素的扁桃体癌，应给予术后放疗或同步化疗。放射治疗范围同上（瘤床＋手术区必须包括在内），并且对可能出现淋巴结转移的区域给予预防性放射治疗。

（3）软腭癌

①Ⅰ～Ⅱ期　包括原发病变及Ⅰ～Ⅱ区淋巴结。

②Ⅲ～Ⅳ期　一侧颈淋巴结转移：同侧的中下颈和锁骨上区淋巴结引流区放射；双侧上颈淋巴结转移：双侧中下颈和锁骨上区淋巴结引流区均需要放射。

（4）舌根癌（双侧对穿＋下颈锁骨上区放射）

上界：舌表面上 1.5～2.0cm，或颅底（如果肿瘤侵犯口咽咽前后柱，或鼻咽）；

下界：舌骨下缘水平；

前界：包括咽峡及部分舌体；

后界：包括Ⅴ区淋巴结。

4. 处方剂量

（1）根治性（化疗）放疗　原发灶和淋巴结肿块 70Gy，1.8～2.0Gy/次，对于存在高危险因素的颈部放射 60Gy；对于存在低危险因素的颈部放射 50～54Gy。术后放疗：对于原发灶和存在高危险因素的颈部放疗 60～66Gy，对于存在低危险颈部放射 50～54Gy。

（2）伴随补充放射　1.8Gy×18（32.4Gy）→最后 12 天，上午大野 1.8Gy 放射＋下午 1.5Gy 加强区放射，两次放射间隔≥6 小时，总剂量达到 72Gy。

（3）UCSF（加州大学旧金山分院）IMRT　GTV ＝临床上和（或）影像学显示的肿块（原发和结节）；CTV1 ＝原发和结节 GTV（边界的大小依据存在的肿块或绝对的解剖边界包括微小病灶和扩散）外放 0.5～2.0cm；CTV2 ＝选择的颈部。剂量：GTV：69.96Gy，2.12Gy/次；CTV1：59.4Gy，1.8Gy/次；CTV2：54Gy，1.64Gy/次，33 次完成。

5. 剂量限制

脊髓＜45Gy；脑干＜54Gy；腮腺平均剂量＜26Gy，和（或）每侧腮腺的 50% 体积受照射剂量≤26Gy；下颌骨＜70Gy；视网膜＜45Gy。

6. 并发症

（1）急性和慢性黏膜炎，口腔干燥　处理：使用金喉健喷喉液喷喉，或康复新液含服。也可以放射期间使用阿米福汀静脉滴注。

（2）皮肤反应　复方维生素 B_{12} 液外用喷涂，或外用比亚分涂抹。

（3）牙齿反应　处理：放射治疗前预防性口腔牙齿处理，拔出龋齿；放射期间使用含氟牙膏刷牙，使用含有抗菌的漱口液漱口。

（4）严重营养不良发生率为 10%，患者每天最少需要进食 2000 卡热量，必要时可鼻饲给养。

（5）喉部皮肤瘘道主要是外科并发症。

（6）下颌骨坏死少见，颈动脉破裂＜1％。

7. 随诊

第1年，每2～3个月复查；第2～3年，每3～6个月复查；第4～5年，每6～12个月复查。如果怀疑复发，但是活检阴性，每月检查，直到问题解决。85％～90％的局部复发发生在3年内。

第五节　口　腔　癌

口腔是由上下嘴唇、牙龈颊部、牙槽、颊黏膜和上下牙龈（包括牙槽脊）、牙齿后三角、硬腭、口腔底部和舌前2/3组成。舌的神经支配：第Ⅻ对脑神经提供运动，第Ⅴ对脑神经提供舌感觉，第Ⅶ对脑神经的锁带鼓锁神经分支提供舌前2/3味觉，舌后1/3是由第Ⅸ对脑神经提供。

【颈淋巴结分区】

ⅠA区：颏下区；

ⅠB区：下颌骨下区；

Ⅱ区：上颈静脉区，从颅底延伸到舌骨下；

Ⅲ区：中颈静脉区，从舌骨延伸到环状软骨下界；

Ⅳ区：下颈静脉区，从环状软骨下界延伸到锁骨；

Ⅴ区：脊髓附件节点后三角区；

Ⅵ区：气管旁、气管前、喉前淋巴结气管食管淋巴结。

（1）淋巴引流

①上唇→耳周和腮腺周围淋巴结和ⅠB区淋巴结。

②口腔底部、下唇和下齿龈→Ⅰ区、Ⅱ区和Ⅲ区淋巴结。

③前口腔舌→ⅠA区、ⅠB区和Ⅱ区，也直接到Ⅲ～Ⅳ区。

④常见双侧淋巴引流。

（2）肿瘤浸润深度增加T大小，分级增加淋巴结受累的危险性。

（3）淋巴结受侵的危险

①唇　T1和T2有5％淋巴结转移可能；T3和T4有33％淋巴结转移可能。

②口腔底部　T1和T2有10～20％淋巴结转移可能；T3和T4有33％～67％淋巴结转移可能。

③口腔内舌　T1和T2有20％淋巴结转移可能；T3和T4有33％～67％淋巴结转移可能。

④颊黏膜　T1和T2有10％～20％淋巴结转移可能；T3和T4有33％～67％淋巴结转移可能

（4）90％肿瘤为鳞状细胞癌，较少见肿瘤包括：未成年唾液腺癌（常见硬腭癌和腺样囊腺癌、黏液表皮样癌、腺癌）、罕见淋巴肉瘤、黑色素肉瘤和肉瘤。

【诊断标准】

1. 临床诊断

（1）有诱发口腔癌的危险因素　包括烟草、酒精、差的口腔卫生、蒌叶和槟榔果。

口腔黏膜白斑可能演变成癌（4%～18%），红斑症可能癌变（30%）。

（2）检查　触诊，直接鼻咽镜、喉镜检查。

（3）活组织检查和（或）淋巴结活检。

（4）实验室检查　血常规、肝肾功能。

（5）影像学检查　头颈部 CT/MRI 检查，对于晚期病变做下颌骨立体重建影像；对于Ⅲ～Ⅳ期病变建议 PET 检查，胸片检查。

（6）放射治疗前 10～14 天，预防性牙齿护理和拔出龋齿和习惯氟化物托盘。

（7）语言和吞咽评价。

2. 分期

T1：肿瘤≤2cm；

T2：肿瘤>2cm，但≤4cm；

T3：肿瘤>4cm；

T4a：（唇）肿瘤侵犯骨皮质、下牙槽神经、口底或皮肤（颊或鼻部）；

T4a：（口腔）肿瘤侵犯邻结构（通过骨皮质进入舌深层肌肉/舌外肌肉（颏舌肌、舌骨舌肌、舌颚肌和茎突舌肌），上颌窦或面部皮肤；

T4b：肿瘤侵犯咀嚼肌间隙、翼板或颅底，包绕颈内动脉；

N1：同侧单个淋巴结转移≤3cm；

N2a：同侧单个淋巴结转移>3cm，但≤6cm；

N2b：同侧多个淋巴结转移≤6cm；

N2c：双侧或对侧淋巴结转移≤6cm；

N3：转移淋巴结直径>6cm。

【治疗原则】

1. 推荐治疗

（1）唇癌

①T1N0 期　手术，如果结合部受侵或病理检查分化差→放射治疗；对于切缘阳性或周围神经侵犯→术后放疗及颈部淋巴结解剖清除或放疗，放疗包括外放射和近距离放射治疗或两者合用。

②T2N0 期　手术或放射治疗（外放射、近距离放射或两者结合应用），如果切缘阳性或周围神经侵犯→术后放射治疗和颈部的淋巴结解剖清除或放疗。

③T3～4N0 期　原发灶切除，如果肿瘤位于中线可双侧或单侧颈淋巴结解剖清除。如果骨侵犯建议优先考虑手术和重建术。如果切缘阳性→术后化放疗。如果切缘近、周围神经浸润和（或）淋巴脉管间浸润→术后放疗。

序贯化放疗：如果原发灶经过化放疗结果<CR→补救手术切除和颈部淋巴结解剖清除。

④T1～4N＋期　原发灶切除和同侧广泛颈淋巴结解剖清除±对侧选择性颈淋巴结解剖清除（如果是中线位肿瘤）；对于 N2c 期病变建议双侧颈淋巴结解剖清除。切缘阳性，淋巴结外侵→术后化放疗；切缘近，周围神经侵犯，淋巴管脉管间浸润和（或）多个淋巴结阳性→术后放疗或术后化放疗。

序贯化放疗：如果颈部肿瘤残存→放疗后→颈部淋巴结解剖清除。如果原发灶经过化放疗结果＜CR→补救手术切除和颈部解剖清除（观察中）。

（2）口底癌

①T1/浅层 T2N0 期　手术或放射治疗。病变＞1.5mm 厚需要颈部解剖清除或放疗。切缘近或阳性者→术后放疗（近距离放疗或口腔内体腔管放射）。

②可切除肿瘤 T2N0 期和 T3－4N0 期　手术切除原发灶及双侧或单侧颈淋巴结解剖清除（中线位肿瘤）。切缘阳性者→术后化放疗。切缘近，周围神经侵犯，淋巴管脉管间浸润者→术后放疗。

③T1～4N＋期　手术切除原发灶和同侧广泛颈淋巴结解剖清除±对侧颈部解剖清除（如果是中线位肿瘤）或双侧颈淋巴结解剖清扫（N2c）。切缘阳性，淋巴结外侵者→术后化放疗。切缘近，周围神经侵犯，淋巴管脉管间浸润和（或）多个淋巴结阳性者→术后放疗或化放疗。

④不能切除肿瘤 T2～4N0/＋期　伴随化放疗。如果颈部肿瘤残存推荐→放疗后颈部肿块解剖清除。如果原发灶化放疗后＜CR，补救手术切除和颈部解剖清除残余病灶（观察中）。

（3）舌癌

①T1/浅表 T2N0 期　手术治疗或放射治疗。病变＞2mm 厚，需要颈淋巴结解剖清除或放疗。切缘近或阳性，周围神经浸润和（或）淋巴脉管间浸润者→术后放疗。

②肿瘤大/T2N0 期　广泛切除原发灶±双侧或单侧选择性颈淋巴结解剖清除（根据病变侵犯深度和部位）。切缘阳性者→术后化放疗。切缘近，周围神经浸润和（或）淋巴脉管间浸润者→术后放疗。如果不能手术→根治性放疗（外放射±近距离放射或口腔管放疗）。

③T3－4N0/T1～4N＋期　手术切除原发灶和同侧广泛颈部解剖±对侧选择性颈部解剖（如果肿瘤位于中线）或双侧颈部解剖淋巴结清除（N2c）。切缘阳性或淋巴结外侵者→术后化放疗。切缘近，周围神经浸润和（或）淋巴脉管间浸润和（或）多个淋巴结阳性者→术后放疗或化放疗。

两者选一：序贯或同步化放疗。如果颈部有残存肿瘤→放疗后→颈部解剖清除残存。如果原发灶在化放疗后肿瘤＜CR→补救手术治疗和颈部解剖清除。

（4）颊黏膜癌

①T1/浅表 T2N0 期　外科手术或放射治疗（特别对结合部侵犯者）。切缘阳性，肿瘤厚度＞6mm，浸润深度＞3mm，或周围神经侵犯→术后放疗，颈部淋巴结解剖清除或放疗。T2 期病变者需要颈部治疗，放射治疗包括外放射治疗、近距离放射治疗或外放射结合近距离放射治疗。

②大肿瘤 T2/T3～4N0 期　原发灶的广泛局部切除和双侧或单侧选择性淋巴结解剖清除（根据病变侵犯深度和病变部位）。切缘阳性者→术后化放疗。切缘近，周围神经浸润和（或）淋巴管脉管间癌浸润者→术后放疗。

如果不能手术或浅表→根治性放射治疗（外放射±近距离放射）±序贯化疗（T3～4 期病变）。

③T1～4N＋期　原发灶切除和同侧广泛颈淋巴结解剖清除±对侧选择性颈部解剖清除淋巴结或双侧颈淋巴结解剖清除（N2c）。切缘阳性或淋巴结外侵→术后化放疗。

切缘近，周围神经浸润和（或）淋巴管脉管间癌浸润和（或）多个淋巴结阳性者→术后放疗或化放疗。

也可以选择：如果存在颈部肿瘤残存→放疗后→颈部解剖清除残余病变。如果原发灶在化放疗后结果＜CR，补救手术和颈部解剖清除（有待考虑）。

（5）牙龈和硬腭癌

①T1/浅表、T2N0 期　外科手术，上颈解剖清除或放射治疗。切缘近或阳性→术后放射治疗。

肿瘤大 T2 期和 T3～4N0 期　原发灶切除和双侧选择性颈淋巴结解剖清除或不做（根据分期和肿瘤位置）。切缘阳性者→术后化放疗。切缘近，周围神经浸润和（或）淋巴管脉管间癌浸润者→术后放疗。如果不能手术或病变表浅→根治性放疗±序贯化疗（对于 T3～4 期病变）。

②T1～4N＋期　原发灶手术切除和同侧广泛颈淋巴结解剖清除±对侧选择性颈淋巴结解剖清除或双侧颈淋巴结解剖清除（对于 N2c）。切缘阳性或淋巴结外侵→术后化放疗。切缘近，周围神经浸润和（或）淋巴管脉管间癌浸润和（或）多个淋巴结阳性者→术后放疗或化放疗。

也可以选择序贯化放疗。如果颈部肿瘤残存→放疗后颈部解剖清除。如果原发灶化放疗后结果＜CR→手术补救治疗和颈部解剖清除（有待考虑）。

（6）磨牙后三角区

①T1/T2N0 期　外科手术或放射治疗（特别对扁桃体柱、颊黏膜或软腭浸润者），上颈部淋巴结解剖清除或放疗。对于切缘近或阳性者→术后放疗。

②T3～4N0 期　原发灶手术切除和无双侧或双侧选择性颈淋巴结解剖清除（根据分期和肿瘤位置）。切缘阳性者→术后化放疗。切缘近，周围神经浸润和（或）淋巴管脉管间癌浸润者→术后放疗。

③T1～4N1～3　原发灶手术切除和同侧广泛颈淋巴结解剖清除±对侧选择性颈淋巴结解剖清除（N2c）。切缘阳性或淋巴结外侵者→术后化放疗。切缘近，周围神经浸润和（或）淋巴管脉管间癌浸润和（或）多个淋巴结阳性者→术后放疗或化放疗。

两者选一，序贯化放疗。如果颈部肿块残存，放疗后颈部解剖清除。如果原发灶经过化放疗仍有残存（＜CR）→补救手术切除和颈部解剖清除（有待考虑）。

2. 综合治疗

（1）化放疗和改变分次

①RTOG 90－03（Fu，IJROBP 2000 年）268 例局部晚期口腔癌、口咽癌、声门上喉癌或下咽癌随机研究：70Gy，2Gy/次：81.6Gy，1.2Gy 每日 2 次：分程 67.2Gy/1.6Gy 每日 2 次（2 周休息）：序贯补充放疗 72Gy（1.8Gy/次，最后 12 个治疗日每天补充 1.5Gy）。比标准治疗分程每日 2 次治疗，序贯补充放疗和连续每日 2 次放疗改善 2 年局部控制率（54%），无病生存率（38%～39%）和总生存率（51%～54%）。改变分次的放疗方法增加了急性副反应。

②Adelstein（JCO 2003 年）295 例不能切除的口腔癌、口咽癌、喉癌、下咽癌随机研究：70Gy，2Gy/次：化放疗（70Gy，2Gy/次和顺铂×3 周期）：分程化放疗（30Gy，2Gy/次→30Gy，2Gy/次同时顺铂/5－FU×3 周期），连续顺铂化放疗改善 3 年总生存率

（37%∶放疗 23%∶分程化放疗 27%）和无病生存率（51%∶放疗 33%∶分程化放疗 41%），但是增加 3～4 级毒性反应（89%∶放疗 52%∶分程化放疗 77%）。

③Brizel（NEJM 1998 年）116 例 T3～4N0/＋或 T2N0（舌根）口腔癌、咽喉癌、下咽癌、喉癌、鼻咽癌和鼻副窦癌随机研究：放疗（75Gy，1.25Gy，2 次/日）∶同步化放疗（70Gy，1.25Gy 2 次/日，40Gy 时休息 1 周，第 1、6 周顺铂/5－FU 化疗）。多数患者接受 2 周期辅助顺铂/5－FU 化疗。化放疗改善 3 年局部控制率（44%→70%），无病生存率（41%→61%）和总生存率（34%→55%），而且并无明显地增加毒性反应。

（2）术后放疗和术后化放疗

①Ang（IJROBP 2001 年）213 例局部晚期口腔癌、口咽癌、喉癌和下咽癌手术切除后，对有危险因素的接受术后放疗的随机研究：危险因素包括：＞1 淋巴结组，≥2 淋巴结，结节≥3cm，微小病灶，阳性切缘，周围神经浸润，口腔位置和淋巴结外浸润，低度危险＝无危险因素→不放疗；中度危险＝1 个危险因素（但是无淋巴结外浸润）→57.6Gy/1.8Gy/7 周放疗或 5 周内序贯补量。5 年局部控制率/总生存率，低度危险组 90%/83%、中度危险组 94%/66%、高度危险组 68%/42%。总治疗时间＜11 周，提高了局部控制率，序贯补量组有改善总生存率趋势。

②EORTC 22931（Bernier，NEJM 2004 年）334 例可手术的Ⅲ/Ⅳ期口腔癌、口咽癌、喉癌和下咽癌随机研究：术后放疗（66Gy，2Gy/次）∶术后化放疗（66Gy，2Gy/次和顺铂 $100mg/m^2$，放疗的第 1、第 22、第 43 天给药）。低度危险组患者接受 54Gy 放疗，研究组中分期范围：pT3～4N0，T1～2N2～3 和 T1～2N0～1 附带有淋巴结外浸润、切缘阳性或周围神经浸润，化放疗改善 3 年/5 年无病生存率（41%/36%→59%/47%），3 年/5 年总生存率（49%/40%→65%/53%）和 5 年局部控制率（69%→82%），但是增加了 3～4 级毒性反应（21%→41%）。

③RTOG 95－01（Cooper，NEJM 2004 年）459 例可手术的口腔癌、口咽癌、喉癌或下咽癌（≥2 个淋巴结受累），淋巴结外浸润，或切缘阳性随机研究：术后放疗（60～66Gy，2Gy/次）∶术后化放疗（60～66Gy，2Gy/次和顺铂×3 周化疗），化放疗改善 2 年无病生存率（43%→54%），局部控制率（72%→82%），并且有改善总生存率趋势（57%→63%），但是增加了 3～4 级毒性反应率（34%→77%）。

3. 放射治疗技术

（1）定位和放射野设计　患者仰卧，头部热塑膜固定，压低舌头远离上腭，肩下伸，必要时双手拉紧通过双脚的带子，热塑膜上靶区内，激光灯投影点上放置金属铅豆。患者进行 CT 定位扫描。外射线放射：3D/IMRT 治疗对任何期别的病变均可用。

（2）唇癌

①唇癌可以接受 100～250keV 中电压 X 线或 6～12MeV 电子线外放治疗，或近距离放射治疗，或两者结合使用。

②外射线放疗　根据病变部位单野治疗，使用中电压 X 线治疗病变区外放 1.0～1.5cm；使用电子线治疗病变区外放 2.0～2.5cm。使用面积大于治疗野的铅挡放于唇后，尽量减少射线对唇后下颌骨和口腔的损伤。

③对于 T1/2 期、结合部病变，以及 T3/T4，N＋期或分化差的肿瘤颈部需要治疗。

④T3/4 期肿瘤采取常规对穿侧野 4～6MV X 线治疗，射野边缘为肿瘤边缘外放 1.0～1.5cm。下界：甲状腺颊部，后界：棘突后。

⑤N＋期时下颈野邻接对穿侧野下界。如果后组淋巴链需要放射，但放射剂量达到 42～45Gy 时，后界前移避开脊髓，后部区电子线补量。

⑥使用常规 3 野技术，前野中线遮挡脊髓及小挡块遮挡喉。

⑦推荐使用 3DCRT 或 IMRT 技术，特别是对于更多晚期病变和更好地减少周围正常组织的损伤。

⑧如果需要可以使用楔形板和补偿滤过板，以达到更理想的治疗剂量分布。

⑨后装植入治疗使用暂时性[192]Ir 粒子源（在欧洲是线型源）间隔 1cm 放置近距离放射治疗，纱布卷放置在唇与牙龈之间。

⑩外放射剂量 T1～2N0 期＝50Gy，2Gy/次→补量到 56～60Gy（T1 期病变也可以采取 45Gy，3Gy/次治疗）；T3N0 期＝50Gy，2Gy/次→补量到 60～80Gy，及Ⅰ/Ⅱ区放疗；T4/N＋期＝50Gy/2Gy→补量到 66～70Gy 和Ⅰ～Ⅴ区的治疗。

⑪对于 T1～2 期病变，单独使用近距离治疗时，剂量是 60～80Gy，0.8～1Gy/h。

⑫如果外放射结合近距离放射，在外放射 50～54Gy 后 2～4 周，低剂量率近距离治疗补量 15～30Gy。

⑬高剂量率[192]Ir 射线源后装近距离治疗可以替代低剂量率治疗。

（3）口底癌

①口底放射耐受性低，增加了软组织损伤和骨放射性坏死的危险。

②早期浅表 T1～2 期病变接受近距离治疗或体腔管放射治疗比较适合。低剂量率近距离放射剂量在 60～80Gy；口腔内限光筒电子线放射治疗剂量在 3Gy/次，45Gy/3 周。

③病变大 外放射结合近距离补量治疗。

④对于晚期病变和为了减少正常结构的受放射剂量者，常规推荐使用 3DCRT 或 IMRT 技术。应用近距离放射治疗或口腔内限光筒电子线放射治疗补量。

⑤使用侧野对穿技术，上界在舌背上 1.0～1.5cm（肿瘤上 2cm），Ⅰ区淋巴结；如果肿瘤浸润深度＞1.5mm，射野后界在棘突后及Ⅱ区淋巴结放射，下界在甲状腺凹部，如果可能下唇除外。当 N＋期时，邻接对穿侧野设下颈野治疗。

⑥对于大多数晚期病变放射剂量限定为：66～70Gy，1.8～2Gy/次（不包括接受化疗和伴随补量的患者），高危险区 60Gy，预防区 50Gy。

⑦接受化疗的患者，外放射剂量应该在 70Gy/2Gy 范围。

⑧作为外放射补量，可以使用近距离治疗（25～30Gy）或口腔内限光筒电子线治疗（15～24Gy）。

⑨术后放射治疗，治疗区包括瘤床（原发灶原部位）和颈部淋巴结清除区。

⑩术后外放射剂量在（50～54）Gy/（1.8～2.0）Gy，然后对高危险区补量到 60～66Gy。

（4）舌癌

①选择近距离治疗或口腔管放射。

②使用口腔内假体分离舌与腭。

③对于晚期病变和为了减少邻近的组织和器官的放射损伤，推荐使用 3DCRT 或

IMRT技术。近距离治疗和口腔管治疗作为补量手段使用。

④死对穿侧野，上界是舌背上 1.0 ~ 1.5cm，或肿瘤上缘上 2cm；下界是甲状腺颊部；后界是棘突后；前界是肿瘤前 2cm。当 N + 时：邻近对穿侧野下界的下颈区需要放射。

⑤剂量同口底癌。

（5）颊黏膜癌

①放置口腔内扩张器金属线同侧缝合遮挡舌体，为肿瘤定位可以插入金属粒子到肿瘤周围。

②治疗上常常使用混合的光子和电子线（常常用两野楔形板调整的光子线）和近距离治疗或口腔内限光筒电子线治疗补充放射。

③治疗野前界和上界距离病变缘 2cm，后界在棘突后。如果淋巴结需要治疗，下界在甲状腺颊部。

④如果可能口和唇的联合部应该遮挡。

⑤术后放射治疗区域包括：瘤床、手术疤痕、同侧ⅠB和Ⅱ区淋巴结。

⑥淋巴结阳性患者，需要接受双侧颈部（上颈和下颈）放疗。

⑦剂量同其他口腔病变。

（6）齿龈和硬腭癌

①因为外放射骨放射性坏死危险，宁可近距离放射而不是外放射治疗。

②对于齿龈病变，如果存在周围神经浸润，从椎间孔到颞下颌关节的一侧下颌骨都需要治疗；上齿龈癌常容易侵犯上颌骨及上颌窦，照射野在满足肿瘤情况的同时，应包括同侧上颌窦。

③放射野覆盖原发灶及外扩 2cm 区域和上中颈淋巴结区。

④对于 T3/4N + 期的患者，下颈需要治疗。

⑤放射剂量限制　无伴随化疗的治疗方案，T1 = 60 ~ 66Gy；T2 = 66 ~ 70Gy；T3 ~ 4 = 73Gy；接受化疗的患者，70Gy，2Gy/次。

⑥术后外放射治疗剂量 1.8 ~ 2.0Gy/次，50 ~ 54Gy→补量到 60 ~ 66Gy（高危险区）。

（7）磨牙后三角区癌

①对于单侧病变，同侧混合线（X 线和电子线）或应用楔形板的双野成角放射治疗。

②照射野覆盖原发灶及边缘外放 2cm 区和上颈淋巴结区。上界包括软腭；对于 T3/4 或 N + 期患者，下颈需要治疗。

③放射剂量同口腔癌。

4. 调强放射治疗

3D 或 IMRT 治疗可提供更加完善的正常组织保护以及更理想的靶区剂量。靶区定义：GTV = 临床上可及的肿块/影像学上可见的肿块（原发灶和淋巴结）；CTV1 = 原发灶及边缘外放 0.5 ~ 2.0cm 区域、淋巴结、GTV（微小扩散实际存在的解剖边界）；CTV2 = 选择有可能转移的区域；PTVs = 包括 GTV、CTV1、CTV2。

（1）剂量（UCSF）

GTV = 70Gy/次，33 次；

CTV1 = 59.4Gy/次，33 次；

CTV2 = 54Gy/次，33 次。

也可以选择：

GTV = 66Gy/次，30 次；

CTV1 = 60Gy/次，30 次；

CTV2 = 54Gy/次，30 次。

术后 IMRT 剂量（UCSF）：GTV（残存病变）= 70Gy；CTV1 = 60 ~ 66Gy；CTV2 = 54Gy。

（2）剂量限制

①脊髓≤40 ~ 45Gy；

②脑干≤54Gy；

③腮腺≤20Gy（50% 体积/一侧腮腺）；

④下颌骨≤70Gy。

5. 并发症

（1）放疗并发症　包括黏膜炎、皮炎、口腔干燥、味觉障碍、软组织纤维化、甲状腺功能减退和少见的软组织或骨放射性坏死（常见于近距离治疗病例）、咽皮肤瘘或颈动脉破裂。

（2）外科手术前并发症　出血、气道梗阻、感染和伤口并发症等。

（3）术后并发症　皮包骨、狭窄、软骨炎、瘘道、吸引、语言功能不全、吞咽功能不全等。

（4）避免营养不良，患者每天需要≥2000 卡热量，必要时鼻饲给养。

（5）阿米福汀可以降低口腔干燥和黏膜炎的发生率和程度。阿米福汀的副作用是低血压、恶心（Peters，IJROBP 1993 年 & Brizel，JCO 2000 年）。

6. 随诊

（1）病史和检查　第 1 年每 1 ~ 3 个月检查 1 次；第 2 年每 2 ~ 4 个月检查 1 次；第 3 ~ 5 年每 6 个月检查 1 次；每年检查 1 次胸片，如果颈部接受放射，每 6 ~ 12 个月检查 1 次 TSH（促甲状腺素）。

（2）如果怀疑复发，但是活检阴性，每月 1 次检查，密切观察，直到问题解决。

第六节　耳　　癌

耳由外廓、外耳道、鼓膜、中耳（包括听小骨）、内耳组成，内耳位于颞骨岩部（包括骨性和膜性迷路）。淋巴引流到腮腺，耳后淋巴结。耳癌及其少见，对于外耳基底细胞癌比鳞状细胞癌多见，但是，鳞状细胞癌 85% 是外耳道、中耳、乳突部位的肿瘤，转移癌 < 15%。

【诊断标准】

（1）病史和临床检查及淋巴结检查。

（2）实验室检查：血常规、肝肾功能。

（3）影像学检查：CT、MRI。

（4）活检，听力检查。

【治疗原则】

1. 治疗方法

（1）外耳道肿瘤可以接受手术或放射治疗（外放射或近距离反射治疗）。

（2）如果病变侵犯软骨或侵犯到听道，晚期病变、切缘阳性→术后放射治疗。

（3）肿瘤 >4cm 或软骨侵犯→治疗淋巴结引流区。

（4）中耳或颞骨肿瘤→放射治疗，或手术加术后放射治疗。

2. 放射治疗技术

（1）耳郭肿瘤可以使用电子线或深层 X 线治疗，对于小肿瘤边缘外放 1cm，大肿瘤边缘外放需要达到 2～3cm。

（2）外耳道肿瘤的治疗区域应该包括整个耳道和颞骨，边缘外放 2～3cm，同侧耳前和 II 区淋巴结。

（3）晚期或未切除肿瘤使用高能电子线（根据肿瘤的深度）治疗或混合线治疗。

（4）热塑膜固定是必须的。

（5）对于耳道肿瘤应用补量技术补充外耳道和外耳周围，以减少并发症和改善表浅剂量的投射。

3. 处方剂量

（1）耳道肿瘤放射治疗常用剂量分次为：50Gy，1.8～2Gy/次（小和薄的肿瘤 <1.5cm）；55Gy（大肿瘤）；60Gy（小或可疑软骨侵犯）；65Gy（大肿瘤、骨或软骨侵犯）。

（2）听道或颞骨肿瘤都应该给予 60～80Gy 的放射治疗。

4. 剂量限制

颞骨 ≤70Gy（ >65Gy 放射剂量，最小骨放射性坏死概率10%）。

5. 并发症

（1）听道软骨坏死和（或）颞骨坏死。

（2）体力损害或丧失。

（3）慢性耳炎。

（4）口腔干燥。

6. 随诊

（1）第 1～2 年，每 3～4 个月进行一次身体检查和耳镜检查。

（2）第 3～4 年，每 6 个月进行一次身体检查和耳镜检查，而后每年检查一次。

第七节　鼻腔、副鼻窦癌

【诊断标准】

鼻腔被鼻中隔分成左右两侧，分别由内、外、顶和底壁组成。鼻腔前面扩张的部分为鼻前庭，皮肤内含有毛囊、皮脂腺及汗腺。骨及软骨构成的鼻中隔为内侧壁，表面覆盖黏膜。鼻腔外侧壁呈阶梯状排列着下、中和上鼻甲，分别组成下、中和上鼻道，下鼻道前上方有鼻泪管开口，几组副鼻窦分别开口在不同的鼻道，前组筛窦、额窦和上颌窦开口在中鼻道，蝶窦和后组筛窦开口在上鼻道。顶壁结构复杂，由前端鼻骨及额骨鼻突构成，中部是筛骨水平板，筛板有嗅神经通过的小孔。鼻腔底壁为硬腭的一部分。

在鼻腔、副鼻窦肿瘤中，发病率最高的部位是鼻腔，约为 50%，其次是上颌窦，占 30%~45%，而发生在筛窦、额窦和蝶窦的恶性肿瘤较少，分别为 5% 或以下。鼻腔、副鼻窦肿瘤病理类型比较复杂，主要有鳞癌、腺癌、腺样囊性癌、黑色素瘤、非霍奇金淋巴瘤、未分化癌、嗅神经母细胞瘤、肉瘤（非横纹肌肉瘤）和髓外浆细胞瘤等。活检取病理推荐经鼻活检，也可接受针吸活检。

【临床分期】

完整的头颈部检查；如有临床指征，进行间接镜和纤维镜的检查；鼻腔、副鼻窦 CT/MRI 检查以及 PET/CT 检查均有助于了解原发肿瘤侵及范围及区域淋巴结的性质，对于晚期病变还可以帮助确定是否存在远地转移。颈部超声检查、胸部 CT 或 X 线胸片、腹部超声、心电图及实验室血生化检查与治疗选择有关，也应完成。

1. 鼻腔、副鼻窦上皮来源恶性肿瘤分期

美国癌症联合委员会（AJCC）2010 年第 7 版修订的鼻腔、鼻窦肿瘤 TNM 分期系统如下。

原发肿瘤（T）

Tx：原发肿瘤不能评估；

T0：无原发肿瘤证据；

Tis：原位癌。

鼻腔和筛窦：

T1：肿瘤局限在任何一个亚区，有或无骨质破坏；

T2：肿瘤侵犯一个区域内的 2 个亚区或侵犯至鼻筛复合体内的 1 个相邻区域，伴或不伴有骨质破坏；

T3：肿瘤侵犯眼眶的底壁或内侧壁、上颌窦、腭部或筛板；

T4a：中等晚期局部疾病，肿瘤侵犯任何以下一处：眼眶内容物前部、鼻部或颊部皮肤、微小侵犯至前颅窝、翼板、蝶窦或额窦；

T4b：非常晚期局部疾病，肿瘤侵犯任何以下一处：眶尖、硬脑膜、脑组织、中颅窝、脑神经（除外三叉神经上颌支 V2）、鼻咽或斜坡。

上颌窦：

T1：肿瘤局限在上颌窦的黏膜，无骨质的破坏或侵蚀；

T2：肿瘤导致骨质的破坏或侵蚀包括侵犯至硬腭和（或）中鼻道，除外侵犯至上颌窦的后壁和翼板；

T3：肿瘤侵犯任何以下一处：上颌窦的后壁骨质、皮下组织、眼眶的底壁或内侧壁、翼腭窝、筛窦；

T4a：中等晚期局部疾病肿瘤侵犯眼眶内容物前部、颊部皮肤、翼板、颞下窝、筛板、蝶窦或额窦；

T4b：非常晚期局部疾病肿瘤侵犯下列任何一个部位：眶尖、硬脑膜、脑组织、中颅窝、脑神经（除外三叉神经上颌支 V2）、鼻咽或斜坡。

区域淋巴结（N）

Nx：区域淋巴结不能评估；

N0：无区域淋巴结转移；

N1：同侧单个淋巴结转移，最大径≤3cm；

N2：同侧单个淋巴结转移，3cm＜最大径≤6cm；或同侧多个淋巴结转移，最大径＜6cm；或双侧或对侧淋巴结转移，最大径≤6cm；

N2a：同侧单个淋巴结转移，3cm＜最大径≤6cm；

N2b：同侧多个淋巴结转移，最大径≤6cm；

N2c：双侧或对侧淋巴结转移，最大径≤6cm；

N3：转移淋巴结最大径＞6cm。

远处转移（M）

M0：无远处转移；

M1：有远处转移；

临床分期

0 期	Tis	N0	M0
Ⅰ期	T1	N0	M0
Ⅱ期	T2	N0	M0
Ⅲ期	T3	N0	M0
	T1	N1	M0
	T2	N1	M0
	T3	N1	M0
ⅣA 期	T4a	N0	M0
	T4a	N1	M0
	T1	N2	M0
	T2	N2	M0
	T3	N2	M0
	T4a	N2	M0
ⅣB 期	T4b	任何	NM0
	任何	TN3	M0
ⅣC 期	任何 T	任何	NM1

组织学分级（G）

Gx：级别无法评估；

G1：高分化；

G2：中分化；

G3：低分化；

G4：未分化。

2. 头颈部黏膜黑色素瘤分期

美国癌症联合委员会（AJCC）2010 年第 7 版修订的头颈部黏膜黑色素瘤 TNM 分期系统如下。

原发肿瘤（T）

T3：黏膜肿瘤；

T4a：中等晚期局部疾病；

肿瘤侵犯深层软组织、软骨、骨或表面皮肤；

T4b：非常晚期局部疾病。

肿瘤侵犯脑、硬膜、颅底、低位脑神经（Ⅸ、Ⅹ、Ⅺ、Ⅻ）、咀嚼肌间隙、颈动脉、椎前间隙或纵隔结构。

区域淋巴结（N）

Nx：区域淋巴结不能评估；

N0：无区域淋巴结转移；

N1：区域淋巴结转移。

远处转移（M）

M0：无远处转移；

M1：有远处转移。

临床分期：

Ⅲ期	T3	N0	M0
ⅣA 期	T4a	N0	M0
	T3～4a	N1	M0
ⅣB 期	T4b	任何 N	M0
ⅣC 期	任何 T	任何 N	M1

【治疗原则】

（1）早期鼻腔、筛窦鳞癌放疗和手术疗效相近，中晚期以手术联合放疗的综合治疗为主。

（2）上颌窦癌的治疗原则　对所有 T 分期的肿瘤进行完整的手术切除并行术后治疗，或术前放疗后手术完整切除则是该肿瘤治疗的关键。对于 T1～2N0 伴神经周围侵犯的肿瘤应考虑放疗或化/放疗（2B 类）。临床诊断颈部淋巴结阳性的患者应行颈淋巴结清扫。对于无法手术切除的肿瘤患者，联合应用放化疗或仅单纯根治性放疗（不能化疗者）。具有不良预后因素（例如：切缘阳性、神经周围侵犯或淋巴结包膜外受侵）的上颌窦癌患者应行原发灶和颈部的术后同期放化疗（2B 类）。

（3）鼻腔、副鼻窦癌的病理类型复杂，低分化鳞癌和未分化癌以放化疗综合治疗为主；腺癌、腺样囊性癌以手术联合放疗为主；嗅母细胞瘤手术复发率高，治疗采用根治性放疗或术后放疗；黏膜黑色素瘤以手术、放疗、化疗及免疫治疗综合治疗为主；非霍奇金淋巴结以化疗联合放疗的综合治疗为主；髓外浆细胞瘤以根治性放疗为主；肉瘤以手术联合放化疗综合治疗为主。

（4）鼻腔、鼻窦癌的放疗推荐使用三维适形放疗，有条件的医疗单位应使用调强放疗。

（5）身体状况差不能耐受根治性治疗，或已有远地转移而局部症状明显，或局部疾病进展迅速严重影响生活质量的患者，可以进行姑息减症放疗。姑息放疗的剂量是根据使患者减症或耐受情况制定和完成。

（6）联合化疗问题　鼻腔、鼻窦未分化癌、嗅母细胞瘤、小细胞神经内分泌癌、黏膜黑色素瘤在局部治疗的同时应包括全身的系统治疗。

【治疗选择】

1. 鼻腔、筛窦癌

（1）T1～2N0 病例

①手术完整切除＋术后放疗。

②手术完整切除（切缘阳性、侵及颅内）＋术后同期放化疗（2B）。

③根治性放疗。

（2）T3～4aN0 病例

①手术完整切除＋术后放疗。

②手术完整切除（切缘阳性、侵及颅内）＋术后同期放化疗（2B）。

（3）T4bN0 病例

①同期放化疗。

②根治性放疗。

③入组临床试验。

（4）任何 T，N＋病例

①术后同期放化疗。

②同期放化疗（T4b）。

③入组临床试验。

（5）经不完全切除术诊断（如息肉切除术、内镜下手术）并有肉眼肿瘤残留。

①手术完整切除＋术后放疗。

②手术完整切除（切缘阳性、侵及颅内）＋术后同期放化疗（2B）。

③同期放化疗。

④根治性放疗。

（6）经不完全切除术诊断（如息肉切除术、内镜下手术）体检、影像和（或）内镜下无肿瘤残留表现。

①根治性放疗。

②先行手术＋术后放疗。

③术后病理有不良预后因素（切缘阳性、侵及颅内）＋术后同期放化疗（2B）。

2. 上颌窦癌（非腺样囊性癌）

（1）T1～2N0 病例，首选手术完整切除，术后进一步治疗原则

①切缘阴性　定期随访。

②切缘阳性　再次手术＋术后放疗；或同期放化疗（2B）。

③神经周围侵犯　术后放疗；或同期放化疗（2B）。

（2）T3N0、可切除的 T4a 鳞状细胞癌病例，手术完整切除，术后进一步治疗原则

①有术后高危因素（切缘阳性）　同期放化疗，放疗包括原发灶和颈部淋巴结。

②无术后高危因素（切缘阳性）　病理为鳞状细胞癌和未分化癌时，原发灶和颈部淋巴结放疗。

（3）T4bN0 病例的治疗原则

①根治性放疗。

②同期放化疗。

③入组临床试验。

（4）任何 T、N+，可切除的鳞状细胞癌病例，手术切除+颈部清扫，术后进一步治疗原则

①有术后高危因素（切缘阳性或淋巴结包膜外受侵）　同期放化疗，放疗包括原发灶和颈部淋巴结（2B）。

②无术后高危因素（切缘阳性或淋巴结包膜外受侵）　原发灶和颈部淋巴结放疗。

3. 上颌窦腺样囊性癌

（1）上颌窦腺样囊性癌由于呈较强侵袭性生长特点，手术不易切净，复发率高，因此，除了早期肿瘤小和切除范围广泛，且术后病理无不良因素可以随访观察以外，原则上均需要做术后放疗。

（2）T1~2N0 病例，首选手术完整切除，术后进一步治疗原则：上或下结构受累时应做术后放疗；或随诊观察。

（3）T3~4aN0 病例，首选手术完整切除，术后进一步治疗原则：术后放疗。

（4）任何 T、N+，可切除的腺样囊性癌病例，术后进一步治疗原则：术后放疗。

【颈部淋巴结处理原则】

（1）T1~2N0，组织学分化好的鼻腔、鼻窦癌病例可以不做颈部淋巴结预防照射。

（2）T3~4N0；任何 T，N+；组织学分化差病例应做颈部淋巴结预防照射。

（3）根治性放疗后颈部有残留淋巴结的病例，可以采用密切观察 2~3 个月，有条件可以行 PET/CT 检查，仍有肿大淋巴结残留或代谢检查阳性行外科手术切除。

【放疗前准备工作】

1. 口腔处理

口腔处理特别是拔除牙齿应在放疗前 1~2 周完成，拔除牙齿要安排在定位前做。

（1）检查全口牙齿、牙周和黏膜情况，了解患者既往口腔保健方法、习惯、效果和对口腔疾病的认知情况，根据患者口腔现状给予详细的口腔卫生指南。

（2）全口洁齿。

（3）治疗牙龈炎和慢性牙周炎。

（4）充填龋坏牙齿，磨光尖锐粗糙的牙尖，去除不良修复体。

（5）拔除残冠/残根、牙周炎以及反复感染的病灶牙。

2. 上颌窦开窗

放疗前上颌窦开窗可以进行活检，明确病理类型及组织学分型，另外，开窗后引流炎性坏死物，减轻伴随的炎症及疼痛，同时，在放疗期间可以改善肿瘤乏氧状态，从而提高放疗的敏感性。对于上颌窦坏死物较多的患者，可放置引流管定期冲洗。上颌窦开窗常选择的部位是前壁犬齿窝，该处壁薄易于开窗和引流。

【放疗剂量】

1. 术前放疗

术前放疗的剂量推荐 50Gy/5 周。

2. 术后放疗

（1）原发灶剂量范围 60～66Gy。

（2）颈部受侵淋巴结区域 60～66Gy，未受侵淋巴结区域 44～64Gy（1.6～2.0Gy/次）。

3. 根治性放疗

（1）根治性放疗的剂量应大于或等于 66Gy（范围 66～74Gy），亚临床病变照射剂量 44～64Gy。时间－剂量－分次方法可以采用常规分割放疗和非常规分割放疗，非常规的形式包括：超分割放疗、同步推量加速放疗和每周 6 次的加速放疗，超分割放疗总剂量是 81.6Gy/7 周（1.2Gy/次，每天 2 次），同步推量加速放疗总剂量是 72Gy/6 周（大野 1.8Gy/次；在治疗的最后 12 天，每天再加小野补充照射 1.5Gy，作为 1 天中的 2 次照射）。

（2）颈部未受侵淋巴结区域剂量要求大于或等于 50Gy（2.0Gy/d）。

（3）淋巴瘤和髓外浆细胞瘤放疗剂量参照相关章节。

【放疗方法及实施】

1. 体位固定

取头后伸仰卧位，头垫合适角度的头枕，用头颈肩热解塑料面罩固定，在面罩上建立参考坐标系。

2. CT 模拟定位

在 CT 模拟机下以固定好的体位进行增强扫描，扫描范围从头顶皮肤扫描至锁骨头下缘下 2.0cm 水平，扫描层距为 2.5～3.0mm。

3. 靶区定义及勾画

参照治疗前的增强 CT、MRI 或 PET/CT 扫描的结果，在治疗计划系统中的定位 CT 增强扫描图像上勾画以下靶区（颈部淋巴引流区的勾画参考 Grégoire 等制定的标准）。

（1）大体肿瘤靶区（GTV）　为影像学所见的原发肿瘤及颈部受累的淋巴结。对于术后患者，GTV 则为术后残留的原发肿瘤或受累的淋巴结。如术后无残留者，则不必勾画 GTV。

（2）临床靶区（CTV）　包括 GTV 及其周围潜在的亚临床病灶或显微镜下病灶。此区域可分为 CTV1 和 CTV2 两个亚靶区。

①CTV1 为低危区域，即未被视为高危区域的潜在性亚临床病灶，一般包括 CTV2 外扩 0.5～3.0cm 的区域或相应解剖区域，以及需要预防照射的淋巴引流区。需要预防照射的淋巴区域与鼻腔、副鼻窦癌病理类型，临床分期以及受累淋巴结所在区域有关。

②CTV2 为高危区域，包括原发部位 GTV/瘤床及其周围 0.5～1.0cm 的区域以及受累淋巴结所在的引流区。

（3）计划靶区（PTV）　为补偿患者摆位误差、系统误差及器官移动的可能性，需要在 CTV 外扩 0.3～0.5cm 作为 PTV、GTV 外放 0.3cm 作为 PTV$_{GTV}$。要求 PTV1、PTV2 或 PTV$_{GTV}$需覆盖 CTV1、CTV2 或 GTV。

4. 正常组织器官勾画及剂量限制

（1）危及器官（OAR）勾画　包括脑颞叶、脑干、脊髓、视交叉、视神经、中耳、耳蜗、口腔、颞颌关节、下颌骨和腮腺。

（2）计划危及器官体积（PRV） 在危及器官轮廓外扩 0.3cm 作为 PRV，目的是考虑到危及器官移动的可能性以及在整个治疗过程中的一些不确定因素的影响。

（3）危及器官的限制剂量 以 TD5/5 作为 OAR 的最大耐受剂量，即颞叶 60Gy，脑干 50～55Gy，脊髓 40～45Gy，视交叉、视神经 54Gy，中耳 50～55Gy，耳蜗 30Gy，口腔 40Gy，下颌骨和颞颌关节 50Gy，腮腺平均体积受照射为 26Gy。

5. 治疗计划设计

（1）三维适形放疗

①术前放疗 可设 3～7 个射野以一定夹角进行照射，可以改变各射野权重和利用楔形板达到满意的剂量分布，总剂量为 50Gy/25 次。

②术后放疗 计划分为两个阶段，第 1 段对 PTV1 设野，可设 3～7 个射野以一定夹角进行照射，可以改变各射野权重和利用楔形板达到满意的剂量分布，总剂量为 50Gy/25 次。第 2 段对 PTV2 设野，同样可设 3～5 个射野以一定夹角照射，剂量为（10～16）Gy/（5～8）次。

③根治性放疗 第 1 段对 PTV1 设野，可设 5～9 个射野以一定夹角进行照射，可以改变各射野权重和利用楔形板达到满意的剂量分布，总剂量为 50Gy/25 次。第 2 段对 PTV2 设野，同样可设 5～7 个射野以一定夹角照射，剂量为（20～24）Gy/（10～12）次。晚期肿瘤如果侵犯皮肤及皮下，表面欠剂量，可采用电子线补量。

（2）调强放射治疗

①序贯加量（SEB）调强放疗 该技术是对各个 PTV 分别设计单独的治疗计划，分 2～3 个阶段实施治疗。以局部晚期鼻腔筛窦癌根治性放疗为例，可分 3 个阶段分别对 PTV1、PTV2 和 PTV_{GTV} 进行治疗，其处方剂量如下：

第 1 阶段：PTV1 = 50Gy，2Gy/次，第 1～5 周；

第 2 阶段：PTV2 = 10Gy，≥2.0Gy/次，第 6 周；

第 3 阶段：PTV_{GTV} = 10Gy，≥2.0Gy/次，第 7 周（根治性放疗）。

②同步加量（SIB）调强放疗 该技术是在整个放疗期间的每一次治疗中，对不同靶区给予不同的分次剂量，是目前最常用的一种技术。

根治性放疗的处方剂量可设定为：

PTV = 59.4Gy/33 次，1.8Gy/次；

PTV_{GTV} = 70Gy/33 次，2.12～2.13Gy/次。

术后放疗（无肉眼肿瘤残留）的处方剂量可设定为：

PTV1 = 54Gy/30 次，1.8Gy/次；

PTV2 = 66Gy/30 次，2.2Gy/次。

6. 验证及质量评估

物理师完成治疗计划后，主管医师、副主任以上医师评价并确认计划。物理师、医师均需在计划上签字。首次治疗时，主管医师应与物理师及技师共同参与摆位并进行加速器上的治疗验证，拍摄并留取验证片，有条件单位采用 CBCT 技术，保证治疗的准确进行。以后每周拍摄验证片。IMRT 治疗物理师还需行剂量验证。

放射治疗实施中，医师应每周检查患者，并核查放射治疗单，检测血常规及观察治疗反应，及时给予对症治疗。

【疗效及不良反应】

鼻腔、副鼻窦癌是以综合治疗为主，主要影响预后因素包括病理类型、临床分期、发生部位和颈部淋巴结转移。采用放疗技术的不同对肿瘤控制影响不大，然而，治疗相关的不良反应与放疗技术则明显相关，因此，推荐有条件的单位应采用调强放疗技术。

放疗相关的急性反应包括：眼部反应、放射性皮肤炎、鼻腔部黏膜反应、口干、口腔及口咽黏膜反应、味觉减退和丧失等，放疗结束后急性期的放疗反应基本可以减轻和消退。放疗后晚期并发症主要为干燥综合征、泪腺管梗阻、视力减退、白内障、皮肤和皮下纤维化等。

为了减少治疗相关的不良反应，除了尽可能地选用剂量分布更为合理的放疗技术外，还要注意放疗前准备工作，以及放疗中、放疗后的眼、口腔、鼻腔及皮肤的护理工作。

【随访】

疗效随访从放/化疗结束后开始直至患者肿瘤复发、转移和死亡。首次放疗后 1 个月应进行随访，此后，第 1 年，每 1~3 个月随访 1 次；第 2 年，每 2~4 个月随访 1 次；第 3~5 年，每 4~6 个月随访 1 次；5 年以上，每 6~12 个月随访 1 次。

随访项目：血常规、生化、颅底至锁骨上水平的 CT/MRI 检查、胸部胸片或 CT、腹部 B 超或 CT（B 超可疑时要用腹部 CT 证实）。甲状腺功能检查（颈部放疗患者）。

第八节 中耳、外耳道癌

【诊断标准】

外耳道癌和中耳癌是相对少见的恶性肿瘤，原发在外耳的肿瘤良性居多，原发于中耳肿瘤多属恶性，罕见原发于内耳的恶性肿瘤。耳部恶性肿瘤约 85% 发生在耳廓，10% 发生在外耳道，5% 发生在中耳。耳部恶性肿瘤原发多于继发。

病理类型：上皮来源的鳞癌、基底细胞癌、恶性黑色素瘤、腺样囊性癌、耵聍腺腺癌、中耳腺癌、中耳类癌、侵袭性乳头状中耳肿瘤、Merkel 细胞癌等，间叶组织来源的软组织肉瘤、骨和软骨肉瘤等。鳞状细胞癌是中耳、外耳道癌的最主要病理类型。腺样囊性癌占外耳道的 6%。基底细胞癌多见于老年患者。中耳、外耳道横纹肌肉瘤主要发生在儿童。

检查外耳道、鼓膜、鼓室和乳突腔，对诊断外耳、鼓膜、中耳病变效果很好，可以了解原发肿瘤的位置、形态、侵犯范围，并可以在直视下进行活检。

高分辨率 CT 扫描或磁共振（MRI）是治疗前常规检查手段，可清楚了解原发肿瘤位置、大小、范围、周围正常组织受累、骨质破坏和颈部淋巴结肿大情况，有助于准确进行临床分期。磁共振可以较好地显示软组织肿瘤的边界、肌肉浸润、颅内侵犯和脉管包绕等。

【临床分期】

临床检查、耳镜检查、CT/MRI 检查以及 PET/CT 检查均有助于了解原发肿瘤侵及范围及区域淋巴结的性质，对于晚期病变还可以帮助确定是否存在远地转移。耳镜可以了解原发肿瘤的位置、形态、侵犯范围，并可以在直视下进行活检。胸部 CT 或 X 线胸片、腹部超声和实验室血生化检查与治疗选择有关，也应完成。

根据原发肿瘤的位置分为：外耳道癌和中耳癌。

无论美国癌症联合会（AJCC）还是国际抗癌联盟（UICC）都没有耳部肿瘤标准的分期系统。1985年Stell和McCormick建议采用UICC的指导原则制定一个基于预后因素的中耳和外耳道癌分期。分期系统是以局部肿瘤侵犯程度为基础建立的。

1. Stell 和 McCormick 中耳、外耳道癌分期系统

原发肿瘤（T）

T1：肿瘤局限于原发灶，不伴面神经瘫痪，无影像学可见的骨质破坏；

T2：肿瘤超出原发部位，且伴有面瘫或骨质破坏的影像学证据，但病灶并未超出原发器官；

T3：有侵及周围组织结构的临床或影像学证据（如硬脑膜、颅底、腮腺及颞颌关节）；

Tx：分期资料不充分，包括对有外院治疗史的患者。

近年来头颈外科和头颈放疗科更多采用针对颞骨鳞癌、外耳道鳞癌的Pittsburgh大学分期系统评价中耳和外耳道鳞癌的临床疗效和预后，逐渐也用于其他病理类型。

2. 中耳和外耳道鳞癌的 Pittsburgh 大学分期系统

原发肿瘤（T）

T1：肿瘤局限于外耳道，无骨质破坏和周围软组织侵犯；

T2：肿瘤仍未超出外耳道，有部分骨组织的侵蚀（未侵蚀全层），或<0.5cm的周边软组织侵犯；

T3：肿瘤侵犯骨性外耳道全层，可伴有<0.5cm的周边软组织侵犯，或累及中耳和（或）乳突；

T4：肿瘤侵犯耳蜗、岩尖、中耳内侧壁、颈动脉鞘、颈静脉孔或硬脑膜，或广泛软组织侵犯，或累及茎突颞颌关节。

区域淋巴结（N）

N0：无区域淋巴结转移；

N1：有区域淋巴结转移。

远处转移（M）

N0：无远地转移。

N1：有远地转移。

临床分期

0 期	Tis	N0	M0
Ⅰ 期	T1	N0	M0
Ⅱ 期	T2	N0	M0
Ⅲ 期	T3	N0	M0
	T1	N1	M0
	T4	N0	M0
Ⅳ 期	T2~4	N1	M0
	任何 T	任何 N	M1

【治疗原则】

1. 一般原则

（1）外耳道癌

①早期发现的局限于外耳道内的肿瘤可以采用单纯手术或放疗均能达到满意的效果。手术安全边缘是影响术后 5 年生存率的重要因素，早期外耳道癌单纯手术如果安全边缘不够也有肿瘤复发的危险，亦应考虑术后放疗。

②对于进展期外耳道癌，根治性手术加术后放疗是标准的治疗方法。鉴于手术治疗对局部解剖结构破坏性大，而且对于浸润范围广泛的肿瘤，多数情况下难以将其切除干净，因此建议：病灶局限于外耳道时，可先行耳道切除或扩大乳突根治术加术后放疗；对于侵及骨性耳道或鼓膜但并未侵犯中耳或乳突的病灶，部分颞骨切除手术是必要的，手术后进行放疗；对于手术难度较大的病例，可行术前放疗，然后再进行扩大乳突根治术或颞骨次全切除术；对于无法手术或因合并疾病不能手术者，可进行根治性放疗。

（2）中耳癌

①中耳癌的治疗方法是根治性手术和放疗联合治疗。根据肿瘤的侵及范围，临床上常见的方式有：扩大的乳突根治术、颞骨次全切术、颞骨全切术。肿瘤局限于中耳乳突腔内者，可行部分颞骨鳞部和鼓部及全部外耳道和中耳切除，游离并保护面神经。肿瘤已侵犯内耳、岩尖者需要做颞骨次全或全切除术。中耳癌向腮腺、颞颌关节和脑膜扩展的应做相应范围的切除。有淋巴结转移者应行颈淋巴结清扫术。术后放疗对提高肿瘤的局部控制率是必要的。

②对于肿瘤广泛侵犯颈部、岩尖、颅底或该区域重要结构不能手术的患者可以先行术前放疗，观察肿瘤消退满意者可再考虑手术，如果仍无手术机会则进行根治剂量的放疗。

（3）联合治疗　目前尚无前瞻随机临床试验研究结果证实化疗可使中耳、外耳道癌患者获得生存受益。Nakagawa（2006 年）等研究结果提示联合化疗可以提高放疗的疗效。中耳、外耳道癌以鳞状癌细胞为主，对于分化差、手术切缘阳性、淋巴结包膜外侵的病例联合化疗是否受益，需要进一步的临床研究证实。此外，对于复发和转移的患者，化疗仍是一种治疗手段。

（4）其他病理类型中耳、外耳道癌的治疗

①外耳道基底细胞癌早期病灶可行局部切除，如安全边缘不够需要进行术后放疗。晚期病变累及耳郭或鼓室应扩大切除，术后联合放疗。

②外耳道腺样囊性癌术后复发率高，治疗原则是彻底的手术切除联合术后放疗。如侵犯鼓室和乳突，应行颞骨次全切除，连同耳蜗、面神经和迷路一并切除，如肿瘤侵犯颞下窝，则行颞骨全切除，如果检出有颈部淋巴结肿大，应常规行选择性或根治性颈清扫术。术后放疗照射野应包括瘤床、同侧腮腺、颞颌关节、颞下窝、颅底和同侧淋巴结引流区。

③外耳道耵聍腺腺癌就诊时多有周围组织浸润生长，部分出现区域淋巴结转移，手术视病变范围而异，术后放疗是必要的，照射范围包括瘤床、邻近可能侵犯的组织和同侧淋巴结引流区。局部晚期联合化疗可能受益，需进一步临床研究证明。

④中耳、外耳道的恶性黑色素瘤治疗原则为手术、放疗、化疗、免疫和其他治疗手段综合治疗，局灶病变采用扩大切除，局部晚期需加选择性颈清扫术，有明确淋巴

结转移者需做功能性颈清扫术。放疗照射范围包括瘤床和颈部淋巴结。

⑤中耳、外耳道横纹肌肉瘤应采用手术、放疗和化疗相结合的综合治疗，就诊时肿瘤巨大，术后困难，可以先行术前放疗，胚胎型横纹肌肉瘤新辅助化疗疗效亦满意。放疗照射范围以原发灶或瘤床及邻近组织为主。

2. 放疗适应证及禁忌证

（1）术后放疗

①术后高危因素　切缘阳性，淋巴结包膜外侵。

②不良预后因素　pT3～4，pN1～3，手术安全边缘不够（≤5mm），脉管癌栓，周围神经受侵，软骨及骨受侵。

（2）术前放疗

①局部进展期病例，手术困难，术前放疗可使肿瘤体积缩小，有效控制周边亚临床病灶，提高肿瘤完整切除率，减少器官功能损伤。

②无手术指征的局部晚期病例，术前剂量放疗后重新评估手术指征，肿瘤缩小满意可获得手术机会。

（3）根治性放疗

①T1N0期外耳道鳞癌，原发病灶根治性放疗。

②合并其他疾病不能耐受手术或各种原因拒绝手术者，根据患者的疾病分期进行原发病灶±淋巴引流区放疗。

③晚期中耳、外耳道癌无手术指征。如果患者一般状况良好，可以先行术前放疗剂量，再次评估手术可能性，争取手术机会。仍无手术指征，继续照射达到根治剂量或高姑息剂量。

（4）姑息放疗

①晚期中耳、外耳道癌无手术指征，患者一般状况较差，姑息放疗抑制肿瘤生长，延长生命和减轻临床症状。

②已有远地转移，局部症状明显，可行姑息减症治疗。放射治疗可显著缓解复发或进展期肿瘤患者的痛苦。

③放疗后复发的患者行低剂量放疗治疗仍有大约20%的局部控制。对于放疗后复发的小体积局限病灶，可考虑高剂量分割的放疗方法。

【放疗方法及实施】

1. 体位固定

取头后伸仰卧位，头垫合适角度的头枕，用头颈肩热解塑料面罩固定，在面罩上建立参考坐标系。

2. CT模拟定位

在CT模拟机下以固定好的体位进行增强扫描，扫描范围从前床突扫描至锁骨头下缘下2.0cm水平，扫描层距为2.5～3.0mm。

3. 靶区定义及勾画

参照治疗前的增强CT、MRI或PET/CT扫描的结果，在治疗计划系统中的定位CT增强扫描图像上勾画以下靶区，颈部淋巴引流区的勾画参考Grégoire等制定的标准。

（1）大体肿瘤靶区（GTV）　为影像学所见的原发肿瘤及颈部受累的淋巴结。对于术后患者，GTV则为术后残留的原发肿瘤或受累的淋巴结。如术后无残留者，则不必勾画 GTV。

（2）临床靶区（CTV）　包括 GTV 及其周围潜在的亚临床病灶或显微镜下病灶和预防照射的淋巴引流区。如果是术后放疗病例，可将此区域分为 CTV1 和 CTV2 两个亚靶区。

CTV1 为低危区域，即未被视为高危区域的潜在性亚临床病灶，一般包括 CTV2 外扩 1~2cm 的区域和需要接受预防照射的淋巴引流区。靶区可以是多角形，围绕瘤床并避开周围正常组织，除非侵及耳郭，否则应尽可能避开，以避免放疗造成的软骨坏死。需要预防照射的淋巴区域与原发病变侵犯的结构、方向以及受累淋巴结所在区域有关，具体规定如下：

①T1~2N0 病变　由于病变发生颈淋巴结转移的概率很少，因此，CTV1 不需包括淋巴引流区。

②T3~4N0 病变　未行颈淋巴清扫术时，中耳鳞癌 CTV1 应包括同侧Ⅱ区和咽后淋巴引流区，外耳受累时要同时包括Ⅰb区；外耳道鳞癌 CTV1 应包括同侧Ⅰb区、Ⅱ区、Ⅴ区和腮腺区淋巴引流区。

③N + 病变　除了同侧受累淋巴结所在区，CTV1 还应包括远端的淋巴结引流区。

CTV2 为高危区域，包括原发部位 GTV/术床及其周围 0.5~1.0cm 的区域以及受累淋巴结所在的引流区。

（3）计划靶区（PTV）　为补偿患者摆位误差、系统误差及器官移动的可能性，需要在 CTV 外扩至少 0.5cm 作为 PTV，GTV 外放 0.3cm 作为 PTV_{GTV}。要求 PTV1、PTV2 或 PTV_{GTV} 分别覆盖 CTV1、CTV2 或 GTV。

4. 正常组织器官勾画及剂量限制

（1）危及器官（OAR）勾画　包括脑颞叶、脑干、脊髓、视交叉、视神经、中耳、耳蜗、口腔、颞颌关节、下颌骨和腮腺。

（2）计划危及器官体积（PRV）　在危及器官轮廓外扩 0.3cm 作为 PRV，目的是考虑到危及器官移动的可能性以及在整个治疗过程中的一些不确定因素的影响。

（3）危及器官的限制剂量　以 TD5/5 作为 OAR 的最大耐受剂量，即颞叶 60Gy，脑干 50~55Gy，脊髓 40~45Gy，视交叉、视神经 54Gy，中耳 50~55Gy，耳蜗 30Gy，口腔 30Gy，对侧下颌骨和颞颌关节 50Gy，同侧下颌骨和颞颌关节 60Gy，对侧腮腺平均体积受照射 26Gy。

5. 治疗计划设计

（1）三维适形放疗

①术后放疗　第 1 段对 PTV1 设野，可设 2~3 个射野以一定夹角进行照射，可以改变各射野权重和利用楔形板达到满意的剂量分布，总剂量为 50Gy/25 次。第 2 段对 PTV2 设野，同样可设 2~3 个射野以一定夹角照射，剂量为（10~16）Gy/（5~8）次。

②术前放疗　对 PTV 设野，可设 2~3 个射野以一定夹角进行照射，可以改变各射野权重和利用楔形板达到满意的剂量分布，总剂量为 50Gy/25 次。

③根治性放疗　第 1 段对 PTV1 设野，可设 2~3 个射野以一定夹角进行照射，可以改变各射野权重和利用楔形板达到满意的剂量分布，总剂量为 50Gy/25 次。第 2 段对 PTV2 设野，同样可设 2~3 个射野以一定夹角照射，剂量为（20~24）Gy/（10~12）

次。晚期肿瘤如果侵犯外耳皮肤和耳郭，表面剂量低，可采用电子线补量。

④姑息放疗 可设 2~3 个射野以一定夹角进行照射，可以改变各射野权重和利用楔形板达到满意的剂量分布，总剂量为 50~66Gy。

⑤处方剂量。

根治性放疗：

GTV 为 70~74Gy/7 周，2.0~2.12Gy/次。

CTV 为（50~60）Gy/（5~6）周，2.0Gy/次。

术后放疗：

原发灶≥60Gy，2.0Gy/次。对于切缘阳性或肉眼残留者，一般要求达 66~70Gy。

颈部：受累淋巴区域为≥60Gy（包膜受侵需≥66Gy）；未受累淋巴区域为≥50Gy，2.0Gy/次。

（2）调强放射治疗 调强放射治疗的体位固定、CT 模拟定位、靶区定义及勾画、正常组织器官勾画及剂量限制同三维适形放疗。

目前，绝大多数调强放疗计划系统都是采取逆向计划设计，即系统根据靶区设定的目标剂量和危及器官的目标限制剂量进行剂量运算，自动优化治疗计划。IMRT 的靶区处方剂量和剂量分割有多种整合方式，但主要有以下两种。

①序贯加量（SEB）调强放疗 本技术是对各个 PTV 分别设计单独的治疗计划，分 2~3 个阶段实施治疗。以局部晚期中耳、外耳道癌根治性放疗为例，可分 3 个阶段分别对 PTV1、PTV2 和 PTV_{GTV} 进行治疗，其处方剂量如下。

第 1 阶段：PTV1 = 50Gy，2Gy/次，第 1~5 周。

第 2 阶段：PTV2 = 10Gy，≥2Gy/次，第 6 周。

第 3 阶段：PTV_{GTV} = 10Gy，≥2Gy/次，第 7 周（根治性放疗）。

②同步加量（SIB）调强放疗 本技术是在整个放疗期间的每一次治疗中，对不同靶区给予不同的分次剂量，是目前最常用的一种技术。

根治性放疗的处方剂量可设定为：

PTV = 59.4Gy/33 次，1.8Gy/次；

PTV_{GTV} = 70Gy/33 次，2.12~2.13Gy/次。

术后放疗（无肉眼肿瘤残留）的处方剂量可设定为：

PTV1 = 54Gy/30 次，1.8Gy/次；

PTV2 = 66Gy/30 次，2.2Gy/次。

6. 验证及质量评估

物理师完成治疗计划后，主管医师、副主任以上医师评价并确认计划。物理师、医师均需在计划上签字。首次治疗时，主管医师应与物理师及技师共同参与摆位并进行加速器上的治疗验证，拍摄并留取验证片，有条件单位采用 CBCT 技术，保证治疗的准确进行。以后每周拍摄验证片。IMRT 治疗物理师还需行剂量验证。

放射治疗实施中，医师应每周检查患者，并核查放射治疗单，检测血常规及观察治疗反应，及时给予对症治疗。

【疗效及不良反应】

中耳、外耳道鳞癌 5 年总生存率为 40%~60%，早期病例有更高的生存率。外耳道鳞癌的 5 年生存率要好于中耳癌，然而，侵及中耳和扩展至颞骨的晚期病变是很难治愈的。对于肿瘤侵及颞骨岩部的病例，病理分级可以作为局部控制率的预后指标之一，但是并未显示出与生存率的相关性。中耳癌引起的第 7 对脑神经瘫痪预示着更差的局部控制率。淋巴结转移通常提示预后差，这通常是疾病自然病程的晚期表现。临床结果与疗效有关，综合治疗明显好于单纯放疗。手术切缘是重要的影响预后的因素，在手术联合放疗的病例中，切缘阴性、镜下阳性和肉眼残留的 5 年无癌生存率存在明显差异。

中耳、外耳道癌患者放射治疗的急性反应主要表现为放射性皮肤炎、中耳炎、疼痛、头晕和听力障碍等，局部晚期患者由于照射范围较大，还会出现口干、黏膜炎和味觉改变等。放疗结束后急性期的放疗反应基本可以减轻和消退，但同侧听力障碍通常很难恢复。口干情况恢复较慢，原因是有些病例同侧腮腺在放疗的过程中保护困难，需要对侧腮腺的代偿才能逐渐恢复口腔内环境，采用三维适形放疗或 IMRT 控制腮腺平均剂量不超过 26Gy，患者的口干情况多数是可以缓解的。

放疗后的晚期并发症主要为张口困难、外耳道软骨坏死、慢性外耳炎、浆液性中耳炎、耳道闭锁、颞骨放射性骨坏死、听力下降或丧失和放射相关脑软化等。继发感染和脑膜炎极为少见。因为颞骨靠近脑干与延髓，因此在进行高剂量放疗的同时，又不显著增加这些重要器官损伤的风险是极为困难的。

【随访】

疗效随访从放/化疗结束后开始直至患者肿瘤复发、转移和死亡。首次放疗后 2 个月应进行随访，此后每 3 个月随访 1 次（2 年内），每 6 个月评价 1 次（2~5 年），5 年以后每年复查 1 次。

随访项目：血常规、生化、ECG、颈部增强 CT 或 MRI、胸部胸片或 CT、腹部 B 超或 CT（B 超可疑时要用腹部 CT 证实）。

第九节　涎腺肿瘤

【诊断标准】

涎腺又称唾液腺，分为大唾液腺和小唾液腺（又称副唾液腺），大唾液腺有 3 对：腮腺、颌下腺和舌下腺；小唾液腺主要分布在口腔、副鼻窦以及气管等处黏膜下。涎腺肿瘤是指发生于上述唾液腺腺体和间质的肿瘤，多数是发生在大唾液腺，其中腮腺发生率最高。

涎腺肿瘤组织学形态多种多样，病理类型较为复杂，可分别良性、恶性和介于良、恶性之间的混合瘤。国际卫生组织（WHO）于 2005 年对涎腺肿瘤组织病理学做重新分类，分为腺瘤、癌、非上皮性肿瘤、恶性淋巴瘤、继发性肿瘤、未分类的肿瘤和瘤样病变等七大类。虽然大多涎腺肿瘤是良性的，但在腮腺肿瘤中仍有 20% 为恶性；颌下腺和小涎腺中恶性肿瘤的发生率分别为 50% 和 80%。涎腺癌可分为 24 种不同的病理类型，按恶性程度大致可分为低、中和高度恶性 3 组。为了防止肿瘤细胞的种植，一般情况下大涎腺肿瘤手术前是不做切取活检的，而是采取细针吸取病变组织进行细胞学检查。术中冷冻切片是应用最为广泛的涎腺肿瘤病理活检方法，可以明确肿瘤性质，达到诊断与手术治疗同期进行的目的。

【临床分期】

临床检查、颈部涎腺超声、CT/MRI 检查以及 PET/CT 检查均有助于了解原发肿瘤侵及范围及区域淋巴结的性质，对于晚期病变还可以帮助确定是否存在远地转移。胸部CT或 X 线胸片、腹部超声、心电图及实验室血生化检查与治疗选择有关，也应完成。

涎腺肿瘤根据原发肿瘤的位置分为：腮腺癌、颌下腺癌及舌下腺癌和小涎腺癌。

美国癌症联合委员会（AJCC）2010 年第 7 版修订的涎腺癌 TNM 分期方案如下：

原发肿瘤（T）

Tx：原发肿瘤不能评估；

T0：无原发肿瘤证据；

T1：肿瘤最大径≤2cm，无肿瘤腺体实质外侵犯*；

T2：肿瘤最大径 >2cm，但≤4cm，无肿瘤腺体实质外侵犯*；

T3：肿瘤最大径 >4cm 和（或）有肿瘤腺体实质外侵犯*；

T4a：中等晚期局部疾病，肿瘤侵犯皮肤、下颌骨、外耳道和（或）面神经；

T4b：非常晚期局部疾病，肿瘤侵犯颅底和（或）翼板和（或）包绕颈动脉。

注： *肿瘤腺体实质外侵犯指临床或肉眼可见有软组织侵犯的证据，仅显微镜的证据在分级上不足以构成软组织外侵犯。

区域淋巴结（N）

Nx：区域淋巴结不能评估；

N0：无区域淋巴结转移；

N1：同侧单个淋巴结转移，最大径≤3cm；

N2：同侧单个淋巴结转移，3cm < 最大径≤6cm；或同侧多个淋巴结转移，最大径≤6cm；或双侧或对侧淋巴结转移，最大径≤6cm；

N2a：同侧单个淋巴结转移，最大径 >3cm，但≤6cm；

N2b：同侧多个淋巴结转移，其中最大径≤6cm；

N2c：双侧或对侧多个淋巴结转移，其中最大径≤6cm；

N3：转移淋巴结最大径 >6cm。

远处转移（M）

M0：无远处转移；

M1：有远处转移。

临床分期：

0 期	Tis	N0	M0
Ⅰ期	T1	N0	M0
Ⅱ期	T2	N0	M0
Ⅲ期	T3	N0	M0
	T1 ~ 3	N1	M0
Ⅳ期 A	T4a	N0，N1	M0
	T1 ~4a	N2	M0
Ⅳ期 B	T4b	任何 N	M0
	任何 T	N3	M0
Ⅳ期 C	任何 T	任何 N	M1

【治疗原则】

1. 一般原则

涎腺肿瘤的主要治疗方法是外科手术，辅以术后放疗和（或）化疗，根据病理类型及分期仔细制定手术和术后放疗方案。一般不推荐术前放疗。放射治疗是涎腺恶性肿瘤重要的辅助治疗手段。

腮腺肿瘤因面神经穿过其中，如果肿瘤没有直接侵犯面神经则应予以保留。大部分腮腺肿瘤位于浅叶中，如果术前面神经功能正常，大多数患者的面神经都能得到保留。如果术前已有面瘫或肿瘤直接侵犯到面神经而无法分离，则应牺牲面神经。腮腺深叶恶性肿瘤需要先行浅叶切除，辨别并分离面神经后再切除腮腺深叶的肿瘤。腮腺深叶恶性肿瘤术后需要放疗，因为在切除肿瘤时保留的安全边缘是有限的。有不良预后因素的肿瘤术后应行放射治疗；也可行放化疗（2B 类证据）。如果有切缘阳性、离切缘过近、神经或神经周围侵犯（通常见于腺样囊性癌）、淋巴结转移等不良预后因素，在肿瘤切除后都应进行放射治疗。同样对中或高级别肿瘤、淋巴/血管受侵、淋巴结包膜外受侵等情况，也都应推荐行术后放疗。

对于手术不能切除的肿瘤，单纯放疗（不予化疗）可作为根治性治疗手段，但是放化疗（顺铂）也是一种选择（2B 类证据）。对放化疗方案尚未达成共识，因为尚无运用该方法治疗手术不可切除的涎腺肿瘤的临床试验报道。晚期肿瘤采用化疗可起到姑息性治疗作用。一些小型研究显示，多种药物（例如紫杉醇）和联合用药（如顺铂、多柔比星、环磷酰胺；卡铂和紫杉醇）对某些组织学类型的恶性涎腺肿瘤也有一定作用。

放疗通常采用的射线种类和形式是光子或光子/电子线混合射线的外照射，以 4～6MV 高能 X 线为主。对于腮腺癌放疗的临床研究还有大量来自快中子外照射和涎腺内粒子植入，特别是腺样囊性癌，获得了满意的临床效果。

2. 放疗适应证及禁忌证

（1）术后放疗

1）术后放疗指征

①病理类型为高中度恶性的肿瘤，组织学分级中等或低分化癌。

②肿瘤位于腮腺深叶。

③病理切缘阳性，或安全边缘有限（<5mm）。

④淋巴结包膜外侵，或淋巴结转移≥N2。

⑤神经周围、淋巴/血管受侵。

⑥肿瘤腺体实质以外侵犯。

⑦复发肿瘤再次手术后。

2）放疗剂量

①原发灶　光子或光子/电子线治疗：≥60Gy（1.8～2.0Gy/次）；或中子治疗：18 nGy（1.2nGy/次）。

②颈部淋巴结区域　光子或光子/电子线治疗：44～64Gy（1.6～2.0Gy/次）或中子治疗：13.2nGy（1.2nGy/次）。

（2）根治性放疗

1）根治性放疗指征

①不能手术 T4b 病例；或放/化疗（2B 类证据）。

②由于合并其他疾病不能耐受手术或拒绝手术，体力状况评分 PS：0～2。

③术后复发不能完整切除可行根治性放疗；或放/化疗（2B 类证据）。

2）放疗剂量

①T4b 肿瘤或术后肉眼肿瘤残留原发灶以及受侵淋巴结，光子或光子/电子线治疗：≥ 70Gy（1.8～2.0Gy/次）；或中子治疗：19.2nGy（1.2nGy/次）。

②未受侵淋巴结区域，光子或光子/电子线治疗：44～64Gy（1.6～2.0Gy/次）；或中子治疗：13.2nGy（1.2nGy/次）。

（3）有放疗史的复发或第 2 原发肿瘤的治疗

1）可以切除病例

①推荐手术。

②再次放疗 ± 化疗。

③推荐参加临床试验。

2）不可切除病例

①再次放疗 ± 化疗。

②推荐参加临床试验。

③化疗。

（4）姑息性放疗

①由于合并其他疾病不能耐受手术，体力状况评分 PS：3。

②复发无根治可能病例，有明显临床症状，放疗姑息减症。

（5）有远地转移治疗

①推荐参加临床试验。

②体力状况评分 PS：0～2，化疗。

③密切观察（发展缓慢的疾病）。

④选择性转移灶切除（3 类证据）。

⑤体力状况评分 PS：3，最佳支持治疗。

【放疗方法及实施】

1. 体位固定

取头后伸仰卧位，头垫合适角度的头枕，用头颈肩热解塑料面罩固定，在面罩上建立参考坐标系。

2. CT 模拟定位

在 CT 模拟机下以固定好的体位进行增强扫描，扫描范围从前床突扫描至锁骨头下缘下 2.0cm 水平，扫描层距为 2.5～3.0mm。

3. 靶区定义及勾画

参照治疗前的增强 CT、MRI 或 PET/CT 扫描的结果，在治疗计划系统中的定位 CT 增强扫描图像上勾画以下靶区，颈部淋巴引流区的勾画参考 Grégoire 等制定的标准。

（1）大体肿瘤靶区（GTV） 为影像学所见的原发肿瘤及颈部受累的淋巴结。对于术后患者，GTV 则为术后残留的原发肿瘤或受累的淋巴结。如术后无残留者，则不必勾画 GTV。

（2）临床靶区（CTV） 包括 GTV 及其周围潜在的亚临床病灶或显微镜下病灶。此区域可分为 CTV1 和 CTV2 两个亚靶区。

CTV1 为低危区域，即未被视为高危区域的潜在性亚临床病灶，一般包括 CTV2 外扩 0.5~1.0cm 的区域和需要接受预防照射的淋巴引流区。需要预防照射的淋巴区域与涎腺癌病理类型、临床分期以及受累淋巴结所在区域有关，具体规定如下。

①T1~2N0 病变 低度恶性涎腺癌的 CTV1 不需包括淋巴引流区。

②T3~4N0 和病理高中度恶性腮腺癌 未行颈淋巴清扫术时，CTV1 应包括同侧 Ⅰb区、Ⅱ区、Ⅴ区和咽后淋巴引流区。

③N+期腮腺癌 除了同侧受累淋巴结所在区，CTV1 还应包括远端的淋巴结引流区。

④颌下腺、舌下腺癌，CTV1 应包括肿瘤所在区和邻近的淋巴结引流区。

⑤腭部小涎腺癌，CTV1 要包括双侧的淋巴结引流区。

⑥口腔及其他部位小涎腺癌的淋巴结预防照射可按照所在部位淋巴结引流区定义。

CTV2：为高危区域，包括原发部位 GTV/瘤床及其周围 1cm 的区域以及受累淋巴结所在的引流区。

（3）计划靶区（PTV） 为补偿患者摆位误差、系统误差及器官移动的可能性，需要在 CTV 外扩 0.3~0.5cm 作为 PTV，GTV 外放 0.3cm 作为 PTV_{GTV}。要求 PTV1、PTV2 或 PTV_{GTV} 需覆盖 CTV1、CTV2 或 GTV。

4. 正常组织器官勾画及剂量限制

（1）危及器官（OAR）勾画 包括脑颞叶、脑干、脊髓、视交叉、视神经、中耳、耳蜗、口腔、颞颌关节、下颌骨和腮腺。

（2）计划危及器官体积（PRV） 在危及器官轮廓外扩 0.3cm 作为 PRV，目的是考虑到危及器官移动的可能性以及在整个治疗过程中的一些不确定因素的影响。

（3）危及器官的限制剂量 以 TD5/5 作为 OAR 的最大耐受剂量，即颞叶 60Gy，脑干 50~55Gy，脊髓 40~45Gy，视交叉、视神经 54Gy，中耳 50~55Gy，耳蜗 30Gy，口腔 30Gy，下颌骨和颞颌关节 60Gy，对侧腮腺平均体积受照射 26Gy。

5. 治疗计划设计

（1）三维适形放疗

①术后放疗 第 1 段对 PTV1 设野，可设 2~3 个射野以一定夹角进行照射，可以改变各射野权重和利用楔形板达到满意的剂量分布，总剂量为 50Gy/25 次。第 2 段对 PTV2 设野，同样可设 2~3 个射野以一定夹角照射，剂量为(10~16)Gy/(5~8)次。

②根治性放疗 第 1 段对 PTV1 设野，可设 2~3 个射野以一定夹角进行照射，可以改变各射野权重和利用楔形板达到满意的剂量分布，总剂量为 50Gy/25 次。第 2 段对 PTV2 设野，同样可设 2~3 个射野以一定夹角照射，剂量为 (20~24)Gy/(10~12)次。晚期肿瘤如果侵犯外耳和皮肤，表面剂量低，可采用电子线补量。

③姑息放疗 可设 2~3 个射野以一定夹角进行照射，可以改变各射野权重和利用楔形板达到满意的剂量分布，总剂量为 50~66Gy。

④处方剂量。

根治性放疗：

GTV 为 70~84Gy/7 周，2.0~2.12Gy/次。

CTV 为 (50~60)Gy/(5~6)周，1.8~2.0Gy/次。

术后放疗：

原发灶：≥60Gy，2.0Gy/次。对于切缘阳性或肉眼残留者，一般要求达 66~70Gy。

颈部：受累淋巴区域为≥60Gy（包膜受侵需≥66Gy）；未受累淋巴区域为≥50Gy，1.6~2.0Gy/次。

（2）调强放射治疗　目前，绝大多数调强放疗计划系统都是采取逆向计划设计，即系统根据靶区设定的目标剂量和危及器官的目标限制剂量进行剂量运算，自动优化治疗计划。IMRT 的靶区处方剂量和剂量分割有多种整合方式，但主要有以下 2 种。

①序贯加量（SEB）调强放疗　本技术是对各个 PTV 分别设计单独的治疗计划，分 2~3 个阶段实施治疗。以局部晚期喉癌根治性放疗为例，可分 3 个阶段分别对 PTV1、PTV2 和 PTV_{GTV} 进行治疗，其处方剂量如下。

第 1 阶段：PTV1 = 50Gy，2Gy/次，第 1~5 周；

第 2 阶段：PTV2 = 10Gy，≥2Gy/次，第 6 周；

第 3 阶段：PTV_{GTV} = 10Gy，≥2Gy/次，第 7 周（根治性放疗）。

②同步加量（SIB）调强放疗　本技术是在整个放疗期间的每一次治疗中，对不同靶区给予不同的分次剂量，是目前最常用的一种技术。

根治性放疗的处方剂量可设定为：

PTV = 59.4Gy/33 次，1.8Gy/次；

PTV_{GTV} = 70Gy/33 次，2.12~2.13Gy/次。

术后放疗（无肉眼肿瘤残留）的处方剂量可设定为：

PTV1 = 54Gy/30 次，1.8Gy/次；

PTV2 = 66Gy/30 次，2.2Gy/次。

6. 验证及质量评估

物理师完成治疗计划后，主管医师、副主任以上医师评价并确认计划。物理师、医师均需在计划上签字。首次治疗时，主管医师应与物理师及技师共同参与摆位并进行加速器上的治疗验证，拍摄并留取验证片，有条件单位采用 CBCT 技术，保证治疗的准确进行。以后每周拍摄验证片。IMRT 治疗物理师还需行剂量验证。

放射治疗实施中，医师应每周检查患者，并核查放射治疗单，检测血常规及观察治疗反应，及时给予对症治疗。

【疗效及不良反应】

涎腺癌的治疗是以手术及放疗联合为主，治疗结果与临床分期、病理类型、手术安全缘、淋巴结转移情况有关。

涎腺癌放射治疗的急性反应主要表现为口干、放射性皮肤炎、黏膜炎、疼痛、味觉改变等。放疗结束后急性期的放疗反应基本可以减轻和消退。口干情况恢复较慢，原因是同侧腮腺在手术和放疗的过程中难以保护，需要对侧腮腺的代偿才能逐渐恢复口腔唾液分泌和内环境。

放疗后晚期并发症主要为放射性龋齿、软组织、骨坏死、听力下降、慢性中耳炎等。三维适形放疗和 IMRT 用于涎腺癌的治疗已越来越普遍，与传统 2D 放疗相比，其优势在于良好的靶区剂量覆盖和更好的靶区周围正常组织保护，显著减少了放疗相关的不良反应。特别是近年来发展起来的 IMRT 技术，其优势更为明显。从局部控制上，快中子和近期的 IMRT 都可取得满意的肿瘤局部和区域控制率，光子和快中子相结合可能会兼顾生物学上的更强肿瘤细胞的杀伤和剂量学上更好的正常组织的保护。面神经保护的联合治疗也将是今后需要更为关注的问题。远地转移是影响总生存率的一个重要因素，联合化疗是否可以降低涎腺肿瘤的远地转移率进而提高总生存率尚不清楚，需要更多的临床研究。

【随访】

疗效随访从放/化疗结束后开始直至患者肿瘤复发、转移和死亡。首次放疗后 2 个月随访，此后每 3 个月随访 1 次（2 年内），每 6 个月评价 1 次（2~5 年），5 年以后每年复查 1 次。

随访项目：血常规、生化、ECG、颈部增强 CT 或 MRI、胸部胸片或 CT、腹部 B 超或 CT（B 超可疑时要用腹部 CT 证实）。

第五章　胸部肿瘤

第一节　肺　　癌

一、非小细胞肺癌

【诊断标准】

（1）诊断前应有详细的病史、体检、必要的辅助检查资料。

（2）非小细胞肺癌（NSCLC）包括鳞状细胞癌、腺癌、大细胞癌、腺鳞混合癌等。其诊断一般均要有病理学或细胞学的依据。常用的取得标本方法：细胞学（痰、胸水、胸腔积液）、纤维支气管镜检查、纵隔镜、锁骨上淋巴结活检、胸腔镜、CT 引导下肺穿刺活检、支气管内镜超声（EBUS）下活检。

（3）个别无法得到病理的患者需要完整的临床资料和实验室检查、多种影像学检查（CT、PET 等）结果，并由肺癌多学科联合会诊做出诊断。

【临床分期】

分期检查项目应包括：胸 CT、上腹和锁骨上超声、脑核磁、骨扫描。血常规、生化、相关肿瘤标志物、肺功能、心电图虽不属于分期检查项目，但与选择治疗方案密切相关，也应一并进行。

分期：美国癌症联合委员会（UICC 2007 年）的肺癌 TNM 分期系统（第 7 版）原发肿瘤（T）

Tx：原发肿瘤不能评估；

T0：无原发肿瘤的证据；

Tis：原位癌；

T1：肿瘤最大直径≤3cm，周围为肺或脏层胸膜；在支气管镜下无叶支气管近端侵袭的证据（即不在主支气管内）*；

T1a：肿瘤最大直径≤2cm；

T1b：肿瘤最大直径 >2cm，但≤3cm；

T2：肿瘤最大直径 >3cm，但≤7cm，或者有以下任一特征者（有以下特征但直径≤5cm 仍被定义为 T2a）：累及主支气管，但距隆突≥2cm；累及脏层胸膜（PL1 或 PL2）；扩展到肺门的肺不张或阻塞性肺炎，但不累及全肺；

T2a：肿瘤最大直径 >3cm，但≤5cm；

T2b：肿瘤最大直径 >5cm，但≤7cm；

T3：肿瘤 >7cm 或任何大小的肿瘤已直接侵犯下述结构之一者：胸壁（包括肺上沟瘤）、膈肌、膈神经、纵隔胸膜、心包；或肿瘤在主支气管距隆突 2cm 以内*，但未累及隆突；全肺的肺不张或阻塞性炎症；原发肿瘤同一叶内出现单个或多个卫星结节；

T4：不论肿瘤大小，侵犯下属结构者：纵隔、心脏、大血管、气管、喉返神经、食管、椎体、隆突以及合并恶性胸腔（或心包）积液；原发肿瘤同侧不同肺叶内的单个或多个卫星结节。

区域淋巴结（N）

Nx：区域淋巴结不能评价；

N0：无区域淋巴结转移；

N1：转移或直接侵犯到同侧支气管旁和（或）同侧肺门淋巴结；

N2：转移到同侧纵隔和（或）隆突下淋巴结；

N3：转移到对侧纵隔、对侧肺门淋巴结、对侧或同侧斜角肌或锁骨上淋巴结。

远处转移（M）

M0：无远处转移；

M1：有远处转移，标明转移部位；

M1a：对侧肺内的单个或多个卫星结节，恶性胸膜结节，恶性胸水或心包积液**；

M1b：远处转移。

*任何大小的非常见的表浅播散的肿瘤，只要其浸润成分局限于支气管壁，即使邻近主支气管，也定义为T1。

**大多数肺癌患者的胸腔积液（以及心包积液）由肿瘤引起。但是有极少数患者的胸腔积液（心包积液）多次细胞学病理检查肿瘤细胞均呈阴性，且积液为非血性液，亦非渗出液。如综合考虑这些因素并结合临床确定积液与肿瘤无关时，积液将不作为分期依据，患者仍按T1、T2、T3或T4分期。

【治疗原则】

分期

隐匿	Tx	N0	M0
0 期	Tis	N0	M0
ⅠA 期	T1a, b	N0	M0
ⅠB 期	T2a	N0	M0
ⅡA 期	T1a, b	N1	M0
	T2a	N1	M0
	T2b	N0	M0
ⅡB 期	T2b	N1	M0
	T3	N0	M0
ⅢA 期	T1a, b, T2a, b	N2	M0
	T3	N1, N2	M0
	T4	N0, N1	M0
ⅢB 期	T4	N2, N3	M0
	T1a, b; T2a, b; T3	N3	M0
ⅣA 期	任何 T	任何 N	M1a, b

1. 一般原则

（1）非小细胞肺癌患者的治疗可在包括肿瘤放疗科、肿瘤外科、肿瘤内科、病理科和放射科等医生在内的多学科小组共同研究和讨论后决定。

（2）治疗方案的确定应依据患者年龄、性别、体力状况、体重下降、内科合并症、吸烟史、肺功能、分期等因素和患方意愿，来确定治疗的目的是根治还是姑息。

2. 治疗方法选择依据

对于根治的患者主要以临床分期选择治疗方法。

（1）Ⅰ期　可以选择标准的手术治疗和立体定向体部放疗新技术。手术是目前的标准治疗，手术后 5 年生存率为 50%，标准肺叶切除术的手术死亡率为 3%。立体定向体部放疗的疗效已经大幅度提高，日本、荷兰的大宗病例报道其 5 年生存率为 51%，死亡率为 0%。

（2）Ⅱ期　首选手术。此期大部分患者都有肺门淋巴结转移或肿瘤较大，应首选手术。

（3）Ⅲ期　首选同步放化疗。应采用适形放疗或调强放疗，以减少肿瘤周围正常组织受照剂量，尽可能避免因可处理的急性毒性反应（3 度食管炎或血液学毒性）而中断治疗或减少治疗剂量。

同步放化疗方案：顺铂 $50mg/m^2$，d1、d8、d29、d36，依托泊苷 $50mg/m^2$，d1~d5、d29~d33，同期胸部放疗；顺铂 $100mg/m^2$，d1、d29 长春碱 $5mg/m^2$，每周 1 次×5，同期胸部放疗；紫杉醇 $45mg/m^2$，输注 1 小时，每周 1 次，卡铂 AUC = 2mg/（ml·min），输注 0.5 小时，每周 1 次，同期胸部放疗 60~66Gy。随机研究资料支持含顺铂的方案优于含卡铂的方案。

（4）Ⅳ期　放疗可用于原发灶或远处转移灶的姑息治疗，以减轻疼痛、避免截瘫，提高生活质量。对于单发脑转移、肾上腺转移的患者，应结合其他因素力争根治。

3. 术后放疗

（1）如果术后病理纵隔淋巴结阳性（pN2），术后应接受辅助化疗，然后行放疗。

（2）对于切缘阳性的肿瘤患者，如果身体状况允许则推荐术后行同步化放疗。放疗应尽早开始，因为局部复发是这部分患者最常见的复发模式。

【放疗方法及实施】

1. 体位固定

根据患者的一般情况和治疗需要通常选取仰卧位。采取头枕、真空垫、热塑胸膜等定位辅助器材固定体位。激光灯摆位。

2. 定位（靶区）

（1）模拟定位机定位，但是强烈推荐具备条件的单位采用 CT 模拟定位。放疗靶区应基于与放疗体位相同的 CT 图像。使用静脉造影剂以更好地勾画靶区，尤其是对于存在中央型肿瘤或者淋巴结转移的患者。伴有明显肺不张或静脉造影剂禁用的患者首选 PET-CT 检查。PET-CT 能够明显改善靶区制定的准确性。

（2）对准备进行诱导化疗的患者，应设法取得在诱导化疗前的基线 CT 图像。然而，对肺功能受损的患者，或初始肿瘤体积太大的患者，诱导化疗后放疗的靶区可以仅包括化疗后的肿瘤体积，以避免过大的肺毒性。

（3）光子射线（X 线、$^{60}Co\gamma$ 线、质子线）的能量应当根据肿瘤的解剖部位和光束角度进行个体化的设定。一般使用 4~10 MV 能量的光子射线，以使射线穿过低密度的肺组织进入肿瘤组织。如果患者有大的纵隔肿瘤或者肿瘤靠近胸壁，则可考虑使用 15 MV 或者 18 MV 能量的光子射线以获得更佳的剂量分布。

（4）在某些情况下，比如受照的正常肺组织体积较大或肿瘤靠近重要器官组织（脊髓），可考虑使用调强放疗（IMRT）以提高肿瘤靶区的治疗剂量，避免过度照射正常组织。与三维适形放疗相比，IMRT能够显著降低放射性肺炎的发生风险并且改善患者的总生存结果。在严格的治疗规范下，可以使用质子治疗。在使用质子治疗时，应每日进行图像引导以保证治疗质量。图像引导放射治疗（IGRT）的模式应当根据医疗机构的使用经验选用。

（5）如果有必要并且条件可行，就应该控制患者的呼吸运动。解决肿瘤运动的可行方法包括：①包含运动的检查方法如慢速CT扫描、吸气和呼气屏气CT、四维（4-D）呼吸相关CT。②使用外部呼吸信号或者使用内部基准标志的呼吸门控技术。③屏气方法，包括深吸气后屏气、主动呼吸控制（ABC）装置、不予呼吸监测的自我屏气方法。④依靠腹部压迫的强制性浅呼吸。⑤实时肿瘤跟踪技术。

3. 治疗计划

（1）剂量应以95%的靶体积定义处方剂量，并常规进行组织密度校正。

（2）术前放疗，推荐使用45~50Gy的剂量并分割为每次1.8~2.0Gy。有研究报道术前放疗使用大于50Gy的剂量具有安全性，并获得更好的生存结果。但是，这种放疗剂量只能由经验丰富的放疗团队实施。

（3）术后的放疗剂量应根据切缘状态制定。完全切除且切缘阴性推荐50Gy/25次，镜下切缘阳性推荐60Gy/30f；大体肿瘤残存：66~70Gy/33~35次+同步化疗。手术后患者肺组织对于放疗的耐受性显著低于双肺完整的患者，应尽可能降低放疗的剂量。应更保守地考虑对正常肺组织的剂量限制。

①Ⅰ期，BED应≥100Gy。

②局部晚期Ⅲa和Ⅲb期根治性单纯放疗的常用剂量为60~70 Gy/30~35次。对于接受单纯放疗的Ⅰ~Ⅱ期患者或接受同步化放疗的Ⅲ期患者，放疗剂量可能是一个影响总生存的重要因素。

③关于治疗体积，应当按照ICRU-62指南，根据大体肿瘤靶区（GTV）、加上微小病灶的临床靶区（CTV）边、靶区运动的内靶区（ITV）边缘以及每日靶区定位误差边缘来制定计划靶区（PTV）。GTV应限于CT或者PET-CT上可见的肿瘤（包括原发肿瘤和转移淋巴结）。Ⅰ期SBRT单列，Ⅰ期、Ⅱ期、Ⅲ期：推荐标准靶区勾画。GTV包括CT上显示的原发肿瘤、短径大于1cm或PET上SUV值大于2.5的淋巴结，原发肿瘤区在肺窗中勾画，纵隔病变则在纵隔窗勾画→CTV（原发灶鳞癌外扩6mm、腺癌8mm，包括阳性淋巴结，不预防照射淋巴引流区）→根据模拟机下肿瘤运动情况确定呼吸运动幅度（ITV）→PTV=CTV+呼吸运动+摆位误差，主管医生可以根据靶区周围重要器官情况适当修改CTV，如果病人有梗阻性肺不张，治疗中每2周胸透或胸片观察复张情况，及时进行再次定位和计划设计。

④关于淋巴结区域的CTV，选择性淋巴结照射（ENI）的使用目前仍存争议，应当在综合考虑肿瘤体积、邻近正常组织的剂量学参数以及患者的合并症情况之后制定个体化的计划。研究证明仅给予累及野高剂量而不予ENI的放疗方式能够使用更高的放射剂量，且毒性反应可接受，孤立淋巴结复发风险低。

⑤对于接受术后放疗的患者，CTV应当包含支气管干以及高危引流淋巴结站。

⑥有必要评估重要组织器官的剂量体积直方图（DVH），以限制肺、心脏、食管、臂丛神经和脊髓的受照剂量，从而尽可能减轻正常组织的毒性反应。这些限制大多是根据经验制定的。

⑦SBRT 的分割方案范围从单次分割到 3 次分割、4 次分割以及 5 次分割不等。最适合的分割数目可根据肿瘤体积和放疗总剂量来进行计算，当累积生物等效剂量（BED）≥100 Gy 时能够为患者带来更多生存获益。SBRT 对周边正常组织的损伤会大于常规分割放疗，应当严格遵守 SBRT 正常组织的剂量限制。

4. 验证

物理师完成治疗计划后，主管医师、副主任以上医师评价并确认计划。物理师、医师均需在计划上签字。

首次治疗时，主管医师应与物理师及技师共同参与摆位并进行加速器上的治疗验证，拍摄并留取验证片，保证治疗的准确进行。以后每周拍摄验证片。IMRT 治疗物理师还需行剂量验证。SBRT 等大剂量分割照射，建议每天进行 IGRT 验证。

5. 质量评估

放射治疗实施中，医师每周检查患者，并核查放射治疗单，检测血常规及观察治疗反应，及时对症处理。

6. 操作注意事项

（1）双锁骨上区不需做常规预防照射。

（2）如果患者开始治疗时有肺不张等情况，建议每周透视 1 次，了解肿块退缩及肺复张情况，有必要时及时更改放射野。

（3）如果胸部和双锁骨上分野照射，要注意两照射野之间的间隙，避免脊髓超量。

【疗效及毒性作用】

1. 疗效评估

（1）疗效随访起止时间从同步放化疗结束后开始直至患者肿瘤进展、死亡。首次放后 1 个月，此后每 3 个月随访 1 次（2 年内），每 6 个月全身评价 1 次（2~5 年），直到患者死亡或临床怀疑病情进展。

（2）随访项目　血常规、生化、ECG、脑增强 CT 或 MRI、胸部增强 CT、腹部 B 超或 CT（B 超可疑时要用腹部 CT 证实）、双侧锁骨上 B 超，骨扫描（间隔 6 个月，如果已做 PET，则可选择），如有条件 PET/CT 可选择。

2. 毒性作用

（1）血液毒性反应在放化疗综合治疗中较常见。如果同步放化疗中出现 3 级或 3 级以上的非血液毒性，或 3~4 级发热性中性粒细胞下降或 4 级中性粒细胞下降持续 7 天以上，停化疗。

（2）放射性肺炎是放疗中较常见的并发症。放射性肺炎的发生与患者的年龄、既往化疗史、肺脏本身的状态、肺接受照射的剂量、照射体积、剂量分割等诸多因素有关。临床症状出现在放射治疗开始后的 1~3 个月，早期的症状为低热、干咳、胸闷，较严重者有高热、气急、胸痛。查体在受照肺野区域可闻及啰音，有实变表现。部分患者有胸膜擦音和（或）胸腔积液的表现。较严重者出现呼吸窘迫，甚至死亡。放射性肺炎的诊断还要参照病史、放射治疗计划、症状、血常规、影像学检查等综合判断。

急性放射性肺炎一般采用肾上腺皮质激素治疗。首次用足量，待临床症状改善并维持一段治疗时间后逐步减量（推荐甲泼尼龙首次 60~80mg，症状控制 5~7 天逐渐减量 1/3~1/4，必要时复查胸片或 CT，减量至 20~25mg 等量转换口服，逐减至停）。多数急性放射性肺炎患者同时伴有细菌感染，应该同时使用抗生素。也可采用吸氧、补充维生素 C、中药对症等辅助治疗。

（3）放射性肺纤维化是一种晚期放射性肺损伤，常发生在放疗后 3 个月以后，在 1~2 年后趋于稳定，在影像学检查中明显。

（4）放射性食管炎　在纵隔放疗中很常见。一般出现于放疗开始后的 2~3 周。主要为食管黏膜反应。在放化疗同步治疗中出现还会提前，程度也会加重。患者表现为进食疼痛，胸骨后疼痛或烧灼感。食管炎一般采取对症治疗，如黏膜保护剂康复新液、洁维乐、爱维治，必要时应用激素、黏膜表面麻醉剂、止痛药（芬太尼）等。同时嘱患者进软食，避免酸、辣刺激性食物或过热的，硬的食物。晚期食管反应表现为食管狭窄、溃疡、穿孔或形成瘘管。

（5）心脏反应　在放疗期间产生的急性放射性心脏反应常常呈改亚临床的表现。心电图、心功能检查可发现心电图 ST–T 段改变以及心脏收缩力减弱。在放化疗同步治疗中需要关注某些化疗药物协同增加放射线对心脏的毒性。在制定胸部放疗治疗计划时需要把心脏作为危及器官进行评估。

（6）放射性脊髓炎　在脊髓耐受剂量限值内很少发生，发生的也常为一过性的脊髓损伤，在放疗结束后或数月后发现。临床表现为患者低头时出现背部自头侧向下的触电感，放射到双臂。若脊髓受照剂量在耐受剂量以内，患者的上述症状可自行消失。营养神经类药物可作辅助治疗使用。

（7）臂丛神经损伤　常见于上肺 SBRT、肺尖癌、锁骨上区淋巴转移的高剂量照射后。

（8）肋骨骨折　常见于 SBRT 或肋骨高剂量照射后，一般发生于放疗后数年，表现为照射野内肋骨骨折。可以是无症状，无骨痂形成，一般不需特殊处理。

（9）放射性皮肤损伤　轻重不等，多野适形放疗比常规对穿照射大大降低放射性皮肤损伤。建议对症治疗，使用重组人表皮生长因子等。

【随访】

放疗或放化疗结束后，2 年之内每 3 个月随访 1 次，2~5 年每半年 1 次，5 年之后每年 1 次。随访项目：血常规、生化、相关肿瘤标志物、胸 CT、上腹和锁骨上超声、脑核磁、骨扫描等。骨扫描每半年 1 次，其他项目每次都应检查。

二、小细胞肺癌

【诊断标准】

诊断前应有详细的病史、体检及必要的辅助检查。诊断一般均要有病理学或细胞学的依据。常用的病理诊断方法：细胞学（痰、胸水、胸腔积液）、纤维支气管镜、纵隔镜、锁骨上淋巴结活检、胸腔镜、CT 引导下肺穿刺活检、支气管内镜超声（EUBS）下活检等检查。无法得到病理的患者需要多种影像学检查（CT、PET 等），并由肺癌多学科联合会诊做出诊断。

【分期】

小细胞肺癌（SCLC）临床分期检查包括：详细的病史和体格检查；影像学检查包括胸部CT、腹部CT检查（包括肝脏、肾上腺）；头颅MRI（优选）或CT检查（10%~15%的小细胞肺癌患者头颅影像学检查结果为阳性，其中30%的患者无症状），骨扫描（30%的没有骨痛或ALP正常的小细胞肺癌患者骨扫描结果为阳性），PET可选做。

（1）根据美国退伍军人医院肺癌研究组分期标准分为：

①局限期　病变局限于一侧胸腔，可以被单一放射野包括，其中对侧纵隔和同侧锁骨上区淋巴结转移视为局限期病变。

②广泛期　病变超过一侧胸腔，胸膜、心包侵犯，或血行转移（大约2/3的患者血行转移器官为对侧肺组织、肝脏、肾上腺、脑、骨或骨髓），其中对侧肺门和对侧锁骨上区淋巴结转移视为广泛期病变。

（2）根据国际肺癌研究联合会（IASLC）：

①局限期　指肿瘤局限于半侧胸内及其所引流的区域淋巴结、双侧的纵隔淋巴结和双侧的锁骨上淋巴结。同侧的胸水不管其细胞学是否阳性。左喉返神经受累、上腔静脉阻塞也列为局限期。

②广泛期　超出上述范围，心包受累、双肺间质受累。

③也可采用AJCC（2009年）第7版非小细胞肺癌的TNM分期同时进行分期。

【治疗原则】

（1）目前小细胞肺癌的治疗仍多采用美国退伍军人医院肺癌研究组分期和国际肺癌研究联合会的分期方法来分类治疗。

（2）局限期　全身化疗加胸部放疗的综合治疗是基本模式。化疗方案推荐4-6个周期的顺铂加VP16。建议胸部放疗和化疗同步进行。如果采用序贯化放疗，诱导化疗建议不超过2个周期。延迟放疗开始时间有可能降低治疗疗效。

（3）广泛期　应以化疗为主。根据患者情况、病变累及的范围以及全身化疗的反应，选择性地给予胸部放疗或转移部位（脑转移、骨转移、上腔静脉压迫症等）的放疗。

小细胞肺癌骨转移，对一般情况好、预计生存期长的患者，可采取积极的治疗，给予少分次放射治疗，而对于那些病情相对较重，行动又不方便，无望长期生存的患者，应采取更少分次或单次放射治疗（8Gy/次）。有症状的脑转移患者先行全脑放疗（证据2A）。

（4）脑预防照射：

①局限期和广泛期小细胞肺癌患者，经过治疗获得完全缓解或接近完全缓解（Ⅰ类证据），应该给予脑预防性照射。

②初始治疗获得部分缓解的病人也可考虑给予脑预防性照射。然而对于合并多种并发症、PS评分（3~4）、精神障碍患者不推荐脑预防性照射。

【放疗方法及实施】

1. 体位固定

根据患者的一般情况和治疗需要通常选取仰卧位。采取头枕、真空垫、热塑胸膜等定位辅助器材固定体位。激光灯摆位。

2. 定位（靶区）

可行模拟定位机定位的常规放疗，但是强烈推荐具备条件的单位采用 CT 模拟定位的三维适形放疗。放疗靶区应基于与放疗体位相同的 CT 图像。使用静脉造影剂以更好地勾画靶区，尤其是对于存在中央型肿瘤或者淋巴结转移的患者。伴有明显肺不张或禁用静脉造影剂的患者首选 PET – CT 检查。PET – CT 能够明显改善靶区制定的准确性。

局限期 SCLC 同步放化疗，优先选择三维适形放疗，放疗靶区勾画参考制定放疗计划时的 CT，但是应该参考化疗前即初诊时的 CT 图像。原发灶应该以化疗后的肿瘤体积为靶区基本区域，CTV = GTV + 8mm，PTV = CTV + ITV + 6mm，淋巴结以化疗前的受侵区域范围来定位。

3. 治疗计划

根据患者病情采用根治性和姑息性放疗的剂量。在对所有患者制定放疗计划时均应针对组织密度异质性进行校正。

（1）局限期 SCLC 放射治疗　胸部放疗应该在第 1 或第 2 周期化疗开始时同步进行，放疗方案：45Gy/30 次，1.5Gy/次，每日 2 次，3 周或 60 ~ 70Gy，1.8 ~ 2.0Gy/次，5 次/周。PS 评分（0 ~ 2），同步放化疗优于序贯放化疗（Ⅰ类证据）。EP/EC 方案是局限期小细胞肺癌患者的标准化疗方案，其中 EP 方案化疗联合胸部同步放疗是局限期小细胞肺癌患者的标准治疗方案（Ⅰ类证据），具体如下：顺铂 $60mg/m^2$ d1；足叶乙苷 $120mg/m^2$ d1，d2，d3，共 4 周期。放疗可以和第 1 周期化疗同时进行，或与第 2 周期化疗同步进行，化疗开始时间与放疗结束时间不能超过 30 天。应该注意同步化放疗引起的食管炎等并发症。

（2）广泛期 SCLC 放疗　在使用化疗的同时，根据患者情况对有明显临床症状的原发早或转移灶给予姑息性放射治疗。可采用常规分割或大剂量分割照射。

脑预防性照射：采用两侧野相对照射，剂量一般以颅中央平面计算。脑预防照射不能与化疗同步进行，推荐放疗剂量：25Gy/10 次。

有必要评估重要组织器官的剂量体积直方图（DVH），以限制肺、心脏、食管、臂丛神经和脊髓的受照剂量，从而尽可能减轻正常组织的毒性反应。

4. 验证

物理师完成治疗计划后，主管医师、副主任以上医师确认并评价计划。物理师、医师均需在计划上签字。

首次治疗时，主管医师应与物理师及技师共同参与摆位并进行加速器上的治疗验证，拍摄并留取验证片，保证治疗的准确进行。以后每周拍摄验证片。

5. 质量评估

放射治疗实施中，医师每周检查患者，并核查放射治疗单，检测血常规及观察治疗反应，及时对症处理。

6. 操作注意事项

双锁骨上区不需做常规预防照射。

如果患者开始治疗时有肺不张等情况，建议每周透视一次，了解肿块退缩及肺复张情况，有必要时及时更改放射野。

如果胸部和双锁骨上分野照射，要注意两照射野之间的间隙，避免脊髓超量。

【疗效及不良反应】

1. 疗效评估

疗效随访起止时间从同步放化疗结束后开始直至患者肿瘤进展、死亡。首次放后1个月，此后每3月随访一次（2年内），每6个月一次（2~5年），直到患者死亡或临床怀疑病情进展。

随访项目：血常规、生化、ECG、脑增强CT或MRI、胸部增强CT、腹部B超或CT（B超可疑时要用腹部CT证实）、双侧锁骨上B超，骨扫描（间隔6个月，如果已做PET，则可选择），如有条件PET/CT可选择。

2. 不良反应

（1）血液不良反应在放化疗综合治疗中较常见。如果同步放化疗中出现3级或3级以上的非血液毒性，或3~4级发热性中性粒细胞下降或4级中性粒细胞下降持续7天以上，停化疗。

（2）放射性肺炎是放疗中较常见而且较严重的并发症。放射性肺炎的发生与患者的年龄、既往化疗史、肺脏本身的状态、肺接受照射的剂量、照射体积、剂量分割等诸多因素有关。临床症状出现在放射治疗开始后的1~3个月，早期症状为低热、干咳、胸闷，较严重者有高热、气急、胸痛。查体在受照肺野区域可闻及啰音，有实变表现。部分患者有胸膜摩擦音和（或）胸腔积液的表现。较严重者出现呼吸窘迫，甚至肺源性心脏病导致死亡。放射性肺炎的诊断还要参照病史、放射治疗计划、症状、血常规、影像学检查等综合判断。

急性放射性肺炎一般采用肾上腺皮质激素治疗。首次用足量，待临床症状改善并维持一段治疗后逐步减量（推荐甲强龙首次60~80mg，症状控制5~7天逐渐减量1/3~1/4，必要时复查胸片或CT，减量至20~25mg等量转换口服，逐减至停）。多数急性放射性肺炎患者同时伴有细菌感染，应该同时使用抗生素。也可采用吸氧、补充维生素C、中药对症等辅助治疗。

（3）放射性肺纤维化是一种晚期放射性肺损伤。常发生在放疗后3个月以后，在1~2年后趋于稳定。在影像学检查中明显。

（4）放射性食管炎　在纵隔放疗中很常见。一般出现于放疗开始后的2~3周。主要为食管黏膜反应。在放化疗同步治疗中出现还会提前，程度也会加重。患者表现为进食疼痛，胸骨后疼痛或烧灼感。食管炎一般采取对症治疗，如黏膜保护剂康复新液、洁维乐、爱维治、必要时应用激素、黏膜表面麻醉剂、止痛药（芬太尼）等。同时嘱患者进软食，避免酸、辣刺激性食物或过热的、硬的食物。晚期食管反应表现为食管狭窄、溃疡、穿孔或形成瘘管。

（5）心脏反应　在放疗期间产生的急性放射性心脏反应常常是亚临床的。心电图、心功能检查可发现心电图ST-T段改变以及心脏收缩力减弱。在放化疗同步治疗中需要关注某些化疗药物协同增加放射线对心脏的毒性。目前尚无有效治疗手段。在制定胸部放疗治疗计划时需要把心脏作为危及器官进行评估。

（6）放射性脊髓炎　在脊髓耐受剂量限值内很少发生，发生的也常为一过性的脊髓损伤，在放疗结束后或数月后发现。临床表现为患者低头时出现背部自头侧向下的触电感，放射到双臂。若脊髓受照剂量在耐受剂量以内，患者的上述症状可自行消失。营养神经类药物可作辅助治疗使用。

（7）臂丛神经损伤　常见于上肺 SBRT，肺尖癌，锁骨上区淋巴转移的高剂量照射后。

（8）肋骨骨折：常见于 SBRT 或肋骨高剂量照射后，一般发生于放疗后数年，表现为照射野内肋骨骨折。可以是无症状，无骨痂形成，一般不需特殊处理。

（9）放射性皮肤损伤　轻重不等，多野适形放疗比常规对穿照射大大降低放射性皮肤损伤。建议对症治疗，使用重组人表皮生长因子等。

【随访】

放疗或放化疗结束后，2 年之内每 3 个月随访 1 次，2~5 年每半年 1 次，5 年之后每年 1 次。

随访项目：血常规、生化、相关肿瘤标志物、胸 CT、上腹和锁骨上超声、脑核磁、骨扫描等。骨扫描每半年 1 次，其他项目每次都应检查。

第二节　食　管　癌

食管癌发病率占全球所有恶性肿瘤的第 9 位，发展中国家发病率尤高。我国是高发国家，20 世纪 90 年代的调查显示食管癌死亡率占所有恶性肿瘤的第 4 位。主要高发区为华北三省交界地区、川北、鄂豫皖交界区、闽南和广东北部、苏北地区、新疆哈萨克族聚居区等。河南林县尤其高发，年死亡率高达 200/10 万以上，发病率男性明显高于女性，高发年龄为 60~64 岁。

食管癌病因与吸烟、饮酒、亚硝胺、病毒感染及理化因素慢性损伤等因素有关，高发区以鳞癌最常见，多见男性，与吸烟、饮酒有一定关系，非高发区以腺癌常见（如北美及一些西欧国家），与 Barrett 食管、胃食管反流、食管裂孔疝有关。

【食管癌的分段】

采用国际抗癌联盟食管分段标准：颈段自环状软骨到胸腔入口（下界胸骨上切迹）。胸内分三段：胸上段从胸腔入口到气管分叉（下界距门齿约 24cm）；胸中段为将气管分叉到食管胃交界部全长二等分的上半部（下界距门齿约 32cm）；胸下段为上述二等分的下半部（下界据门齿约 40cm）。

【食管癌的分类】

1. 早期食管癌

包括隐伏型、糜烂型、斑块型和乳头型。

2. 中晚期食管癌

包括髓质型、蕈伞型、溃疡型、缩窄型和腔内型等。

【食管癌的诊断及分期】

1. 临床表现

吞咽食物时有胸骨后烧灼感、摩擦感、针刺痛，食物通过缓慢或滞留感。吞咽食物时有哽咽感、异物感，胸骨后疼痛一般是早期食管癌的症状，而出现明显的吞咽困难一般提示食管病变为进展期。声音嘶哑常见于喉返神经受压时，出现胸痛、呛咳、发热等，应考虑有食管穿孔的可能。

2. 治疗前分期检查

（1）血液生化检查　包括血常规、生化、肿瘤标志物。另外，食管癌患者血液碱性磷酸酶或血钙升高考虑骨转移的可能，血液碱性磷酸酶、门冬氨酸氨基转移酶、乳酸脱氢酶或胆红素升高考虑肝转移的可能。

（2）影像学检查

①食管 X 线钡餐检查是可疑食管癌患者影像学诊断的首选。

②CT 检查　胸部 CT 检查目前主要用于食管癌临床分期、确定治疗方案和治疗后随访，增强扫描有利于提高诊断准确率。CT 能够观察肿瘤外侵范围，T 分期的准确率较高，可以帮助临床判断肿瘤切除性及制定放疗计划；对有远处转移者，可以避免不必要的探查术。

③超声检查　主要用于发现腹部脏器、腹部及颈部淋巴结有无转移。

④超声内镜检查　能够更准确地观察肿瘤外侵程度，提高 T 分期的准确率。

⑤MRI 和 PET - CT 检查　均不作为常规应用。MRI 和 PET - CT 检查有助于鉴别放化疗后肿瘤未控、复发和瘢痕组织；PET 检查还能发现胸部以外更多的远处转移。

⑥内镜检查是食管癌诊断中最重要的手段之一，对于食管癌的定性、定位诊断和手术方案的选择有重要的作用。对拟行手术治疗的患者是必需的常规检查项目。

3. 治疗后分期

目前食管癌的分期采用国际抗癌联盟（UICC）2002 年公布的食管癌国际分期（表5 - 1）。

表 5 - 1　食管癌的国际 TNM 分期（UICC，2002 年）

分期	TNM0
0	Tis，N0，M0
Ⅰ期	T1，N0，M0
ⅡA 期	T2，N0，M0
	T3，N0，M0
ⅡB 期	T1，N1，M0
	T2，N1，M0
Ⅲ期	T3，N1，M0
	T4，任何 N0，M0
ⅣA 期	任何 T，任何 N，M1a
ⅣB 期	任何 T，任何 N，M1b

食管癌 TNM 分期中 T、N、M 的定义（UICC，2002 年）如下。

原发肿瘤（T）

Tx：原发肿瘤不能评估；

T0：没有原发肿瘤的证据；

Tis：原位癌；

T1：肿瘤侵及黏膜层或黏膜下层；

T2：肿瘤侵及肌层；

T3：肿瘤侵及食管纤维膜；

T4：肿瘤侵及邻近结构。

区域淋巴结（N）

Nx：区域淋巴结不能评估；

N0：无区域淋巴结转移；

N1：区域淋巴结转移。

远处转移（M）

Mx：远处转移不能评估；

M0：无远处转移；

M1：有远处转移。

对于食管胸下段肿瘤

M1a：腹腔淋巴结转移；

M1b：其他远隔转移。

对于食管胸上段肿瘤

M1a：颈部淋巴结转移；

M1b：其他远隔转移。

对于食管胸中段肿瘤

M1a：未明确；

M1b：非区域淋巴结或远隔转移。

食管癌规范化诊疗流程见图 5 - 1。

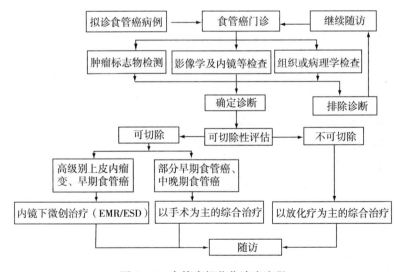

图 5 - 1　食管癌规范化诊疗流程

【治疗原则】

临床上应采取综合治疗的原则，即根据患者的机体状况、肿瘤的病理类型、侵犯范围（病期）和发展趋向，有计划地、合理地应用现有的治疗手段，以期最大幅度地根治、控制肿瘤和提高治愈率，改善患者的生活质量。对拟行放、化疗的患者，应做Karnofsky或ECOG评分。

食管癌的治疗主要分为手术治疗、放射治疗和化学治疗。

【治疗方法】

1. 手术治疗

（1）下列情况可行手术治疗（手术适应证）：

①Ⅰ期、Ⅱ期和部分Ⅲ期（T3N1M0和部分T4N1M0）食管癌。

②食管癌放疗后复发，无远处转移，一般情况能耐受手术者。

（2）下列情况不应进行手术治疗（手术禁忌证）：

①诊断明确的Ⅳ期、部分Ⅲ期（侵及主动脉及气管的T4病变）食管癌患者。

②心肺功能差或合并其他重要器官、系统严重疾病，不能耐受手术者。

2. 放射治疗

食管癌放疗包括根治性放疗、同步放化疗、姑息性放疗、术前和术后放疗等。

【原则】

（1）除急诊情况外，应在治疗前完成必要的辅助检查和全面的治疗计划。

（2）术前同期放化疗患者在完成治疗4~6周后行上消化道内镜检查及CT检查。如肿瘤消退，可手术或观察；如果持续存在或局部复发，应行食管切除术或其他姑息性手术；如远处转移则行姑息治疗（化疗、内镜）。

（3）术后放疗设计应参考患者手术病理报告和手术记录。

（4）同步放化疗时剂量为（50.0~59.4）Gy/（5.0~6.5）周（1.8~2.0Gy/d）。单纯放疗时剂量为95%PTV（50~70）Gy/（5~7）周。术后放疗时剂量为95%PTV（45~50）Gy/（4~5）周。

（5）正常组织剂量限值 肺平均剂量≤13Gy，两肺V_{20}≤30%，两肺V_5≤60%；脊髓剂量：≤45Gy/6周；心脏：V_{40}≤50%；术后胸腔胃：V_{40}≤40%~50%，D_{max}≤50Gy。

【靶区勾画】

1. 根治性放射治疗

（1）较早期食管癌（临床Ⅰ~ⅡA期T1~2N0M0）

①GTV 以影像学（如食管造影片）和内窥镜［食管镜和（或）腔内超声］或PET-CT可见的肿瘤长度；CT片（纵隔窗和肺窗）显示原发肿瘤的（左右前后）大小为GTV。

②CTV 在GTV左右前后方向均放0.8cm（平面），外放后根据解剖屏障做调整，病变上下（在GTV上下方向）各外放3~5cm。

③PTV CTV的基础上根据各单位具体情况外放。

（2）中晚期食管癌［原发肿瘤较大（≥T3）和（或）CT扫描片显示肿大淋巴结（Ⅱb~Ⅳ期］

①GTV 以影像学（如食管造影片）和内窥镜［食管镜和（或）腔内超声］或PET-CT可见的肿瘤长度及CT片（纵隔窗和肺窗）显示原发肿瘤的（左右前后）大小为GTV；CT片显示的肿大淋巴结为GTVnd。

②CTV 包括（GTV和GTVnd）外扩+预防照射的淋巴引流区。在GTV和GTVnd

左右前后方向均放 0.8cm（平面），外放后将解剖屏障包括在内时做调整，病变上下（在 GTV 上下方向各外放 3～5cm，在 GTVnd 上下方向各外放 1.5～2.0cm）。

预防照射的淋巴引流区：上段包括锁骨上、食管旁、2 区、4 区、5 区、7 区；中段包括食管旁、2 区、4 区、5 区、7 区；下段包括食管旁、4 区、5 区、7 区和胃左、贲门周围。

③PTV　在 CTV 基础上各外放 0.5cm。

2. 术后放射治疗

（1）完全切除手术后（根治性手术）Ⅱa 期（T2～3N0M0）

①胸上段 CTV　上界至环甲膜水平；下界至隆突下 3cm。

包括吻合口、食管旁、气管旁、下颈、锁骨上、2 区、4 区、5 区、7 区等相应淋巴引流区。

②胸中下段 CTV　上界至胸 1 椎体上缘；下界至瘤床下缘 2～3cm；包括锁骨头水平气管周围的淋巴结及相应纵隔的淋巴引流区（如食管旁、气管旁、下颈、锁骨上、2 区、4 区、5 区、7 区等相应淋巴引流区）。

③PTV　在 CTV 基础上均放 0.5cm。

（2）Ⅱb～Ⅲ期

①上段食管癌患者的照射范围 CTV 与淋巴结阴性组相同：上界至环甲膜水平；下界至隆突下 3～4cm；包括吻合口、食管旁、气管旁、锁骨上、2 区、4 区、5 区、7 区等相应淋巴引流区。

②中下段食管癌 CTV　原发病变的长度 + 病变上下各外放 5cm + 相应淋巴引流区。（按此标准勾画靶区时，中段食管癌患者的上界建议设在 T1 上缘，便于包括 2 区的淋巴引流区）。

③PTV　在 CTV 基础上均放 0.5cm。

【放疗反应及处理】

1. 放化疗常见副反应

消化道反应、骨髓抑制、全身乏力、照射区皮肤发黑、放射性食管炎、气管反应、放射性肺炎、穿孔等。

2. 放疗反应处理

（1）放射性肺炎　观察，若出现连续性发热、憋气症状等，诊断放射性肺炎后一般应停止放疗，给予抗生素和激素治疗。

（2）放射性食管炎　消除患者误认为病情加重的思想负担，解释其原因；轻者观察，重者则给予输液及（或）适当少量的激素和抗生素治疗。

（3）穿孔　明确穿孔原因，给予抗炎、鼻饲或胃造瘘、促进蛋白合成药物治疗。

3. 化学治疗。

食管癌化疗分为姑息性化疗、新辅助化疗（术前）、辅助化疗（术后）。

【原则】

（1）必须掌握临床适应证。

（2）必须强调治疗方案的规范化和个体化。

【常用方案】

食管鳞癌 DDP + 5 - FU（顺铂加氟尿嘧啶）是最常用的化疗方案，其他可选择的有：DDP + TXT（顺铂加多西紫杉醇），DDP + PTX（顺铂加紫杉醇），Oxaliplatin + 5 - FU（奥沙利铂加氟尿嘧啶）

【食管癌分期治疗模式】

1. Ⅰ期（T1N0M0）

首选手术治疗。如心肺功能差或不愿手术者，可行根治性放疗。完全性切除的Ⅰ期食管癌患者，术后不行辅助放疗或化疗。内镜下黏膜切除仅限于黏膜癌，而黏膜下癌应该行标准食管癌切除术。

2. Ⅱ期（T2 ~ 3N0M0、T1 ~ 2N1M0）

首选手术治疗。如心肺功能差或不愿手术者，可行根治性放疗。完全性切除的T2N0M0患者，术后不行辅助放疗或化疗。对于完全性切除的T3N0M0和T1 ~ 2N1M0患者，术后行辅助放疗可能提高5年生存率。对于食管鳞癌，不推荐术后化疗。对于食管腺癌，可以选择术后辅助化疗。

3. Ⅲ期（T3N1M0、T4N0 ~ 1M0）

（1）对于T3N1M0和部分T4N0 ~ 1M0（侵及心包、膈肌和胸膜）患者，目前仍首选手术治疗，与单一手术相比，术前同步放化疗可能提高患者的总生存率。

（2）与单纯手术相比较，不推荐术前化疗。对于术前检查发现肿瘤外侵明显，外科手术不易彻底切除的食管癌，通过术前放疗可以增加切除率和生存率。

（3）对于不能手术的Ⅲ期患者，目前的标准治疗是同步放化疗（含铂方案的化疗联合放射治疗）。

（4）对于以上Ⅲ期患者，术后行辅助放疗可能提高5年生存率。对于食管鳞癌患者，不推荐术后化疗。对于食管腺癌患者，可以选择术后辅助化疗。

4. Ⅳ期（任何T，任何N，M1a；任何T，任何N，M1b）

（1）以姑息治疗为主要手段，加或不加化疗，治疗目的为延长生命，提高生活质量。

（2）姑息治疗主要包括内镜治疗（包括食管扩张、食管支架等治疗）和止痛对症治疗。

5. 局部复发治疗

（1）局部复发者，未做过放化疗，首选放疗同步5 - FU + 顺铂化疗及其他选择，包括内镜治疗。

（2）对于吻合口复发患者，可考虑再切除。

（3）放化疗后出现的局部复发，应判断是否能耐受手术及技术上是否能切除。不能耐受手术或放化疗后仍不可切除的复发病例，可给予近距离放疗、激光治疗、光动力学疗法或其他支持治疗，包括食管扩张术等。若术后，又出现复发，则给予姑息治疗。

【随访】

对于新发食管癌患者应建立完整病案和相关资料档案，治疗后定期随访和进行相应检查。治疗后前两年每3个月检查1次，两年后每6个月检查1次，直到4年，以后每年检查1次。

第三节　胸腺瘤

【诊断标准】

1. 临床表现

（1）胸腺瘤一般生长缓慢，30%～40%的病例无症状。它的临床症状及体征一般是由于压迫、侵犯、转移或伴随疾病而造成的。严重的病例有胸骨后疼痛、呼吸困难、胸膜渗出、心包积液、上腔静脉阻塞压迫征等症状，一般提示为浸润性胸腺瘤，预后不良。扩张方式即使是浸润性胸腺瘤也是以胸内进展为主，可向颈部延伸侵犯甲状腺。侵及胸膜及心包时会出现胸腔积液、心包积液，也可直接侵犯周围组织及器官。淋巴结转移少见，血行转移更少见。

（2）伴随疾病　重症肌无力，单纯红细胞再生障碍性贫血，获得性丙种球蛋白缺乏症，库欣综合征、系统红斑狼疮或硬皮病等。

2. 辅助检查

（1）X线检查　胸腺瘤的胸部正侧位X线诊断阳性率达到80%，当正位片阴性时，侧位片阳性占60%。X线表现为肿块位于前纵隔，紧贴于胸骨后，绝大多数位于心肌部，升主动脉前。包膜完整的肿块轮廓光滑，密度均匀或偶有斑点状钙化。如果肿瘤是浸润性生长则轮廓毛糙不规则，有明显分叶现象。

（2）CT或MRI检查　诊断阳性率达92.6%，可显示肿块的全貌，是判断肿瘤位置、范围及与周围组织结构关系的最佳方法，也可发现胸膜、心包、肺内种植转移的情况。

（3）手术探查　不能进行开胸探查术的病例，治疗前经皮针吸活检以明确病理是必要的。

3. 病理

（1）大体标本　胸腺瘤多数为实质性结节状。切面灰白色或灰黄色，常见纤维组织分割成多个小体，可有出血、坏死。约60%胸腺瘤包膜完整，与周围组织界限清楚，易被完整切除，这类称作非浸润性胸腺瘤。40%包膜不完整或无包膜，与周围组织粘连或呈浸润性生长，称为浸润性胸腺瘤。

（2）组织学分类　为了使胸腺瘤的组织学分型能更好地与疾病的侵袭性及预后联系起来，1999年WHO制定了一种最新的胸腺上皮肿瘤分类法，它采用Muller - Hermelink分类法，并根据上皮细胞形态及淋巴细胞与上皮细胞的比例进行分类，将胸腺瘤分为A、B、AB 3型，A型肿瘤由梭形肿瘤上皮细胞构成，不含非典型或肿瘤淋巴细胞；B型肿瘤由圆形上皮样细胞组成；AB型为两者混合表现，与A型相似，但含肿瘤淋巴细胞。根据上皮细胞成比例的增加和不典型肿瘤细胞的出现，又将B型肿瘤分成3种亚型：B1型、B2型、B3型。所有的胸腺癌为C型。新的WHO分类与Muller - Hermelink 分类的关系见表5－2。

表 5 – 2　新的 WHO 分类 Muller – Hermelink 分类关系

WHO 分类	Muller – Hermelink 分类
A 型胸腺瘤	髓质型胸腺瘤
AB 型胸腺瘤	混合型胸腺瘤
B1 型胸腺瘤	皮质为主型胸腺瘤
B2 型胸腺瘤	皮质型胸腺瘤
B3 型胸腺瘤	分化好的胸腺瘤
C 型胸腺瘤	胸腺癌

4. 分期

1981 年 Masaoka 分期。

Ⅰ期：肉眼所见完整的包膜，显微镜下包膜未受侵。

Ⅱ期：肉眼所见周围脂肪组织或纵隔胸膜受侵或显微镜下见心包受侵。

Ⅲ期：肉眼所见邻近器官受侵（如心包、大血管或肺）。

Ⅳa 期：胸膜或心包播散。

Ⅳb 期：淋巴系统或血行转移。

【治疗原则】

（1）外科手术　是胸腺瘤治疗的首选方法，尽可能地完整切除或尽可能多地切除肿瘤。

（2）浸润性胸腺瘤　即使外科医生认为肉眼已经"完全切除"的，也应给予术后根治性放疗。

（3）Ⅰ期非浸润性胸腺瘤　不需要常规术后放疗，术后定期复查，一旦发现复发争取二次手术后再行根治性放疗。

（4）晚期胸腺瘤（Ⅲ期、Ⅳ期）只要患者情况允许就不要轻易放弃治疗，应该积极给予放疗和（或）化疗，仍有获得长期生存的可能。

（5）术前放疗　对于难以切除的胸腺瘤可行术前放疗。

【临床操作标准】

1. 放射源

^{60}Co、高能 X 线、电子线。

2. 操作流程体位固定

（1）体位及固定　一般采用仰卧位作为治疗体位，选择适当的头枕，采用头颈肩热塑面膜或胸部热塑体膜固定体位。

（2）可行模拟定位机定位，但是强烈推荐具备条件的单位采用 CT 定位，建议增强连续扫描，层厚 5mm，扫描范围从下颌至肾上极范围。

（3）结合术前影像学资料和手术记录勾画靶区及危及器官，设计照射野，确认治疗计划。

3. 定位靶区

（1）肿瘤靶区（GTV）　胸腺肿瘤或术后残留病变为 GTV。

（2）临床靶区（CTV）　GTV 或瘤床外放 1cm。

（3）计划靶区（PTV）　CTV 外放 0.5cm，在 CTV 基础上各方向均匀外放形成 PTV。

4. 放疗剂量

（1）单纯放疗　包括胸腺瘤未能完全切除的患者、仅行活检的患者和晚期患者，给予 DT：$(50\sim70)$Gy/$(5\sim7)$周左右。

（2）手术完整切除的浸润性胸腺瘤　术后放疗剂量为 DT：$(40\sim50)$Gy/$(4\sim5)$周。

（3）危及器官体积及限量　双肺 $V_{20}\leqslant30\%$，脊髓 $\leqslant45$Gy，心脏 $V_{40}\leqslant30\%$，$V_{30}\leqslant40\%$，食管 $V_{50}\leqslant50\%$ 等。

（4）计划评估　至少 95%PTV 满足上述靶区的处方剂量，PTV 接受 >110% 的处方剂量的体积应该 <20%，PTV 接受 93% 的处方剂量的体积应 <3%，PTV 外的任何地方不能出现 >110% 处方剂量。评估包括靶区和危及器官的剂量体积直方图（DVH）的评价和逐层评价。

【疗效及不良反应】

（1）双锁骨上淋巴引流区不需要做常规预防照射。

（2）胸腺瘤合并重症肌无力时放疗应谨慎，放疗前应先用抗胆碱酯酶类药控制肌无力，放疗开始阶段剂量酌减，可以从 1Gy/次起，缓慢增加放疗剂量至 2Gy/次，治疗中要密切观察肌无力的病情变化，一旦出现肌无力危象，要及时处理。

（3）不伴重症肌无力的胸腺瘤患者放疗时一般采用常规分割 2Gy/次，5 次/周，至少每周透视 1 次，了解肿块退缩情况，对肿块退缩明显的应在 30~40Gy 后及时修改计划缩野，避免肺体积过多受照。

（4）脊髓、心包剂量不超过其耐受剂量，减少并发症。

【随访】

非浸润性胸腺瘤和浸润性胸腺瘤的 5 年生存率分别为 85%~100% 和 33%~55%。胸腺癌的 5 年和 10 年生存率分别为 33%~50% 和 0%~6.3%。手术切除程度、Masaoka分期、组织学分级及分类、治疗模式等为主要的预后影响因素。

第六章　腹部肿瘤

第一节　胃　　癌

【诊断标准】

1. 病史与体检

症状通常没有特异性，早期几乎不会有症状，以消瘦为多见，其次有吞咽困难、消化不良、易饱、厌食、恶心、腹痛、贫血、吐血、黑粪等。仔细检查颈部淋巴结和上腹部等。

2. 实验室检查

血常规、肝肾功能、CEA、CA19 - 9 等。

3. 纤维内镜和影像学检查

（1）纤维内镜检查　是胃癌诊断中最重要的手段之一，对于胃癌的定性、定位诊断和手术方案的选择有重要的作用。内镜下超声可以了解病变深度与淋巴结累及情况。内镜下活检病理检查是最重要的确诊手段。

（2）上消化道造影检查　可作为胃癌诊断首选常规检查，有助于观察肿瘤在胃腔内浸润范围、肿块部位及胃腔狭窄程度、有无幽门梗阻等，并可通过观察胃黏膜的形态、胃壁的柔软程度等，与胃炎性病变、胃壁性病变及胃淋巴瘤等相鉴别。

（3）腹部 CT　CT 检查已广泛应用于临床，有助于观察胃部肿瘤对胃壁的浸润深度、与周围脏器的关系、有无淋巴结转移和远处转移（如肝脏、卵巢、腹膜、网膜等）。

（4）其他　胸片或 CT：食管胃交界癌排除纵隔淋巴结转移。PET/CT：对于判断肿瘤的范围，尤其是有无远处转移很有意义，但不是常规检查。骨扫描：有骨痛或碱性磷酸酶增高时建议检查。

【临床分期】

采用 AJCC 第 6 版或第 7 版。

1. AJCC（第 6 版）

原发肿瘤（T）

Tx：原发肿瘤无法评估；

T0：无原发肿瘤证据；

Tis：原位癌，上皮内癌未浸润固有膜；

T1：肿瘤侵及固有膜或黏膜下层；

T2：肿瘤侵及肌层或浆膜下层*；

T2a：肿瘤侵及肌层；

T2b：肿瘤侵及浆膜下层；

T3：肿瘤穿透浆膜（脏层腹膜）*，未侵及邻近结构**；

T4：肿瘤侵及邻近结构。

注：*肿瘤穿透肌层，进入胃、结肠或肝胃韧带，或进入大网膜、小网膜，但未穿透覆盖这些结构的脏层腹膜，这种情况肿瘤就为 T2，如果穿透了这些结构的脏层腹膜肿瘤就为 T3。

**胃的邻近结构包括脾、横结肠、肝、隔肌、胰腺、腹壁、肾上腺、肾、小肠和后腹膜。肿瘤由胃壁延伸到十二指肠或食管，由包括胃在内的浸润最严重处的深度决定 T 分期。

区域淋巴结（N）

Nx：区域淋巴结转移无法评估；

N0：无区域淋巴结转移***；

N1：有 1～6 个区域淋巴结转移；

N2：有 7～15 个区域淋巴结转移；

N3：大于 15 个区域淋巴结转移。

注：***不论切除及检查的淋巴结总数，若所有淋巴结都没有转移，定为 pN0。

Mx：远处转移无法评估；

M0：无远处转移；

M1：有远处转移。

分期

0 期	TisN0M0
Ⅰ A 期	T1N0M0
Ⅰ B 期	T1N1M0，T2N0M0
Ⅱ 期	T1N2M0，T2a/bN1M0，T3N0M0
Ⅲ A 期	T2a/bN2M0，T3N1M0，T4N0M0
Ⅲ B 期	T3N2M0
Ⅳ 期	T4N1～2M0，T1～3N3M0，任何 T 任何 NM1

2. AJCC（第 7 版）

原发肿瘤（T）

Tx：原发肿瘤不能确定；

T0：无原发肿瘤证据；

Tis：原位癌，上皮内肿瘤，未侵及黏膜固有层；

T1：肿瘤侵及黏膜固有层、黏膜肌层或黏膜下层；

T1a：肿瘤侵及黏膜固有层、黏膜肌层；

T1b：肿瘤侵及黏膜下层；

T2：肿瘤侵及固有肌层；

T3：肿瘤穿透浆膜下组织，但未侵及脏层腹膜和邻近结构；

T4：肿瘤侵及浆膜层（脏层腹膜）及邻近结构；

T4a：肿瘤侵及浆膜层（脏层腹膜）；

T4b：肿瘤侵及邻近结构。

区域淋巴结（N）

Nx：淋巴结转移不能确定；

N0：无区域淋巴结转移；

N1：区域淋巴结转移 1~2 个；

N2：区域淋巴结转移 3~6 个；

N3：区域淋巴结转移 ≥7 个；

N3a：区域淋巴结转移 7~15 个；

N3b：区域淋巴结转移 ≥16 个。

远处转移（M）

M0：无远处转移；

M1：有远处转移。

分期

0 期	TisN0M0
ⅠA 期	T1N0M0
ⅠB 期	T2N0M0，T1N1M0
ⅡA 期	T3N0M0，T2N1M0，T1N2M0
ⅡB 期	T4aN0M0，T3N1M0，T2N2M0，T1N3M0
ⅢA 期	T4aN1M0，T3N2M0，T2N3M0
ⅢB 期	T4bN0M0，T4bN1M0，T4aN2M0，T3N3M0
ⅢC 期	T4bN2M0，T4aN3M0，T4bN3M0
Ⅳ 期	任何 T 任何 NM1

【治疗规范】

临床上一般应遵循综合治疗的原则，即根据病人的机体状况，肿瘤的病理类型、侵犯范围（病期）和发展趋向，有计划地、合理地应用现有的治疗手段，以期最大幅度地根治、控制肿瘤和提高治愈率，改善病人的生活质量。胃癌的治疗主要包括手术、放疗和化疗及其相关治疗。手术切除是胃癌的主要治疗手段，也是目前能治愈胃癌的唯一方法。现常以 D 表示淋巴结清除范围，如 D1 手术指清除至第 1 站淋巴结，如果达不到第 1 站淋巴结清除的要求则为 D0 手术，D2 手术指第 2 站淋巴结完全清除。胃切除术应包括区域淋巴结清扫术，推荐 D2 手术，切除至少 15 个或以上淋巴结。胃癌淋巴结的分组，胃周淋巴结组是第 1~6 组，第 1 组：右贲门旁；第 2 组：左贲门旁；第 3 组：胃小弯；第 4 组：胃大弯；第 5 组：幽门上；第 6 组：幽门下。胃周以外的淋巴结组；第 7 组：胃左动脉；第 8 组：肝总动脉；第 9 组：腹腔动脉周围；第 10 组：脾门淋巴结；第 11 组：脾动脉；第 12 组：胃十二指肠韧带；第 13 组：胰十二指肠后；第 14 组：肠系膜根部；第 15 组：结肠中动脉；第 16 组：腹主动脉旁。

1. T1N0 患者治疗原则（根据 2002 年分期）

单纯手术即可（部分或全胃切除，至少 D1 淋巴结清扫）。部分 T1 患者在有经验的医院可考虑行内镜下黏膜切除术。

2. T2~4 和（或）淋巴结阳性的可手术切除患者治疗原则

手术 + 术后化疗（5 - FU + 亚叶酸钙）1 周期 + 同步化疗（5 - FU + 亚叶酸钙）2

周期联合放疗 45Gy + 进一步化疗（5 – FU + 亚叶酸钙）2 周期；或者术前新辅助 ECF 化疗（表阿霉素、顺铂、5 – FU）3 周期 + 手术 + 术后 ECF 化疗 3 周期；切缘阳性、有肉眼肿瘤残存患者行术后 5 – FU 为基础的同步化放疗。选择性 pT2N0、R0 切除、无高危因素（分化差、高分级、淋巴管血管受侵、<50 岁）患者可考虑单纯手术。

3. T2 ~ 4 和（或）淋巴结阳性的不可手术切除患者治疗原则

同步化放疗 [（5 – FU）或紫杉类 + 放疗 45.0 ~ 50.4Gy]。如果不适合放疗，则行以 5 – FU、顺铂、奥沙利铂、紫杉类、伊立替康等为基础的单纯化疗。

4. M1 患者

姑息性化疗 ± 放疗，50% ~ 75% 的患者可改善症状，如幽门梗阻、疼痛、出血或胆道梗阻；也可考虑姑息性手术或最佳支持治疗。

【放疗方法及实施】

（1）模拟定位和计划设计　建议行模拟 CT 定位并行三维计划设计。患者需要在定位和所有治疗前 4 小时禁食。模拟定位时患者取仰卧位，双臂上举抱头。真空垫或体膜固定。三维适形尤其是调强放疗技术的应用可以使靶区剂量分布更合理，周围正常组织得到更好的保护。

（2）靶区定义　采用术前 CT、术后 CT、术中标记、手术记录、病理报告和上消化道检查确定放疗的靶区。瘤床、吻合口和区域淋巴结为胃癌术后复发的最常见部位，因此，胃癌术后放疗的靶区通常包括瘤床、吻合口和区域淋巴结，是否需要包括残胃还存在争议。肿瘤瘤床是指手术前肿瘤所在范围，对于 T3 ~ 4 原发肿瘤，瘤床不仅包括原发肿瘤所在区域，还应适当包括外侵的周围组织和器官。

不同位置的原发肿瘤，需要照射的淋巴结区域也不同。①贲门癌或上 1/3 胃癌需要照射的淋巴结区域：食管旁淋巴结、贲门旁淋巴结（第 1、第 2 组）、小弯和大弯侧淋巴结（第 3、第 4 组）、胃左动脉（第 7 组）、脾动脉/脾门区（第 10、第 11 组），可不必包括幽门上下组（第 5、第 6 组），除非胃周伴广泛淋巴结转移时。②中段 1/3 胃癌（胃体癌）需要照射的淋巴结区域：贲门旁淋巴结（第 1、第 2 组）、小弯和大弯侧淋巴结（第 3、第 4 组）、幽门上下组（第 5、第 6 组）、胃左动脉（第 7 组）、脾动脉/脾门区（第 10、第 11 组）、胰十二指肠后（第 13 组）、肝十二指肠韧带（第 12 组）。③胃窦部下 1/3 胃癌需要照射的淋巴结区域：小弯和大弯侧淋巴结（第 3、第 4 组）、幽门上下组（第 5、第 6 组）、胃左动脉（第 7 组）、肝总动脉（第 8 组）、腹腔动脉（第 9 组）、胰十二指肠后（第 13 组）和肝十二指肠韧带（第 12 组），不必包括脾动脉/脾门区（第 10、第 11 组）和贲门左右淋巴结（第 1、第 2 组）。

（3）处方剂量　靶区剂量一般为 45 Gy，1.8 ~ 2.0 Gy/d，5 次/周，对于大体肿瘤区域可以酌情增加剂量。

【相关研究和疗效】

1. 术后化放疗

INT 0116 研究：556 例可切除的 I B ~ Ⅳ M0 胃癌与胃食管交界处癌（20%）患者随机分为术后观察，或术后化疗 1 周期 + 同期化疗 2 周期联合放疗 + 化疗 2 周期 2 组，54% 的患者为 D0 切除，10% 为 D2 切除；化疗为 5 – FU 425mg/（m^2·d）（同期放疗时减小为 400mg/(m² · d)) + 亚叶酸钙 20mg/(m² · d) × 5 天；放疗针对瘤床、区域淋巴结、近远端各外放 2cm，处方剂量 45Gy/25 次；化放疗组 41% 的患者发生 3 度毒性反应，30% 发生 4 度毒性。2004 年报道时中位随访时间为 7.4 年，术后化放疗组延长了中位生存时间（35 个月对 26 个月，$P = 0.006$），提高了 DFS（30 个月对 19 个月，$P < 0.001$）和 3 年 OS（50% 对 41%），远处转移率无差别。到 2009 年，随访 >10 年时，术后化放疗组依然提高了 DFS（HR = 1.51，$P < 0.001$）与 OS（HR = 1.32，$P = 0.004$），除了弥散型之外，所有组织学类型均从术后化放疗获益，晚期毒性无明显增加。该研究的不足之处在于手术范围不够。

2. 围手术期化疗

MAGIC 研究：503 例可手术切除的胃（74%）、胃食管交界处和食管下段腺癌患者，随机分为单纯手术，与术前 ECF（表阿霉素、顺铂，5 - FU 连续输注）化疗 3 周期 + 手术 + 术后 ECF 化疗 3 周期两组，结果两组术后并发症的发生率与死亡率无明显区别，手术前后化疗组的降期率、R0 切除率增加，提高了 OS（36% 对 23%，$P = 0.009$）和 PFS（HR = 0.66，$P < 0.001$）。

3. 术前同步化放疗

无Ⅲ期临床研究。

RTOG 9904 研究：Ⅱ期临床研究，43 例局限期可手术的胃癌患者，行术前化疗（5 - FU，亚叶酸钙和顺铂）2 周期 + 同步化放疗〔放疗 45Gy +（5 - FU）连续输注、紫杉醇每周应用〕 + 手术（50% 的患者行 D2 淋巴结清扫），结果 77% 的患者 R0 切除，26% 达到 pCR，pCR 患者 1 年 OS 为 82%，而未达 pCR 者为 69%。失败模式：远处转移（30%），瘤床复发（19%），区域淋巴结复发（2%）。

【放疗并发症】

（1）急性放疗反应　有恶心、食欲减退、疲乏、骨髓抑制（联合化疗时）。可以考虑使用 H_2 阻断剂与质子泵抑制剂预防溃疡形成。严重恶心患者需要每天放疗前 1 小时、放疗后 3 小时应用恩丹西酮 8mg。

（2）晚期反应　消化不良、放射性胃炎、胃溃疡等。

【随访】

胃癌术后辅助化放疗结束后，2 年内每隔 3 ~ 4 个月应全面复查 1 次，包括询问病史、体检、检测肿瘤相关标志物（CEA，CA19 - 9 等），胸片，腹部 B 超或 CT 等。2 ~ 5 年内每半年应全面复查 1 次。

第二节　肝　癌

【诊断标准】

（1）实验室检查　包括血常规、肝肾功能、凝血系列、血清 AFP（10% ~ 15% 假阴性）、乙肝丙肝病毒感染检查等。

（2）影像学检查　包括胸片或胸部 CT，强调做腹部增强 CT 或增强 MRI。可以行细针穿刺活检，以取得病理诊断。

【临床分期】

采用 AJCC 第 6 版或第 7 版。

1. AJCC（第 6 版）

原发肿瘤（T）

Tx：原发肿瘤不能确定；

T0：无原发肿瘤证据；

Tis：原位癌；

T1：孤立肿瘤，未侵及血管；

T2：孤立肿瘤侵及血管，或多发肿瘤，均小于 5cm；

T3：多发肿瘤，且大于 5cm，或肿瘤侵及门静脉与肝静脉主要分支；

T4：肿瘤直接侵犯除胆囊外的邻近器官或出现脏器穿孔。

区域淋巴结（N）

Nx：淋巴结转移不能确定；

N0：无区域淋巴结转移；

N1：有区域淋巴结转移。

远处转移（M）

Mx：远处转移不能确定；

M0：无远处转移；

M1：有远处转移。

分期

Ⅰ 期	T1 N0 M0
Ⅱ 期	T2 N0 M0
Ⅲ A 期	T3 N0 M0
Ⅲ B 期	T4 N0 M0
Ⅲ C 期	任何 T，N1，M0
Ⅳ期	任何 T，任何 N，M1

2. AJCC（第 7 版）

原发肿瘤（T）

Tx：原发肿瘤不能确定；

T0：无原发肿瘤证据；

Tis：原位癌；

T1：孤立肿瘤，未侵及血管；

T2：孤立肿瘤，侵及血管，或多发肿瘤，均小于 5cm；

T3a：多发肿瘤，且大于 5cm；

T3b：任何大小的单发或多发肿瘤侵及门静脉与肝静脉主要分支；

T4：肿瘤直接侵犯除胆囊外的邻近器官或出现脏器穿孔。

区域淋巴结（N）

Nx：淋巴结转移不能确定；

N0：无区域淋巴结转移；

N1：有区域淋巴结转移。

远处转移（M）

M0：无远处转移；

M1：有远处转移。

分期

Ⅰ期	T1N0M0
Ⅱ期	T2N0M0
ⅢA期	T3aN0M0
ⅢB期	T3bN0M0
ⅢC期	T4N0M0
ⅣA期	任何T，N1，M0
ⅣB期	任何T，任何N，M1

【治疗规范】

1. 可切除肿瘤

部分肝切除术或肝移植。肝部分切除术适用于手术能达到切缘阴性且患者有足够的肝功能储备者，其5年总生存率一般为35%～40%；肝全切加肝移植可应用于严重肝硬化、肿瘤小于5cm且无血管侵犯者，其5年总生存率可达70%。

2. 不可切除肿瘤或医学原因无法手术者

可以选择下列治疗：消融术（射频、冷冻、酒精注射）、栓塞化疗、单纯放疗、同期化放疗、立体定向放疗、单纯化疗或支持治疗。射频消融主要适应证是深部肿瘤且肿瘤直径≤3cm者；冷冻治疗可治疗直径达6cm的肿瘤，但需要开腹进行；酒精注射由于价格便宜曾被广泛使用，但只能治疗小肿瘤且需要多次注射，冷冻消融和酒精注射在美国等国家已经不再应用；栓塞化疗和肝动脉化疗有效率为40%～50%；全身化疗有效率为<20%，无生存获益，目前很少采用。另外，合并慢性肝炎患者行抗病毒治疗。

【放疗】

早在20世纪60年代就开始了有关原发性肝癌放疗的研究，但由于肝脏本身对放射的耐受性差，限制了放疗剂量的给予，因此，传统的全肝放疗仅达到姑息治疗的目的。近年来，放射生物学研究证实，肝细胞性肝癌（HCC）的α/β值>10Gy，其放疗的敏感性类似于低分化鳞癌。另外，在临床上观察到部分肝脏可以接受较高的放疗剂量，同时放射物理的巨大进步，即三维适形放疗（3D-CRT）和调强放疗（IMRT）技术的应用，从剂量学的角度既能给予肿瘤局部较高的放疗剂量，同时由于又可以更好地保护肿瘤周围的正常器官，尤其是能够使肿瘤周围的正常肝脏得到更好的保护，正是这些放射生物学和物理学方面的进步大大推动了放疗在肝癌治疗中的应用，近年来国内外广泛开展了有关肝癌放疗的研究，而且取得了可喜的疗效。

1. 放疗的疗效

（1）小肝癌的放疗　近期法国的Francoise等报道了不宜手术肝癌单纯放疗的前瞻

性Ⅱ期临床研究结果，入组者为高龄、心肺及肝功能差，术后或射频消融等治疗后复发的患者，肿瘤大小：1个病灶≤5cm，2个病灶≤3cm，均给予三维适形放疗66Gy/33f，结果显示有效率高达92%，其中80%达到完全缓解，3年无复发生存率>40%。

（2）放疗联合介入治疗（TACE） 肝脏为肝动脉及门静脉双重血供，正常情况下，门静脉供应肝实质的大部分血供（75%～85%），肝动脉供血则占少部分（20%～25%）。而HCC的血供90%以上为肝动脉供血，此为TACE的理论基础，通过肝动脉注入栓塞剂，可以阻断或减少肿瘤的主要供血，使肿瘤缩小及坏死，正常肝脏组织不会受到严重影响。多篇随机对照研究表明，TACE是已失去手术切除机会的原发性肝癌的一线治疗手段，在增加肿瘤局部控制率、防止肿瘤复发、延长生存时间、改善症状等方面有优势。但是由于HCC的部分血供来源于门静脉，尤其在肿物周边，单纯TACE不能使门静脉供血的病变得到控制，即单纯TACE治疗后会有部分肿瘤细胞残存，而这些残存的肿瘤细胞则成为日后复发、转移的根源；TACE术后肿瘤血供可以通过侧支循环的建立或栓塞血管的再通，导致肿瘤复发致使肝癌的远期疗效不佳。正是由于TACE治疗的上述局限，从理论上讲TACE联合放疗可以提高患者的疗效，事实上已有多篇临床研究也证实了这点。如Guo回顾性分析76例不能手术切除大肝癌患者行介入联合放疗治疗，常规放疗30～50Gy，同期89例单纯行TACE治疗，有效率（CR＋PR率）介入联合放疗组47.4%，单纯TACE组28.1%（$P<0.05$），1年、3年生存率介入联合放疗组分别是64.0%、28.6%，单纯TACE组分别是39.9%、9.5%（$P=0.0001$）。复旦大学肝癌研究所回顾性分析203例手术不能切除肝癌患者，放疗联合介入治疗54例，同期单纯介入治疗149例，放疗中位剂量为50Gy，有效率放疗联合介入组为76%；单纯介入组为31%（$P=0.001$），1年、3年生存率放疗联合介入组分别是71.5%、24.0%，单纯TACE组分别是59.6%、11.1%（$P=0.026$）。Jinsil等报道了158例不能手术、放疗联合介入治疗的原发性肝癌患者，其肿瘤大小为（9.0±3.0）cm，放疗平均剂量为（48.2±7.9）Gy，1.8Gy/f，有效率为67.1%，1年、2年、5年生存率分别为59.4%、30.5%、9.0%。另外，近期发表的一篇关于原发性肝癌介入联合放疗的荟萃分析也同样证实了不论是有效率还是生存率，介入联合放疗均优于单纯介入治疗，因此，介入联合放疗逐渐成为晚期不可手术HCC患者的标准治疗，当然我们期待设计良好的Ⅲ期临床研究来进一步证实介入联合放疗的优势。

（3）肝细胞型肝癌伴门静脉/下腔静脉癌栓的放疗 肝细胞型肝癌伴门静脉/下腔静脉癌栓的发生率为34%～50%。放疗对于门静脉/下腔静脉癌栓同样有效。如Tazawa等报道肝癌伴门静脉和下腔静脉瘤栓的患者，放疗后的有效率为50%，放疗有效的患者1年生存率为61%；有人曾分析158例原发性肝癌伴门静脉/下腔静脉癌栓的患者，其中接受外照射者44例，未接受外照射者114例，中位放疗剂量为50Gy，外照射组CR为34.1%，PR为11.4%，1年生存率外照射组为34.8%，未接受外照射组为11.4%（$P<0.001$）。

（4）肝细胞型肝癌腹腔和腹膜后淋巴结转移的放疗 Zeng的一项研究中，62例肝细胞肝癌腹腔和腹膜后淋巴结转移的患者接受了放疗，同期有另外63例患者未接受放疗，放疗的有效率达96.8%，放疗组与非放疗组的中位生存期分别为9.4个月和3.3个月（$P<0.001$）。Yoon等报道了51例肝细胞型肝癌腹腔和腹膜后淋巴结转移的患者

接受放疗的疗效，有效率为76.5%，1年、2年生存率分别31.0%、15.7%。

也有临床研究证实，肝细胞型肝癌有远处转移，如肾上腺、骨转移时，放疗可以达到很好的缓解症状的姑息性治疗目的。

正是基于以上的研究证据，《CANCER》杂志上发表了一篇文章，文章的题目就是：肝细胞型肝癌的放疗从姑息走向根治。

2. 放疗的适应证

结合目前的研究证据，原发性肝细胞型肝癌放疗的适应证包括：①肿瘤局限于肝内的患者，但由于肿瘤邻近或侵及周围大血管，或由于肝功能差，或患者有严重合并症，如心肺功能差而无法接受手术切除，或者患者拒绝手术治疗。②手术切除不彻底的患者。③原发性肝癌介入治疗后病变残留和复发的患者。④有门静脉、肝静脉和下腔静脉瘤栓的患者，有腹腔和腹膜后淋巴结转移的患者。⑤有远处转移，如肾上腺、骨转移的患者。

3. 放疗的实施

（1）放疗技术 采用三维适形或调强放疗技术，以便在给予肿瘤局部高剂量的同时尽量保护周围正常组织，尤其要尽可能保护部分正常肝脏不受到照射，射野到达靶区的距离要尽量短。也建议使用呼吸控制技术，以减少放疗过程中靶区的移动。

（2）靶区定义 大体肿瘤（GTV）要在增强CT上定义，也可以参照MRI和介入治疗后碘油沉积的范围。大体肿瘤基础上还要考虑到亚临床病变的大小，即定义CTV，中国医学科学院肿瘤医院在这方面利用大切片技术做了一些研究，共检测了76例原发性肝细胞型肝癌患者的380张大切片。61例（80.3%）的患者有亚临床病变外侵，外侵的中位距离是1.0mm，外侵的平均距离是1.2mm，范围0~8.0mm。手术前AFP升高的患者较疗前AFP正常的患者出现亚临床病变外侵的可能性大（93.9%对69.8%，$P = 0.009$）；肿瘤分级不同出现亚临床病变外侵的可能性也不同，肿瘤分级越高出现亚临床病变外侵的可能性越大（$P = 0.000$），Ⅰ级为16.7%（1/6），Ⅱ级为79.1%（34/43），Ⅲ级为96.3%（26/27）。但是亚临床病变外侵的距离大小只与肿瘤的分级有关，外侵的中位距离分别是：Ⅰ级0mm（范围0~0.2mm），Ⅱ级0.8mm（范围0~4.5mm），Ⅲ级1.5mm（范围0~8.0mm）。基于以上研究建议：为了包括100%的亚临床病变，对于不同肿瘤分级的原发性肝细胞型肝癌采用放疗时，推荐在大体肿瘤外放的距离分别是：Ⅰ级0.2mm，Ⅱ级4.5mm，Ⅲ级8.0mm。

另外，还要考虑靶区的移动和摆位误差，最终确定出计划靶体积（PTV），一般要在大体肿瘤外外放1.0~1.5cm形成计划靶体积。

（3）放疗剂量和分割方式 放疗剂量多在5000~6000cGy，但可以根据肝功能的情况（Child-Pugh肝功能分级A或B级时才能放疗，而C级患者不能接受放疗）、肿瘤的大小和位置等适当增减。Park等研究认为，50%等剂量曲线所包括的正常肝组织的体积分别在<25%、25%~50%、50%~75%时，放疗剂量分别为≥59.4、45~54、30.6~41.4Gy；50%等剂量曲线包括的正常肝组织的体积>75%，则不予放疗。上海肿瘤医院的一项研究显示：在采用3D-CRT/IMRT和主动呼吸控制的情况下，对于<10cm和≥10cm的原发性肝癌其最大耐受剂量分别是62Gy和52Gy。多采用常规分割放疗，即每天1次，200cGy/次，每周5次。而大分割放疗的优劣有待进一步研究。

4. 放疗的并发症

（1）急性不良反应　主要是肝功能损伤，骨髓抑制，恶心、呕吐，严重者有上消化道出血等。多数急性毒副作用在治疗后可以恢复。

（2）放疗后期（4个月内）的肝损伤　放疗结束后的后期损伤即放射诱发的肝病（RILD）。它的临床表现和诊断标准是：①接受过肝脏的放疗。②临床表现有两种：典型的 RILD 发病快，患者在短期内迅速出现大量腹水和肝脏肿大，伴 AKP 升高到正常值的 2 倍以上，或 ALT 上升至正常值的 5 倍以上；非典型 RILD 仅有肝脏功能的损伤，AKP 升高到正常值 2 倍以上，或 ALT 上升至正常值的 5 倍以上，没有肝脏的肿大和腹水。③能排除肝脏肿瘤进展、放疗或介入后、药物性肝病或病毒性肝炎活动造成的临床表现和肝功能的异常。RILD 一旦发生死亡率很高，因此在制定放疗计划时要充分评估患者的身体状况，尤其是对肝功能分级的评价，根据患者的具体情况制定出合理的放疗方案，以尽量预防和避免放射诱发的肝病的发生。根据我国的资料，肝脏的耐受剂量（全肝平均剂量）在 Child－Pugh A 级患者是 23Gy，Child－Pugh B 级患者只有 6Gy，本结论来自于大分割放疗，即每次 4～6Gy，每周照射 3 次，总剂量 50Gy 左右。

【随访】

2 年内每 3 个月随访 1 次，内容包括病史与体检、实验室检查（肝功能、AFP 等）、胸片或胸部 CT、腹部 CT 或 MRI 扫描等，之后每 6 个月随访 1 次。

第三节　直肠癌

【诊断标准】

（1）结肠镜或直肠镜活检病理确诊为浸润性癌的病例进行规范性直肠癌治疗。如因活检取材的限制，诊断为高级别上皮内瘤变时，建议再取活检或结合其他临床资料确定治疗方案。确定为复发或转移性直肠癌时，争取取得活检病理学诊断，检测肿瘤组织 K－ras 基因状态，无病理学诊断者需结合多种影像学检查经多学科会诊后确定治疗方案。

（2）治疗前检查及分期

①治疗前检查　除完善治疗前常规检查外，对初治的直肠癌患者还需进行专项检查，包括：肛门指诊、结直肠镜检查及活检、胃肠道肿瘤标志物（CEA、CA19－9、CA72－4、CA242）、直肠增强 MRI 或直肠腔内超声。PET/CT 不作为常规推荐，仅用在常规影像诊断困难的复发或转移病灶。

②分期　目前采用 UICC/AJCC 直肠癌 TNM 分期（2010 年第 7 版）。

原发肿瘤（T）

Tx：原发肿瘤无法评价；

T0：无原发肿瘤证据；

Tis：原位癌，局限于上皮内或侵犯黏膜固有层；

T1：肿瘤侵犯黏膜下层；

T2：肿瘤侵犯固有肌层；

T3：肿瘤穿透固有肌层到达浆膜下层，或侵犯无腹膜覆盖的结肠直肠旁组织；

T4a：肿瘤穿透腹膜脏层；

T4b：肿瘤直接侵犯或粘连于其他器官或结构。

区域淋巴结（N）

Nx：区域淋巴结无法评价；

N0：无区域淋巴结转移；

N1：有 1~3 枚区域淋巴结转移；

N1a：有 1 枚区域淋巴结转移；

N1b：有 2~3 枚区域淋巴结转移；

N1c：浆膜下、肠系膜、无腹膜覆盖结肠/直肠周围组织内有肿瘤种植（TD），无区域淋巴结转移；

N2：有 4 枚以上区域淋巴结转移；

N2a：4~6 枚区域淋巴结转移；

N2b：7 枚及更多区域淋巴结转移。

远处转移（M）

M0：无远处转移；

M1：有远处转移；

M1a：远处转移局限于单个器官或部位（如肝、肺、卵巢、非区域淋巴结）；

M1b：远处转移分布于一个以上的器官/部位或腹膜转移。

【治疗原则】

1. 直肠癌放射治疗原则

直肠癌放疗或放化疗的主要目的为辅助治疗和姑息治疗。辅助治疗的适应证主要针对Ⅱ~Ⅲ期直肠癌；姑息性治疗的适应证为肿瘤局部区域复发和（或）远处转移。对于某些不能耐受手术或者有强烈保肛意愿的患者，可以试行根治性放疗或放化疗。推荐辅助或新辅助放疗适用于距肛缘 12cm 以下肿瘤。

2. 直肠癌的局部切除和放疗

对于临床 T1N0 的Ⅰ期直肠癌患者可选择局部切除，术后有以下因素之一，推荐行根治性手术；如拒绝或无法手术者，建议术后放疗。

（1）肿瘤最大径大于 4cm。

（2）切缘阳性或肿瘤距切缘 <3mm。

（3）肿瘤占肠周大于 1/3 者。

（4）低分化腺癌。

（5）神经侵犯或脉管瘤栓。

（6）术后病理分期为 T_2。

放疗剂量：CTV（45~50）Gy/（25~28）f，有肿瘤残留者局部加量（5.4~9.0）Gy/（3~5）f。

3. 可切除直肠癌的新辅助治疗

（1）临床诊断为 T3N0 或 T1~3N1~2 期的直肠癌患者，推荐行术前放疗或术前同步放化疗。

（2）放疗剂量 CTV（45.0~50.4）Gy/（25~28）f，联合卡培他滨或 5-FU 为基础的化疗。

（3）也可术前放疗采用 IMRT 同步加量技术，例如：GTV 50.6Gy/CTV 41.8Gy/22f/30d，同步口服希罗达 825mg/m^2，每日 2 次，每周 5 天，放疗后 6~8 周手术。

4. 直肠癌的辅助治疗

（1）根治术后诊断为 pT3~4N0 和（或）任何 TN1~2 期直肠癌患者，如果未行术前放疗/放化疗者，必须行术后同步放化疗。APR 切除者，2 周期化疗后开始放化疗，照射野应包括会阴切口，LAR 切除者，术后 4 周开始放化疗。

（2）放疗剂量　CTV（45~50）Gy/（25~28）f，有肿瘤残留者局部加量（5.4~9.0）Gy/（3~5）f。联合卡培他滨或 5-FU 为基础的化疗。

5. 局部不可切除直肠癌的新辅助治疗

（1）对于 T4 或局部不可切除的直肠癌患者，可行术前新辅助同步放化疗。放化疗后 6~8 周重新分期评价，如可能的话手术切除。

（2）放疗剂量　CTV（45.0~50.4）Gy/（25~28）f，联合卡培他滨或 5-FU 为基础的化疗。若切缘距肿瘤太近或阳性可 IORT 加量（10~20Gy），如无 IORT，术后局部外照射加量 10~20Gy。

6. 局部区域复发的直肠癌

（1）首选手术，不可切除者，行术前同步放化疗，并争取手术切除；如无手术可能，推荐根治放化疗。

（2）放疗剂量　术前放疗 CTV（45.0~50.4）Gy/（25~28）f，根治放疗 GTV（50~70）Gy/（25~35）f，联合卡培他滨或 5-FU 为基础的化疗。

7. Ⅳ期直肠癌

对于初治Ⅳ期直肠癌患者，建议化疗±原发病灶放疗，治疗后重新评估可切除性；转移灶必要时行姑息减症放疗。对于肝、肺转移灶，经选择后可行局部 3D-CRT、IMRT 或 SBRT 放疗，但不能替代手术切除。

8. 直肠癌的单纯放射治疗

单独放疗主要应用于拒绝或身体条件不允许手术的患者和晚期手术不能切除的患者，放疗的目的是根治或姑息，放疗技术包括腔内放疗和普通外照射。

在大多数情况下，患者接受盆腔外照射后用腔内放疗或后装加量。外照射的剂量因放疗目的不同也不一样，通常以根治为目的二维放疗给予（55~60）Gy/（6.0~6.5）周、三维放疗给予（60~70）Gy/（6~7）周，抑制肿瘤生长为目的给予（40~50）Gy/（4~5）周，缓解症状为目的给予（20~40）Gy/（2~4）周。如可能的话应联合 5-FU 或卡培他滨化疗。

9. 同期放化疗给药方案

（1）放疗 +（5-FU）持续输注　放疗期间每天 24 小时 5-FU 225mg/m^2，每周 5~7 天。

（2）放疗 +（5-FU/LV）　5-FU 400mg/（m^2·d）静脉推注 + LV 20mg/（m^2·d）静脉推注，连用 4 天，在放疗的第 1、第 5 周给予。

（3）放疗 + 卡培他滨　放疗期间卡培他滨 825mg/（m^2·次），每天 2 次，每周 5 天或 7 天。

鼓励开展放疗同期应用新的化疗和（或）靶向药物进行临床试验。

【放射治疗技术】

建议使用 3D - CRT 或 IMRT。

1. 靶区定义

在直肠癌新辅助或辅助治疗中必须进行原发肿瘤高危复发区域和区域淋巴引流区照射。

（1）GTV 靶区　影像学上确定的大体病灶，包括原发病灶和转移淋巴结。在直肠癌新辅助治疗中包括直肠肿瘤及筋膜内组织并上下外放 0.5 ~ 1.0cm。

（2）CTV 靶区　GTV + 高危侵犯或淋巴结转移区。

术前、术后或根治性放疗：照射野应包括肿瘤或瘤床及 2 ~ 5cm 的安全边缘。

①原发肿瘤高危复发区域包括肿瘤/瘤床、直肠系膜区和骶前区，低位直肠癌靶区应包括坐骨直肠窝。

②区域淋巴引流区包括 L_5 以下髂总血管淋巴引流区、直肠系膜区、髂内血管淋巴引流区和闭孔淋巴结区。

CTV 范围：上界为骶 1 上缘，下界为闭孔下缘，如肿瘤下缘距肛门 5cm 以内，下界应在肛门口，左右界为真骨盆内侧缘，前界为男性包括膀胱后壁或女性为阴道后壁及髂内动静脉链前缘，后界为骶骨前缘后 0 ~ 0.5cm。T4 期肿瘤还需包括髂外淋巴结，侵及肛管者还应注意腹股沟淋巴结是否有转移。血管周围外放 0.7cm，膀胱后壁向前外放 1cm。

不可切除盆腔复发转移病灶：CTV 为 GTV 外放 0.5 ~ 2.0cm。

（3）PTV 靶区　CTV 外放 0.5cm。

2. 危及器官（OARs）剂量限制

（1）危及器官包括小肠、膀胱、股骨头颈。

（2）小肠剂量限制　绝对容积剂量限制 V_{15} < 120cm^3；

（3）整个腹腔中小肠容积剂量限制 V_{45} < 195cm^3

（4）股骨头颈　45Gy < 50%。

（5）膀胱　V_{65} ≤ 50%。

3. CT 定位

（1）定位前准备　定位前 1 小时嘱患者排空膀胱，口服 500ml 液体，憋尿。

（2）体位固定　调强放疗为仰卧位，三维适形放疗为俯卧位，热塑膜体膜固定。

（3）CT 模拟定位　在体表大致确定中心，以层厚 0.5cm 进行扫描，采集约 50 ~ 80 张 CT 图像。如无直肠 MRI 检查要求进行 CT 增强扫描。

（4）以后每次治疗时，均嘱患者于治疗前 1 小时喝同样体积的水，并憋尿，尽量使治疗时的膀胱充盈程度与定位时相似。

【治疗评估与随访】

1. 治疗评估

（1）疗效评估

①对转移或复发肿瘤，肿瘤大小变化采用 WHO 实体瘤评价标准，分为 CR、PR、SD、PD。

②对新辅助治疗后的评估目前通常采用放疗前及手术前临床分期与术后病理分期的对比来判断肿瘤是否降期。

（2）不良反应评价　采用 RTOG 的放射损伤急、慢性反应分级标准。

2. 随访

（1）项目　胃肠肿瘤标志物、胸片、腹部超声、盆腔 CT/MRI 检查。

（2）间隔　前2年每3个月随访1次，3～5年，每6个月随访1次，5年后每年随访1次。

（3）术后1年内行肠镜检查，如有息肉，1年内复查；如未见息肉，3年内复查；然后5年1次，随诊检查出现的大肠腺瘤均推荐切除。

第四节　肛门癌

【诊断标准】

1. 临床表现

肛门是消化道的末端，在解剖学上是一个短管，长约3～4cm。其上缘是齿状线，齿状线上为与直肠连接的移行部分。肛门癌包括肛管癌和肛缘癌。美国癌症临床分期联合委员会（AJCC）和国际抗癌联盟（UICC）把位于齿状线及其上移行区到肛门口的肿瘤定义为肛管癌，肛门口痔环向外的皮肤肿瘤定义为肛缘癌，肛缘癌包括以肛门口为中心直径5cm的范围。

肛管癌的诊断以活检病理为标准，其80%为鳞状上皮癌，齿状线位置多为混合型腺鳞癌，另有部分基底细胞癌及少量腺癌、小细胞癌、黑色素瘤。腺癌按直肠癌指南治疗，黑色素瘤按黑色素瘤指南治疗。肛缘多为角化上皮，属于皮肤癌范畴，按皮肤癌指南治疗。

2. 分期

（1）分期检查　指检明确肿瘤位置，局部活检；胸部 X 线或 CT 检查；腹盆腔 CT 或 MRI 检查；腹股沟淋巴结评估，可疑阳性者活检或细针穿刺；女性妇科检查，包括宫颈癌筛查；HIV 感染查 HIV 和进行 CD4 检查。

（2）分期　目前采用 UICC/AJCC 肛管癌 TNM 分期（2010 年第 7 版）。

原发肿瘤（T）

Tx：原发肿瘤无法评价；

T0：无原发肿瘤证据；

Tis：原位癌，高级别鳞状上皮内瘤变，肛管上皮内增生 Ⅱ～Ⅲ 级；

T1：肿瘤最大径≤2cm；

T2：肿瘤最大径＞2cm，但≤5cm；

T3：肿瘤最大径＞5cm；

T4a：肿瘤任何大小，侵犯邻近其他器官，如阴道、尿道、膀胱；

T4b：肿瘤直接侵犯或粘连于其他器官或结构。

区域淋巴结（N）

Nx：区域淋巴结无法评价；

N0：无区域淋巴结转移；

N1：直肠周围淋巴结转移；

N2：单侧髂内血管和（或）腹股沟淋巴结转移；

N3：直肠周围和腹股沟淋巴结转移和（或）双侧髂内血管和（或）腹股沟淋巴结转移。

远处转移（M）

M0：无远处转移；

M1：有远处转移。

【放疗原则】

此处肛管癌的放疗规范仅局限于病理为鳞癌的治疗。

肛管癌的治疗依据其分期不同采用的放疗方法也有所区别。对于无远处转移的肛管癌（T1～4N0M0 或 TxN＋M0）采用化放疗同期治疗，对于有远处转移者以化疗为主辅以局部放疗。手术仅用于治疗失败的补救或改善功能。

1. 放疗区域与剂量

（1）最初的照射野包括盆腔、肛门、会阴、腹股沟淋巴结，上界在 L_5～S_1 之间，下界在肛管肿瘤外最少包括 2.5cm 的区域；侧界应在真骨盆的内缘，后界在骶尾骨前缘，包括腹股沟淋巴结区域，尽量减少股骨头、颈的照射。

（2）在照射 30.6Gy/17 次后上界下移到骶髂关节下缘，再追加 14.4Gy/8 次，使总量达到 45Gy/25 次，腹股沟淋巴结阴性者腹股沟区只预防照射 36Gy。

（3）对于前后对穿野照射者（非 4 野照射），腹股沟区可电子线照射到 36Gy。

（4）对于 T3～4N＋期或 T2 期 45Gy 治疗后有残留者，可局部追加 9～14Gy，单次 1.8～2.0Gy，使总量达到（54～59）Gy/（30～32）次/（6.0～7.5）周。

（5）原发灶或淋巴结加量包括 2.0～2.5cm 的边缘，可采用光子的多野照射或电子线、光子的会阴区直接照射。

（6）原发灶的治疗应采用多野照射技术大于 45Gy 的放疗。

2. 放化疗方案

（1）无远处转移者 MMC＋（5－FU）＋同期放疗。

①5－FU $1000mg/(m^2 \cdot d)$，Ⅳ，第 1～4 天，第 29～32 天。

②MMC $10mg/m^2$，Ⅳ，第 1、第 29 天。

（2）有远处转移者 （5－FU）＋DDP。

①5－FU $1000mg/(m^2 \cdot d)$，连续输注，第 1～5 天。

②DDP $100mg/m^2$，Ⅳ，第 2 天。

每 4 周重复 1 次。

3. 感染 HIV/AIDS 肛管癌的治疗

HIV 感染人群的肛管癌发生率比正常人群高，HIV 阳性患者的治疗副反应会相应增加，尤其是会阴区皮肤及肛门直肠黏膜的反应。多数患者可以耐受常规放化疗，并取得较好局部控制，只在 CD4 值＜200 个/μl 和已确诊为 AIDS 时，化放疗的耐受性低，疗效差，需根据情况调整治疗方案，如低剂量放疗等。

4. 肛缘癌治疗

（1）分化好的 T1N0 期患者，局部切除，如边缘不够再次切除或局部放疗±（5－FU）为基础的化疗。

（2）T2～4N0 或 TxN＋期患者，同期化放疗［MMC＋（5－FU）］；

（3）远处转移，类似肛管癌治疗。

【放射治疗技术】

应采用多野治疗技术，3DCRT 和 IMRT 可用于肛管癌的治疗，IMRT 替代 3DCRT 治疗肛管癌已达成共识。

1. 靶区定义

必须进行原发肿瘤高危复发区域和区域淋巴引流区照射。

PET – CT 扫描能用于治疗计划的靶区确定。

（1）GTV 根据指检、CT 和 MRI 或 PET – CT 检查勾画已知的大体病灶。

（2）CTV

①原发肿瘤高危复发区域 肿瘤（包括受累的皮肤）及 2.5cm 的边缘。

②区域淋巴引流区 真骨盆内髂总血管淋巴引流区、直肠系膜区、髂内外血管淋巴引流区、腹股沟淋巴结区、闭孔淋巴结区、骶前区。

CTV 范围：上界为骶 1 上缘，下界为肿瘤下缘外 2.5cm 区域，左右界为骨盆内侧缘，前界为男性包括膀胱后壁或女性阴道后壁及髂内外动静脉链前缘，后界为骶尾骨前缘。血管周围外放 0.7cm，膀胱后壁向前外放 1cm。

（3）PTV CTV 外放 0.5～1.0cm。

2. 危及器官剂量限制

参见直肠癌。

3. 放疗计划实施

参见直肠癌。

【随访评估及处理】

放化疗结束后 8～12 周评估疗效，包括指检和影像学检查。

1. 可疑疾病进展

活检证实，如局部复发行腹会阴联合切除术补救（APR），如远处转移，化疗（5 – FU + DDP）。

2. 肿瘤稳定

每 4 周评估检查，如进展手术补救，如消失，定期随访。

3. 肿瘤消失

5 年内每 3～6 个月全面检查 1 次。

（1）局部复发如腹股沟淋巴结阳性行 APR 或局部腹股沟淋巴结切除。

（2）腹股沟淋巴结复发，腹股沟淋巴结切除/放疗（无放疗史）/腹股沟淋巴结切除 + 化疗。

（3）远处转移，化疗或临床试验。

第五节　胰　腺　癌

【诊断标准】

1. 临床表现

胰腺肿物结合活检病理学证实即可明确诊断；按 NCCN 指南要求必须获得病理学

诊断才能开始规范化治疗，但在临床实践中有时无法获得病理学诊断，需结合临床症状、影像学检查、肿瘤标志物等经多学科讨论后可临床诊断为胰腺癌，征得患者及家属同意后可按胰腺癌放疗规范治疗。

近90%的胰腺癌为腺癌，且至少2/3位于胰头，其他细胞类型包括胰岛细胞肿瘤、囊腺瘤和囊腺癌，这些肿瘤类型比腺癌有更长的自然病程，预后较好，但治疗方面无区别。胰头壶腹区域的肿瘤组织病理学诊断尤其重要，因为来自胰腺、胆管、壶腹或十二指肠不同种类的腺癌，其预后有很大差异。

2. 分期

胰腺癌的TNM分期在临床上不实用，使用的较少，更多的研究者依据肿瘤对血管、周围器官的侵犯和是否有远处转移习惯把它分为可切除、临界可切除、不可切除，这种分期对临床工作更具有指导意义。

（1）可切除标准

①无远处转移。

②腹腔干、肝动脉和肠系膜上动脉（SMA）周围有清晰的脂肪间隙。

③无肠系膜上静脉（SMV）和门静脉被肿瘤组织围绕，变形、瘤栓形成或无静脉被肿瘤组织包绕的影像学证据。

（2）临界可切除标准

①无远处转移。

②SMV/门静脉受累提示肿瘤组织包绕血管，侵及管壁并伴管腔狭窄；肿瘤组织包裹SMV/门静脉但未包裹周围动脉；或者由于肿瘤组织包裹或癌栓导致小段静脉闭塞，但在受累静脉的近侧和远侧有合适的血管可进行安全的切除及重建。

③胃十二指肠动脉至肝动脉有小段动脉被肿瘤组织包裹，或肝动脉直接被包裹，但尚未侵及腹腔干。

④以血管本身圆周为界，肿瘤围绕SMA未超过180°。

（3）无法切除标准

胰头

①远处转移。

②肿瘤围绕SMA大于180°或侵犯腹腔干（任何度数）。

③SMV/门静脉闭塞且无法重建。

④肿瘤侵犯或围绕腹主动脉。

胰体

①远处转移。

②肿瘤围绕SMA或腹腔干大于180°。

③SMV/门静脉闭塞且无法重建。

④肿瘤侵犯腹主动脉。

胰尾

①远处转移。

②肿瘤围绕SMA或腹腔干大于180°。

③SMV/门静脉闭塞且无法重建。

（4）淋巴结状态　淋巴结转移范围超出手术所能切除范围视作不可切除。

【放疗原则】

胰腺癌最好的治疗是多学科综合治疗。伴有梗阻性黄疸者应在放疗前先采用体内支架或体外引流的方法减黄。如条件允许放疗同期尽量结合化疗，除非是姑息治疗、术中放疗、SBRT。

1. 可切除肿瘤的辅助治疗

（1）治疗方案

①先氟尿嘧啶（5 – FU 或卡培他滨）或吉西他滨为基础的同步化放疗，再氟尿嘧啶（5 – FU 或卡培他滨）或吉西他滨维持化疗。

②先 5 – FU 或吉西他滨化疗 2 ~ 6 周期，再 5 – FU 或卡培他滨为基础的同步化放疗。

（2）照射范围　瘤床、吻合口、淋巴引流区。

（3）放疗剂量　45 ~ 46Gy，单次 1.8 ~ 2.0Gy，随后可谨慎地对局部瘤床和吻合口追加 5 ~ 9Gy。

2. 切除或临界可切除肿瘤的新辅助治疗

（1）治疗方案　目前还没有标准的治疗方案，可参考局部进展期肿瘤的化放疗方案。

①氟尿嘧啶（5 – FU 或卡培他滨）为基础的同步化放疗。

②吉西他滨为基础的同步化放疗。

③诱导化疗 2 ~ 4 个周期，再 5 – FU 或吉西他滨为基础的同步化放疗。

（2）照射范围　肿瘤、淋巴引流区。

（3）放疗剂量　45 ~ 54Gy，单次 1.8 ~ 2.5Gy。

（4）手术时机　化放疗结束后 4 ~ 8 周。

3. 局部进展期胰腺癌的治疗

局部进展期胰腺癌患者的预后介于可切除和转移患者之间。这些患者被定义为手术不可切除，但没有远处转移。

（1）治疗方案

①氟尿嘧啶（5 – FU 或卡培他滨）为基础的同步化放疗。

②吉西他滨为基础的同步化放疗。

③诱导化疗 2 ~ 4 个周期，再 5 – FU 或吉西他滨为基础的同步化放疗。

（2）照射范围　肿瘤、淋巴引流区。

（3）放疗剂量　45 ~ 54Gy，单次 1.8 ~ 2.5Gy。

化放疗后如肿瘤不可切除可继续维持化疗。

如果预计化放疗后肿瘤切除的可能不大，或有可疑的远处转移，或不能耐受化放疗，可以先化疗 2 ~ 4 个周期，如没有远处转移，再给予适当的同步化放疗。

如果有不好控制的疼痛或局部梗阻症状，可先行化放疗。

对于 SBRT 没有标准的剂量分割模式，可入组临床试验，常用的分割模式是 5 ~ 25Gy，1 ~ 5 次。

4. 术中放疗（IORT）

IORT 通常用在可切除胰腺癌切缘可疑或受累的患者，用电子线照射（IOERT）或高剂量率近距离照射（HDR-IORT），对高危区单次给予 15~20Gy，可联合辅助或新辅助化放疗。

5. 姑息放疗

（1）姑息放疗适用于：

①晚期患者伴发有局部疼痛或梗阻者。

②高龄患者或不适合其他治疗者。

③转移灶引起疼痛者。

（2）放疗剂量　30~36Gy，单次剂量 2.4~3.0Gy。

【放射治疗技术】

目前胰腺癌的治疗多采用三维适形放疗（3D-CRT）和调强放疗（IMRT），初步研究显示 5~6 个适形野或调强技术比常规四野照射模式可以改善剂量-体积分布特征。

1. 靶区定义

（1）对于不可切除或新辅助治疗者，GTV 包括可见的肿瘤及转移淋巴结，CTV 包括GTV及 0.5~1.5cm 的外扩边缘。

（2）对于辅助放疗，CTV 包括瘤床、吻合口、银夹及肿瘤周围高危淋巴结区。

（3）ITV 根据肿瘤或呼吸移动的实际范围来确定。

（4）PTV 应遵循 ICRU62 的规定，在 CTV 或 ITV 的基础上外扩 0.5~2.0cm。

（5）使用呼吸门控技术能减少 PTV 的外扩，有利于危及器官的躲避。

（6）对于 SBRT 要求较小的外扩（0.2~0.5cm），PTV 不包括周围淋巴结区。

2. 危及器官剂量限制

胰腺癌放疗的危及器官包括肝脏、肾脏、胃、脊髓、十二指肠。其剂量限制见表 6-1。

表 6-1　危及器官剂量限制

结构	不可切除/新辅助放疗	辅助放疗
肾脏	≤30% 肾脏体积≥18Gy，如仅 1 个肾脏，≤10% 肾脏体积≥18Gy	≤50% 右肾体积<18Gy，≤65% 左肾体积<18Gy。对于 IMRT，双肾平均剂量≤18Gy，如仅 1 个肾脏，≤15% 肾脏体积≥18Gy，≤30% 肾脏体积≥14Gy
胃、空肠	最大剂量≤55Gy	最大剂量≤55Gy，<10% 体积在 50~53.99Gy
十二指肠	≤30% 体积在 45~55Gy	<15% 体积在 45~59.99Gy
肝脏	平均剂量≤30Gy	平均剂量≤25Gy
脊髓	最大剂量至少 0.03cm³≤45Gy	最大剂量≤45Gy

3. 放疗计划实施

（1）制定放疗计划　患者首先要做体膜固定的仰卧位 CT 模拟定位，要求静脉和口服造影剂，扫描范围通常从膈肌到髂骨翼上缘。对于已手术切除的患者需要术前 CT、术中银夹、手术记录来确定瘤床，对于新辅助或局部进展期肿瘤需要仔细比阅诊断 CT、MR 等影像学资料，有时需要借助于功能学检查 PET-CT 来判断肿瘤及转移淋巴结。

物理师完成放疗计划后由主管大夫确认治疗计划是否符合治疗要求，如有异议需与物理师沟通后共同完善治疗计划。

（2）计划验证　患者模拟治疗体位在模拟定位机上进行正侧位拍片验证，验证片与治疗计划的误差应小于0.2cm。

（3）质量评估　常规分割放疗治疗开始后每周做 CBCT 验证靶区的准确性，误差应小于0.5cm。SBRT 要求每次放疗做 CBCT 验证靶区的准确性，误差应小于0.2cm。

【治疗评估】

1. 疗效评估

胰腺癌的疗效判断分2种方法，即肿瘤大小变化和临床受益反应。

（1）肿瘤大小变化　采用 WHO 实体瘤评价标准，分为 CR、PR、SD、PD。

（2）临床受益反应（CBR）　评价标准为：①患者止痛药的使用较治疗前减少超过50%。②疼痛程度较前降低超过50%。③卡氏评分分级较治疗前超过20以上。④体重较疗前增加7%以上。至少有1项持续4周以上，其他指标无任何恶化。定义疼痛程度采用目测划线法从0~10分表示不痛到剧痛，由患者自己标记。

2. 不良反应评价

采用 RTOG 的放射损伤急、慢性反应分级标准。

【治疗注意事项】

（1）治疗时餐后时间尽量与做定位 CT 时一致，避免过饱、过饥导致腹部变化过大。

（2）注意患者体重的变化，胖瘦变化过大会引起固定膜过紧或过松导致靶区的偏离。

（3）完成定位 CT 后最好在2~4周内能开始放疗，耽误时间过久会导致肿瘤大小改变和出现新病灶。

（4）治疗过程中要定期复查肝、肾功能（至少每2周1次），以免放射引起严重的肝、肾功能损伤。

（5）放疗4~5周改野时要重新做定位 CT，以免肿瘤过快缩小引起靶区偏大导致不必要的放射损伤。

第七章 乳 腺 癌

【诊断标准及分期】

1. 诊断

诊断前应有详细的病史、体检及必要的辅助检查。影像学检查包括乳腺钼靶摄影、B 超及 MRI。其诊断一般均要有病理学或细胞学的依据。常用的取得标本方法：细针穿刺活检术、粗针穿刺活检术及切除活检术。

2. 分期

美国癌症联合委员会（AJCC，2002 年，第 6 版）及 UICC TNM 分期系统（分期依据）。

原发肿瘤（T）

Tx：原发肿瘤无法评估；

T0：无原发肿瘤的证据；

Tis：原位癌（包括小叶原位癌、导管原位癌及不伴有肿块的乳头 Paget 病。伴有肿块的 Paget 氏病按肿瘤大小分期）；

T1：肿瘤最大直径≤20mm；

T1mi：肿瘤最大直径≤1mm；

T1a：肿瘤最大直径＞1mm，但≤5mm；

T1b：肿瘤最大直径＞5mm，但≤10mm；

T1c：肿瘤最大直径＞10mm，但≤20mm；

T2：肿瘤最大直径＞20mm，但≤50mm；

T3：肿瘤最大直径＞50mm；

T4：肿瘤不论大小，侵犯胸壁和（或）皮肤；

T4a：肿瘤侵犯胸壁（不包括胸肌）；

T4b：皮肤溃疡和（或）卫星结节和（或）水肿（包括橘皮征），但未达到炎性癌标准；

T4c：T4a＋T4b；

T4d：炎性乳腺癌。

区域淋巴结（N）

临床分期

Nx：区域淋巴结无法评价；

N0：无区域淋巴结转移；

N1：转移至同侧腋窝Ⅰ～Ⅱ站的活动性淋巴结；

N2：转移至同侧腋窝Ⅰ～Ⅱ站的固定或相互融合的淋巴结，或无同侧腋窝转移的临床证据但临床发现同侧内乳链淋巴结转移；

N2a：转移至同侧腋窝Ⅰ～Ⅱ站固定或相互融合的淋巴结；

N2b：无同侧腋窝转移的临床证据但临床发现同侧内乳链淋巴结转移；

N3：转移至同侧锁骨下（腋窝Ⅲ站）区域伴或不伴腋窝Ⅰ~Ⅱ站淋巴结转移，或临床发现同侧内乳链淋巴结转移伴腋窝Ⅰ~Ⅱ站淋巴结转移，或转移至同侧锁骨上区域；

N3a：转移至同侧锁骨下（腋窝Ⅲ站）区域；

N3b：转移至同侧内乳链及腋窝Ⅰ~Ⅱ站；

N3c：转移至同侧锁骨上区域。

病理（pN）分期*

pNx：区域淋巴结无法评价；

pN0：无组织学区域淋巴结转移；

pN0（i-）：组织学检查无区域淋巴结转移，免疫组化检查阴性；

pN0（i+）：组织学检查（包括免疫组化检查）区域淋巴结转移簇直径<0.2mm；

pN0（mol-）：组织学及分子水平（RT-PCR）检查无区域淋巴结转移；

pN0（mol+）：分子水平（RT-PCR）检查有区域淋巴结转移，但组织学检查无区域淋巴结转移；

注： * pN分期基于腋窝淋巴结清扫或前哨淋巴结活检。如仅行前哨淋巴结活检，而未行随后的腋窝清扫术，则将前哨淋巴结标示为（sn），如pN0（i+）（sn）。

pN1：微小转移或腋窝淋巴结1~3枚转移，和（或）前哨淋巴结活检确认临床未发现的内乳淋巴结转移；

pN1mi：微小转移［直径>0.2mm和（或）>200个细胞，但≤2mm］；

pN1a：腋窝淋巴结1~3枚转移，至少1个转移灶>2mm；

pN1b：前哨淋巴结活检确认临床未发现的内乳淋巴结转移；

pN1c：腋窝淋巴结1~3枚转移及前哨淋巴结活检确认临床未发现的内乳淋巴结转移；

pN2：腋窝淋巴结4~9枚转移，或确认临床发现的同侧内乳淋巴结转移但无腋窝转移；

pN2a：腋窝淋巴结4~9枚转移，至少1个转移灶>2mm；

pN2b：确认临床发现的同侧内乳链淋巴结转移，但无腋窝转移；

pN3：腋窝淋巴结≥10枚转移，或同侧锁骨下（腋窝Ⅲ站）淋巴结转移，或确认临床发现的同侧内乳链淋巴结转移伴腋窝Ⅰ~Ⅱ站淋巴结≥1枚转移，或腋窝Ⅰ~Ⅱ站淋巴结>3枚转移伴前哨淋巴结活检确认临床未发现的内乳淋巴结转移，或同侧锁骨上淋巴结转移；

pN3a：腋窝淋巴结≥10枚转移（至少1个转移灶>2mm），或同侧锁骨下（腋窝Ⅲ站）淋巴结转移；

pN3b：确认临床发现的同侧内乳淋巴结转移伴腋窝Ⅰ~Ⅱ站淋巴结≥1枚转移，或腋窝Ⅰ~Ⅱ站淋巴结>3枚转移伴前哨淋巴结活检确认临床未发现的内乳淋巴结转移；

pN3c：同侧锁骨上淋巴结转移。

远处转移（M）

MO：无远处转移的临床及影像学证据；

cMO（i+）：无远处转移的临床及影像学证据，但分子生物学或组织学检查发现外周血、骨髓或非区域性淋巴结中肿瘤细胞，标本≤0.2mm，且患者无转移症状及表现；

M1：临床及影像学手段发现远处转移和（或）组织学确诊病灶>0.2mm。

分期

0 期	Tis	N0	MO
Ⅰ A 期	T1 *	N0	MO
Ⅰ B 期	T0~1 *	N1mi	MO
Ⅱ A 期	T0~1 *	N1 **	MO
	T2	N0	MO
Ⅱ B 期	T2	N1	MO
	T3	N0	MO
Ⅲ A 期	T0~2 *	N2	MO
	T3	N1~2	MO
Ⅲ B 期	T4	N0~2	MO
Ⅲ C 期	任何 T	N3	MO
Ⅳ B 期	任何 T	任何 N	M1

注：* T1 中包括 T1mi，** 不包括 N1mi，MO 中包括 MO（i+）

【治疗原则】

1. 非浸润性乳腺癌

（1）小叶原位癌　单纯性小叶原位癌发展为浸润癌的概率很低（15 年内21%），在完成包括双侧乳腺摄影在内的检查及病理学诊断后，手术切除肿瘤后可定期观察。鉴于内分泌治疗可显著降低浸润癌的发生率，所以绝经前患者应服用他莫昔芬（Tamoxifen），绝经后患者服用雷洛昔芬（Raloxifene）。鉴于小叶原位癌发展为浸润癌的在双侧乳腺概率相当，所以在具有 BRCA1/2 癌基因突变及乳腺癌家族史等不良预后因素的患者，可考虑行预防性双侧乳腺切除术。

（2）导管原位癌　保乳的肿瘤切除术＋术后全乳放疗＋他莫昔芬内分泌治疗（5年）。在肿瘤累及范围广泛时，则行单纯乳腺切除术（无需行腋窝清扫术）。

（3）Paget 病　在单纯乳头及乳晕区 Paget 病，可行乳腺改良根治术＋腋窝清扫术，或行乳头及乳晕区域切除术＋全乳外照射放疗＋瘤床补量。

2. 浸润性乳腺癌（导管浸润癌、小叶浸润癌、混合型癌、化生性癌）

（1）局部治疗

①保乳综合治疗　循证医学证据显示，Ⅰ~Ⅱ期乳腺癌改良根治术＋腋窝清扫术与保乳术＋腋窝清扫术＋术后放疗比较，疗效相当。在Ⅰ~Ⅱ期临床 N0 乳腺癌，建议行前哨淋巴结（SLN）活检术，如未找到 SLN 或 SLN 转移则继续行Ⅰ~Ⅱ站腋窝清扫术。

保乳综合治疗的绝对禁忌证：既往乳腺或胸壁放疗史；妊娠期间的放疗；乳腺钼靶摄影发现弥漫性可疑或恶性表现的钙化灶；病变广泛，不可能通过单一切口的局部切除达到切缘阴性同时又不影响美观效果；多次肿瘤切除术切缘仍呈病理学阳性。

保乳综合治疗的相对禁忌证：累及皮肤的活动性结缔组织病（尤其是硬皮病和狼疮）；肿瘤直径超过5cm；肿瘤切缘呈局灶性病理学阳性；≤35岁或BRCA1/2基因突变的绝经前患者。

腋窝淋巴结转移≥4枚时，应行术后放疗照射全乳腺（＋瘤床补量）及锁骨上下区。根据临床情况考虑照射内乳区。

腋窝1～3枚淋巴结转移时，应行术后放疗照射全乳腺（＋瘤床补量）。是否需要照射锁骨上下区有争议，可根据具体情况加以考虑。

腋窝淋巴结无转移时，应行术后放疗照射全乳腺（＋瘤床补量）。在预后相对较好患者，可考虑行部分乳腺照射。

≥70岁的T1N0 ER＋患者，保乳术后可不行全乳放疗，单纯内分泌治疗。

如行术后辅助化疗，则保乳术后的辅助放疗应在化疗完成后进行。

②改良根治术（＋腋窝清扫术）后的放疗　腋窝淋巴结转移≥4枚时，应行术后辅助放疗照射胸壁及锁骨上下区。根据临床情况考虑照射内乳区。

腋窝1～3枚淋巴结转移时，可以考虑行辅助放疗，但有争议。

肿瘤＞5cm或切缘阳性或切缘边界＜1mm，但腋窝淋巴结无转移时，应考虑行术后胸壁放疗。

③接受术前新辅助治疗的患者　应根据新辅助化疗前的肿瘤情况决定术后是否行放疗。当内乳区有临床或病理性淋巴结转移时，应行该区域术后放疗。

（2）系统治疗

①新辅助治疗　在Ⅱ期及T3N1M0只因肿瘤体积较大无法行保乳术或患者有保乳意愿时，应行术前新辅助化疗。

当肿瘤有HER－2基因扩增，新辅助化疗应同步联合赫赛汀靶向治疗。

在肿瘤ER＋的绝经后患者，可行芳香化酶抑制剂新辅助内分泌治疗。

新辅助化疗或内分泌治疗后肿瘤体积显著缩小后行保乳术。在临床N0患者，建议在新辅助治疗前行同侧SLN活检术；如无SLN转移，在最终手术时无需再行腋窝清扫术；如有SLN转移，或之前未行SLN活检，则在最终手术时行Ⅰ～Ⅱ站腋窝清扫术。

如按计划完成新辅助化疗，则术后无需再行辅助化疗。如未完成计划新辅助化疗，则在术后行个性化辅助化疗、放疗、靶向治疗及内分泌治疗。

新辅助化疗或内分泌治疗疗效差（肿瘤缩小不明显或进展），则应考虑更换药物治疗方案，然后根据肿瘤体积情况行局部治疗（保乳肿瘤切除术或改良根治术）。

②辅助化疗　70岁以下具有不良预后因素的患者，术后应行辅助化疗。这些预后因素包括患者年龄、合并症、肿瘤大小、分级及激素受体表达、腋窝淋巴结转移数量、HER－2基因表达等。

肿瘤最大径≤5mm且pN0的浸润癌患者术后无需行辅助化疗，如ER＋可考虑行辅助内分泌治疗。

肿瘤6～10mm且pN0的患者，如有不良预后因素（如脉管癌栓、肿瘤高分级、激素受体阴性、HER－2阳性），可考虑行辅助化疗。

肿瘤＞10mm或pN＋为辅助化疗的适应证，在激素受体阳性肿瘤还应行辅助内分泌治疗。

③辅助内分泌治疗　除了 pN0 同时肿瘤≤5mm 或原位癌伴微小浸润等预后良好因素患者可考虑不做外，激素受体阳性（即使是 ER－，但 PR＋）的浸润性乳腺癌患者均应行辅助内分泌治疗。

在绝经前患者，三苯氧胺治疗 5 年（根据临床情况 ± 卵巢去势）；如治疗 2～3 年绝经，则既可继续完成 5 年的三苯氧胺治疗，也可改用芳香化酶抑制剂完成 5 年的内分泌治疗。

虽然三苯氧胺 5 年治疗既可用于绝经前患者，也可用于绝经后患者，但随着芳香化酶抑制剂临床应用所显示的优势，目前三苯氧胺主要用于绝经前患者；在绝经后患者，芳香化酶抑制剂可于初始应用，序贯于 2～3 年三苯氧胺治疗之后应用，或作为 5 年三苯氧胺治疗后的延续性治疗。目前阿那曲唑、来曲唑和依西美坦在疗效及副作用方面无显著差别。

辅助内分泌治疗应在辅助化疗结束后再应用。

④辅助赫赛汀单抗靶向治疗　肿瘤＞10mm 或腋窝淋巴结转移且 HER－2 阳性，为辅助赫赛汀单抗治疗的适应证。辅助赫赛汀单抗治疗应与辅助化疗同步应用，例如 AC→T＋曲妥珠单抗 1 年。

HER－2 阳性 pN0～1mi 的 6～10mm 肿瘤，可考虑行辅助赫赛汀单抗治疗。

3. 其他浸润性乳腺恶性肿瘤

（1）组织学预后好的浸润癌（管状癌、黏液癌）

激素受体阳性，pN0（包括 N1mi）的 ＜10mm 的肿瘤患者，术后无辅助治疗；10～29mm 肿瘤，可考虑行辅助内分泌治疗；≥30mm 肿瘤，应行辅助内分泌治疗。

激素受体阳性，pN＋ 的肿瘤，应行术后辅助内分泌治疗，根据临床情况 ± 辅助化疗。

激素受体阴性肿瘤，在重复检查仍确认受体阴性时，辅助治疗方案同上述浸润性乳腺癌。

（2）叶状肿瘤　来源于间叶或表皮组织，可分为良性、交界性及恶性肿瘤，但对分型标准或生物学行为预测标准尚无统一意见。最常见的复发部位为局部，最常见的转移器官为肺。治疗方式以完全肿瘤切除（安全边界≥1cm）或部分乳腺切除为主。因为极少发生腋窝转移，所以除非临床考虑有转移，无需行腋窝清扫术。目前缺乏进行辅助化疗及内分泌治疗的循证医学证据。

（3）炎性乳腺癌　在无远处转移的炎性乳腺癌患者，应首先行化疗（如 HER－2 阳性应同步联合赫赛汀单抗治疗），然后行改良根治术（包括腋窝清扫术）；术后完成全部化疗后行胸壁及淋巴引流区放疗。肿瘤激素受体阳性时，应行辅助内分泌治疗。肿瘤 HER－2 阳性时，赫赛汀单抗总治疗时间为 1 年。

【放疗方法及实施】

1. 二维外照射放疗

患者仰卧于乳腺托架上，调整斜板角度使得胸壁水平，患侧上臂外展90°。模拟机下定位。

（1）锁骨上下野

①照射野上界 环甲膜水平。下界：与胸壁野上界相接，即第 1 肋骨下缘水平。内界：胸锁乳突肌内缘内 0.5~1.0cm。外界：肩关节（肱骨头）内缘。

②照射剂量 DT 50Gy/5 周/25f，应用电子线和 X 线混合线照射以减少肺尖的照射剂量。X 线照射，6MV X 线，皮下 3cm 处计算剂量，源皮距 100cm，机架角向健侧偏 15°，以保护气管、食管和脊髓。电子线照射，10~12 MeV 电子线，机架角 0°。

（2）胸壁电子线野

①照射野应包全手术瘢痕和引流口。照射野上界：与锁骨上下野下界共线。下界：乳腺皮肤皱褶下 2cm。内界：体中线。外界：腋中线或腋后线。

②照射剂量 全胸壁 DT 50Gy/5 周/25f。应用 B 超测定胸壁厚度，并根据胸壁厚度调整填充物（组织补偿物）的厚度，并决定所选用电子线的能量，减少对肺组织和心脏大血管的照射剂量，尽量避免产生放射性肺损伤。临床上常在胸壁表面垫 0.5~1.0cm 等效组织胶，根据胸壁皮肤是否受累及，照射至 20~30Gy，然后去掉硅胶照射至 50Gy。

（3）保乳术后全乳腺切线野

①上界一般在第 2 前肋水平，下界在乳房皱褶下 2cm，外切野在腋中线或腋后线，内切野在体中线。

②照射剂量：全乳腺 45~50Gy/23~25f/5 周，应用 MV X 线。

（4）保乳术后瘤床补量照射 根据术前肿瘤位置，于全乳腺外照射放疗结束后选用适当能量的单野电子线，或切线野 6MV X 线瘤床补量 10~16Gy/5~8f。

2. 三维外照射放疗

患者仰卧于专用定位托架上，保证患者体位的可重复性。CT 模拟机孔径要足够大，扫描前以金属标记物标出乳腺边界或手术瘢痕。

（1）靶区勾画

①CTV 患侧锁骨上下淋巴引流区、乳腺组织或胸壁组织（不包括胸肌及肋骨）。

②PTV CTV 外扩 5mm。

（2）照射技术

①乳腺或胸壁三维放疗 采用切线野，或在 2 个切线主野内以正向计划或逆向计划方式补充子野。

②二维锁骨上下野 + 乳腺或胸壁三维放疗 为避免剂量重叠，可采用半野技术，照射野中心置于胸壁野和锁骨上下野交界处。

③锁骨上下联合乳腺或胸壁联合照射 可采用 5 个主野的调强放疗技术，既无射野衔接问题，也无需行二次摆位治疗。为了节约治疗时间，可限制子野体积和机器跳数。

（3）照射剂量及正常器官剂量限制 PTV = 50Gy/25f，保乳术后瘤床补量剂量同二维外照射部分。短疗程较大分割方式照射技术目前处于临床研究之中，如 42.5Gy/16f，39Gy/13f。患侧肺 V_{20} < 25%，健侧肺 V_5 < 15%。心脏 V_{30} < 10%，健侧乳腺 D_{max} < 5Gy。

【疗效及毒性作用】

1. 疗效评估

疗效随访起止时间从放疗结束后开始直至患者肿瘤进展、死亡。每 3 个月随访 1

次（2 年内），每 6 个月全身评价 1 次（2～5 年），直到患者死亡或临床怀疑病情进展。

随访项目：体格检查（包括触诊）；血常规、生化、肿瘤标志物（主要为 CEA、CA15－3）、ECG、乳腺/胸壁 B 超（必要时 MRI）、双侧锁骨上 B 超，胸部平扫 CT、腹部 B 超或 CT（B 超可疑时要用腹部 CT 证实）、颅脑增强 MRI 及骨扫描（间隔 6 个月）等检查。如有条件可选择 PET/CT。

2. 毒性作用

（1）血液毒性反应在放疗期间较少见。如果前期化疗后导致≥2 级血液毒性反应，则行相应对症处理，一般无需中断放疗。

（2）放射性食管炎　在锁骨上下区放疗开始后的 2～3 周可能出现，一般较轻，只需行简单的对症处理。

（3）放射性皮肤损伤　轻重不等。可在放疗期间采用三乙醇胺软膏外用，保护照射部位皮肤。

第八章　恶性淋巴瘤

【诊断标准】

1. 临床表现

恶性淋巴瘤主要以无痛性进行性淋巴结肿大为主要临床表现。淋巴结肿大最常见于颈部、腋下、腹股沟，也可以见于韦氏环、纵隔、腹膜后和盆腔淋巴结，滑车上和腘窝淋巴结则较为少见。除此以外，结外部位也常常原发或受侵，如鼻腔、皮肤、胃肠道、骨等。部分可累及骨髓和中枢神经系统。累及不同部位时则出现相应的临床症状和体征。此外，恶性淋巴瘤患者常合并 B 组症状，包括连续 3 天发热超过 38℃，盗汗，半年内体重下降 >10% 。

2. 病理分型

主要分两大类：霍奇金淋巴瘤和非霍奇金淋巴瘤。霍奇金淋巴瘤可分为结节性淋巴细胞为主型霍奇金淋巴瘤和经典霍奇金淋巴瘤，后者又可分为富于淋巴细胞型、结节硬化型、混合细胞型、淋巴细胞消减型。非霍奇金淋巴瘤的具体分型则更为复杂，从细胞成熟程度可分为前驱淋巴肿瘤和成熟细胞淋巴瘤，其中前驱淋巴肿瘤可分为 B 淋巴母细胞白血病/淋巴瘤 – 非特殊类型、B 淋巴母细胞白血病/淋巴瘤伴重现性遗传学异常和 T – 淋巴母细胞白血病/淋巴瘤，而成熟细胞淋巴瘤具体见表 8 – 1。

表 8 – 1　成熟细胞 NHL 的 WHO 分类

成熟 B 细胞淋巴瘤	成熟 T/NK 细胞淋巴瘤
T 细胞/组织细胞丰富的大 B 细胞淋巴瘤	T 前淋巴细胞白血病
原发中枢神经弥漫大 B 细胞淋巴瘤	T 大颗粒淋巴细胞白血病
原发皮肤大 B 细胞淋巴瘤、腿型	慢性 NK 细胞淋巴增殖性疾患
老年人 EBV 阳性的弥漫大 B 细胞淋巴瘤	侵袭性 NK 细胞白血病
慢性炎症相关的弥漫大 B 细胞淋巴瘤	成人 T 细胞白血病/淋巴瘤
淋巴瘤样肉芽肿	EBV 相关的克隆性淋巴组织增殖性疾患（儿童）
原发纵隔（胸腺）大 B 细胞淋巴瘤	结外 NK/T 细胞淋巴瘤，鼻型
血管内大 B 细胞淋巴瘤	肠病相关 T 细胞淋巴瘤
ALK 阳性大 B 细胞淋巴瘤	肝脾 T 细胞淋巴瘤
浆母细胞性淋巴瘤	皮下脂膜炎样 T 细胞淋巴瘤
起源于 HHV8 阳性的多中心 Castleman 病的大 B 细胞淋巴瘤	蕈样霉菌病
原发渗漏性淋巴瘤	赛塞里综合征
	原发皮肤间变性大细胞淋巴瘤
	原发皮肤 CD30 阳性 T 细胞增殖性病患
	原发皮肤 gamma/delta T 细胞淋巴瘤
	外周 T 细胞淋巴瘤，非特殊类型
	血管免疫母细胞 T 细胞淋巴瘤
	ALK 阳性间变性大细胞淋巴瘤
	ALK 阴性间变性大细胞淋巴瘤

注：个别某些罕见亚型未列出。

广义的恶性淋巴瘤还应该包括病毒感染或免疫缺陷相关的淋巴增殖性疾病，如 EB 病毒或移植后淋巴增殖性疾病、HIV 相关淋巴瘤等，但是这些疾病均以全身治疗为主，放射治疗应用较少。

3. 临床分期

临床上新发的淋巴瘤患者应做病理检查和分期检查。其中临床分期检查常规以病史、体格检查、实验室检查、CT 和 MRI 等影像学检查和骨髓检查为主。近年来，由于 PET - CT 检查能够更好地判断临床分期，日益受到重视，尤其是霍奇金淋巴瘤和弥漫性大 B 细胞淋巴瘤推荐全身 PET - CT 检查。目前临床分期主要仍以 Ann - Arbor 分期为主（表 8 - 2），但部分亚型并不适用，如原发皮肤淋巴瘤另有分期方法。

表 8 - 2　Ann Arbor - Cotswolds 分期

分期	侵犯范围
Ⅰ期	单个淋巴结区受累或淋样结构（如胰、胸腺、韦氏环）（Ⅰ），或单个结外器官组织受累（I_E）
Ⅱ期	膈的同侧 2 个或 2 个以上淋巴结区受累（Ⅱ）；或结外器官或组织和膈同侧一个或更多淋巴结区受累（$Ⅱ_E$）
Ⅲ期	膈的两侧淋巴结受累（Ⅲ），同时有结外器官或组织的局限性受累（$Ⅲ_E$）或脾受累（$Ⅲ_S$）或两者均有（$Ⅲ_{SE}$）
Ⅳ期	一个以上结外器官或组织（有或无淋巴结肿大）弥漫性或播散性受累

注：①为无全身症状；②为不明原因的发热 >38℃连续 3 天以上，盗汗，在半年内不明原因的体重下降 >10%。

临床医生根据上述资料做出诊断。一个完整的诊断应该包括病理分型、临床分期，最好包括预后情况，例如 IPI 指数等。

【治疗原则】

恶性淋巴瘤的治疗以综合治疗为主，包括化疗、放疗、免疫治疗、造血干细胞移植等多种疗法相结合。其中，放射治疗有重要地位，是综合治疗的重要组成部分，某些情况下可以单纯放疗。对于早期即Ⅰ~Ⅱ期滤泡性淋巴瘤、Ⅰ期的黏膜相关淋巴瘤、Ⅰ~Ⅱ期霍奇金淋巴瘤、Ⅰ~Ⅱ期鼻腔 NK/T 细胞淋巴瘤、蕈样霉菌病和早期原发皮肤型间变大细胞淋巴瘤，放射治疗具有根治作用。对于拒绝化疗或有化疗禁忌的患者，也可以选择放射治疗。此外，放射治疗还是晚期恶性淋巴瘤患者重要的姑息治疗手段，可以缓解临床症状，如减轻疼痛和压迫等。

1. 放射野的概念

恶性淋巴瘤的放射野设计，应遵循恶性肿瘤靶区设置的一般原则，即包括肿瘤和亚临床病灶，同时考虑摆位误差和呼吸等因素，也要考虑淋巴瘤侵袭性强的特点。因此，受累野照射时不仅应包括受累淋巴结，也应包括整个受累淋巴区；扩大野照射时则还需包括可能存在亚临床病灶的相邻淋巴区，以减少复发率。

（1）受累野　受累野不仅包括淋巴瘤侵及的肿大淋巴结，还应完整包括该淋巴引流区域。例如纵隔受侵时，纵隔和两侧肺门应作为一个整体，均包括在照射野内。此外，颈部或腹股沟淋巴结受累时，同侧颈部和锁骨上淋巴结或同侧腹股沟和股管淋巴结，均应作为一个淋巴结区进行照射。

（2）扩大野　扩大野照射是单纯放疗的基本原则，特别是早期霍奇金淋巴瘤。扩大野照射即受累野 + 相邻淋巴结区放疗（可能有亚临床病灶）。例如霍奇金淋巴瘤侵犯双颈部，照此原则照射时，经典设野为斗篷野照射；类似的还有锄形野、盆腔野等，需根据不同情况灵活应用。目前，由于对单纯放射治疗远期不良反应和放疗后第 2 肿瘤认识的加深，以及化疗 + 受累野照射综合治疗方法的广泛应用，已很少对淋巴瘤患者首选进行扩大野照射治疗了。

（3）常用的照射野如下：

①斗篷野　以胸骨切迹为中心，前后两野对穿等中心照射，照射范围包括颌下、颈部、锁骨上下、腋窝、纵隔、隆突下和肺门淋巴结。上界：1/2 下颌骨体与乳突尖或耳垂连线。下界：第 10 胸椎椎体（T_{10}）下缘。内界应包括纵隔和肺门，宽度应有 8 ~ 10cm，以完全包括纵隔淋巴结。外界：双侧肱骨头外缘，肱骨头挡铅块。肺挡铅：前野肺挡块上界位于锁骨下缘下 2cm，后野上界位于锁骨上缘，或第 3 后肋下缘，未包括锁骨下淋巴引流区，以减少肺组织照射。肺挡块向外沿胸壁内 0.5cm 至第 8 胸椎椎体下缘。挡喉：前野照射时，以声带为中心 3cm × 3cm 挡喉，如果上颈部淋巴结严重受侵，可不挡喉。小脑和颈段脊髓：斗篷野中颈段脊髓剂量较高，后野从开始即保护小脑和颈段脊髓。颈段脊髓挡铅 2cm，下界至第 7 颈椎椎体下缘。如果颈部肿块较大，可不挡颈段脊髓。

②锄形野　为前后两野对穿等中心照射，照射范围包括腹主动脉旁淋巴结和脾脏。上界从第 10 胸椎椎体下缘至第 4 腰椎椎体下缘，两侧包括腹主动脉旁淋巴结，一般为 9 ~ 10cm 宽。脾切除时，术中应置银夹于脾蒂，射野包括脾蒂即可。未做脾切除时，照射野应包括整个脾脏。建议根据 CT 确定脾的位置，并尽量保护左侧肾脏，模拟定位时，脾脏上界位于左侧膈顶，下界在第 12 肋下缘，如果脾肿大，射野则相应扩大至脾下缘下 1cm，脾外界至侧腹壁。

③盆腔野　为前后两野对穿等中心照射，照射范围包括髂血管、腹股沟、股管、闭孔。上界：L_4 下缘，中线左右各旁开 4 ~ 5cm，骶髂关节中部。下界：股骨小转子下 5cm 或闭孔下缘下 7cm。外界：L_4 下缘旁开 4 ~ 5cm 和股骨大转子连线，沿股骨大转子垂直向下或受侵淋巴结外缘外放 2cm。内界：闭孔中缘，耻骨联合上 2cm。髂总淋巴结受侵时，射野上界延伸 L_4 ~ L_5 间隙和受侵淋巴结上至少 2cm。照射时用铅保护双侧睾丸，防止射线对睾丸的散射剂量。

④全颈野和半颈野　以中颈部深度计算肿瘤剂量和脊髓剂量，前后野等中心照射。半颈野靶区包括一侧颈部和同侧锁骨上下区，未包括耳前区。上界：下颌骨体中线和乳突尖或耳垂连线。下界：锁骨下缘下 2cm。外界：肱骨头内缘，包括锁骨内 2/3。内界：如果锁骨上淋巴结未受侵，位于同侧横突，如果肿瘤位于中线，或锁骨上淋巴结受侵，则包括对侧横突。如果为临床 I 期、无中线部位淋巴结受侵，可挡喉及以上椎体（脊髓）。全颈野靶区包括双侧颈部和同侧锁骨上下区，未包括耳前区。上界：下颌骨体中线和乳突尖或耳垂连线。下界：锁骨下缘下 2cm。外界：肱骨头内缘，包括锁骨内 2/3。挡铅：脊髓剂量超过 40Gy 时，再考虑后野挡脊髓。如果肿瘤未侵犯喉周围组织，应常规挡喉，3cm × 3cm 挡铅。

⑤纵隔野　为前后两野对穿等中心照射，靶区包括纵隔、双侧肺门、双侧锁骨上下和下颈部。虽然无双锁骨上淋巴结受侵，但锁骨上淋巴结引流区常规包括在照射野内。上界：颈 6 上缘。下界：隆突下 5cm 或 T_8 下缘；化疗前肿瘤下界下 2cm。外界：

体中线左右各旁开 4~5cm，双锁骨上外界为肱骨头内缘。肺门：包括 1cm 边缘，如果肺门受侵，则包括 1.5cm 边缘。霍奇金淋巴瘤常常表现为前上纵隔受侵，小纵隔时，为减少心脏照射，下界至 T_8 下缘。大纵隔时，下界可移至 T_{10} 下缘。

⑥腋窝野　为前后两野对穿等中心照射，靶区包括一侧腋窝和同侧锁骨上下区。上界：颈 6 上缘。下界：第 8 胸椎体（T_8）下缘水平或最低的腋窝淋巴结下缘下 2cm。内界：颈部位于体中线同侧 1cm，向下达锁骨下缘下 2cm，然后沿胸壁包括 <1cm 肺组织。外界：肱骨头内缘，沿肱骨内缘向下。

上述放射野设计时某些情况下可以应用三维立体照射技术，但是由于放射野较大，形状常常不规则，因此需特别注意保护正常组织，逆向调强技术较适形照射技术更有优势，Tomotherapy 在大面积不规则野照射方面有其优点，但是国内开展较少，还需积累经验。

2. 霍奇金淋巴瘤

霍奇金淋巴瘤目前主要分为二大类：结节性淋巴细胞为主型霍奇金淋巴瘤和经典型霍奇金淋巴瘤。其中结节性淋巴细胞为主型就诊时多为早期，仅 5%~20% 为Ⅲ~Ⅳ期，且 80%~90% 的病例经过治疗可达完全缓解，并能存活 10 年以上。经典型 HL 又可分为淋巴细胞为主型（LP）、混合细胞型（MC）、节结硬化型（NS）和淋巴细胞削减型（LD）4 种亚型。结节性淋巴细胞为主型 HL 和经典型 HL 的放射治疗的原则类似，主要依据临床分期即早期（Ⅰ~Ⅱ期）或进展期（Ⅲ~Ⅳ期），以及是否具有不良预后因素决定。

（1）早期 HL 的放射治疗　即临床Ⅰ~Ⅱ期，预后因素不同研究组略有不同，常常是数值上有一些区别，基本项目相似。具体见表 8-3。

表 8-3　不同研究组织早期 HL 的不良预后因素

危险因素	NCCN	GHSG	EORTC	NCIC
年龄			≥50	≥40
组织学类型				MC or LD
血沉和 B 症状	≥50 if A	>50 if A；>30 if B	>50 if A；>30 if B	>50 or B 组症状
纵隔肿块	MMR >0.33 or >10cm	MMR >0.33	MTR >0.35	MMR >0.33 or >10cm
结内病变部位	>3	>2	>3	>3
结外病变	>1 个	any		
B 组症状	+			

NCCN：National Comprehensive Cancer Network；GHSG：German Hodgkin Study Group；EORTC：European Organization for the Research and Treatment of Cancer；NCIC：National Cancer Institute，Canada；MC：Mixed Cellularity，混合细胞型；LD：Lymphocyte depleted，淋巴细胞消减型；if A：if asymptomatic，如果无症状；if B：if B syptoms，如果有 B 组症状；MMR：Mediastinal Mass Ratio，maximum width of mass/maximum intrathoracic diameter，纵隔肿块比；MTR，Mediastinal thoracic ratio，maximum width of mediastinal mass/intrathoracic diameter at T5~6，纵隔胸廓比。

①预后好的早期 HL　首选综合治疗，先采用 ABVD 等一线联合化疗方案治疗 2~4 周期，然后行受累野照射（20~30Gy），未达 CR 的患者可适当提高照射剂量 10Gy 左右。早期结节性淋巴细胞为主型 HL 可以采用单纯受累野照射。

②预后不好的早期 HL　首选综合治疗，采用 ABVD 等一线联合化疗方案治疗 4~6

周期，然后行受累野照射（30~36Gy）。同样，未达 CR 的患者可适当提高照射剂量。

此外，如果是具有化疗禁忌的患者或患者拒绝化疗，则可以采用单纯放疗的方法，进行扩大野照射，扩大区 DT 30~36Gy，受累区 DT 36~44Gy。

（2）进展期 HL 的放射治疗　预后因素与早期有差异，可采用 IPS（International Prognostic Score，国际预后评分）来判断预后因素，包括白蛋白 < 4g/dl，血红蛋白 < 10.5g/dl，男性，年龄 ≥ 45 岁，临床分期Ⅳ期，白细胞增多（白细胞 > 15000/mm³），淋巴细胞减少［淋巴细胞比例占白细胞总数低于8%和（或）淋巴细胞计数低于600/mm³］。

对于进展期 HL 的患者，采用综合治疗的原则，放射治疗主要作为化疗的补充。放射治疗一般进行受累野照射，主要针对治疗前有大肿块的区域，以及化疗后的残留病灶，尤其是 PET 阳性者，剂量为 30~40Gy。而对于放疗后的明显残留，可适当提高放疗剂量。

（3）难治复发 HL 的放疗

①挽救性放疗　适合于化疗后未放疗，局限性复发的患者，可按根治剂量挽救性放疗。

②化疗后的补充治疗　二线化疗方案化疗后行受累野放疗，但要考虑到既往放疗的情况，避免重要器官超量。

（4）姑息性放疗　主要目的是缓解临床症状，减轻痛苦，因此没有标准方案与剂量，根据患者病变部位和具体病情而有所差异。但一般不超过 40~50Gy。

3. 原发于结内的非霍奇金淋巴瘤

总的来说，非霍奇金淋巴瘤的恶性程度高于霍奇金淋巴瘤，基于形态学和免疫表型特点的病理分型达几十种，且同样细胞类型淋巴瘤发生于不同部位，其行为特征差异较大，如边缘区B细胞淋巴瘤结外与结内、间变型大细胞皮肤型与系统型、NK/T 细胞鼻型与非鼻型等，因此治疗原则变化较大。目前在讨论 NHL 放疗时往往根据具体病理类型、发生部位、临床分期和患者情况等因素综合考虑，制定治疗方案。通常将常见的十几种亚型，根据恶性程度的高低归为三类：惰性淋巴瘤、侵袭性淋巴瘤和高度侵袭性淋巴瘤。

（1）惰性淋巴瘤　常见的惰性淋巴瘤包括 WHO 分类中Ⅰ~Ⅱ级滤泡性淋巴瘤（FL）、小 B 细胞淋巴瘤/慢性淋巴细胞性白血病（CLL）、蕈样霉菌病（MF）、边缘区淋巴瘤等。其中临床Ⅰ~Ⅱ期的滤泡性淋巴瘤，某些部位的早期 MALT 淋巴瘤和早期皮肤蕈样霉菌病均适合放疗，下面分别进行概述。皮肤蕈样霉菌病则归入结外原发皮肤淋巴瘤的治疗中进行阐述。

①滤泡性淋巴瘤　Ⅰ~Ⅱ期滤泡性淋巴瘤，受累野放疗是标准治疗方法之一。最新对早期滤泡性淋巴瘤长期随访研究结果显示对于小肿块患者放疗推荐剂量选择为24~30Gy，而对于高龄、多病灶Ⅱ期患者或伴有大肿块患者，局部需追加剂量至36Gy。多项研究结果显示受累野放疗治疗Ⅰ~Ⅱ期滤泡性淋巴瘤，局部控制率超过90%，10年的无复发生存率为40%~50%，总生存率为60%~80%。Ⅲ/Ⅳ期的滤泡性Ⅰ/Ⅱ级NHL：主要以化疗等全身治疗为主，放射治疗更多被用于化疗后的巩固治疗，DT35~45Gy。研究显示单纯化疗及化疗后受累野照射比较，放疗能够提高局控率和无复发生存率。

②边缘带淋巴瘤 主要包括黏膜相关淋巴瘤（MALT）和结内边缘带淋巴瘤以及脾边缘带淋巴瘤。其中黏膜相关淋巴瘤为一类较为特殊的低度恶性 NHL，常常为结外原发起病，治疗详见结外部分。而脾边缘带淋巴瘤，如单纯脾脏受累，条件允许可考虑手术切除脾脏，否则可采用放射治疗控制脾脏病灶。如果多部位受累，仍以化疗为主，放疗作为化疗后的补充治疗。但是对于脾脏内多发占位，脾脏内大肿块或巨脾、脾脏弥漫浸润的患者，即使多部位受累，仍应手术切除脾脏或不能手术的情况下，早期结合放射治疗，更有利于控制病情进展。结内边缘带淋巴瘤的治疗原则与滤泡性淋巴瘤类似，因此早期应给予放射治疗，DT 30～40Gy，晚期应以全身治疗为主。

③小 B 细胞淋巴瘤/慢性淋巴细胞性白血病 小 B 细胞淋巴瘤绝大多数原发于结内，放射治疗的原则与滤泡性淋巴瘤类似，Ⅰ～Ⅱ期放射治疗可以根治，Ⅲ～Ⅳ期以化疗为主。而起病于骨髓的慢性淋巴细胞性白血病则仍应以全身治疗为主。

（2）侵袭性淋巴瘤 常见的亚型有 WHO 分级为Ⅲ级的滤泡性淋巴瘤、弥漫性大 B 细胞淋巴瘤、套细胞淋巴瘤、外周 T 细胞淋巴瘤等。

①弥漫性大 B 细胞淋巴瘤 DLBCL 是 NHL 中发生率最高的亚型。根据发生部位不同，放疗原则略有不同。此类淋巴瘤应以综合治疗为主，主要为标准一线化疗配合受累野放疗。一般在标准化疗病灶缓解后，辅以受累野放疗。对于纵隔大肿块者应先化疗，以尽量使肿瘤缩小，最好能够达到完全缓解后再放疗，从而减少对心脏、肺的照射。

发生于韦氏环的恶性淋巴瘤以弥漫性大 B 细胞型较多，易侵犯扁桃体、舌根和鼻咽。由于此区域结构复杂狭小，肿瘤侵袭性较强，放疗后如果复发，再程放疗有一定困难，因此放疗范围常包括韦氏环以及全颈，副鼻窦如有受侵需包括在设野内。适形调强放疗可在一定程度上保护腮腺功能。而化疗后完全缓解的患者，放疗范围可适当缩小，例如发生于扁桃体的弥漫性大 B 细胞淋巴瘤，经过足量化疗后达完全缓解，可以扁桃体放疗为主，但对于部分缓解者仍应全韦氏环区域照射。

发生于纵隔的弥漫性大 B 细胞淋巴瘤，放射治疗剂量限制性器官包括心肺、脊髓等。临床针对纵隔淋巴瘤的设野应包括锁骨下区域直到第 10 胸椎下缘层面所涵盖的全纵隔区域。当治疗剂量在 40Gy 以下时，器官剂量的限制性作用相对较小，特别随着 PET 诊断和放疗设备的进步，近年来调强技术的应用，可以研究针对全纵隔淋巴结区的精确放疗，但是常常减少心脏剂量时肺脏剂量会有所增加，在技术上有一定难度，虽然限制性器官在放疗中所受剂量可得到控制和监视，但平衡好淋巴结区、心肺的各自照射剂量是治疗成败的关键。

发生于腹主动脉旁或髂血管旁淋巴结的弥漫性大 B 细胞淋巴瘤，可设腹主动脉旁淋巴区野或盆腔野进行放疗，单次剂量 1.8～2.0Gy，总剂量 35～40Gy。前者注意保护脊髓、胃肠道、肾脏等器官，后者注意保护膀胱、直肠、子宫和睾丸等器官。对于腹腔巨大肿块，考虑到肠道对放疗的耐受量，可在完成相应大野放疗后，给予肿块局部缩野追加剂量放疗，但总量最好不超过 46Gy。

研究表明，弥漫性大 B 细胞淋巴瘤接受剂量大于 40Gy 后，剂量－控制曲线呈平台化趋势，增加放疗剂量并不能明显提高局部控制率。临床研究系列资料显示：对于 DLBCL，在基于阿霉素为主的联合化疗后，给予 30～45Gy 之间剂量的受累野放疗，局部控制率无明显差异；而采用受累野及扩大野放疗后，照射区及边缘区复发比率分别为0和7%。因此目前NCCN推荐的DLBCL放疗原则为：Ⅰ期/Ⅱ期非巨块型患者，给予3~6周期联合化疗，CR后采取受累野照射，剂量30~36Gy；PR的患者放疗剂量增至40~50Gy。巨块型肿瘤患者，首先给予6周期联合化疗，完全缓解后予受累野30~40Gy放疗，部分缓解者可增加剂量至50Gy，或者考虑行自体干细胞移植。对于临床Ⅲ/Ⅳ期DLBCL患者，局部放疗可显著提高局部控制率及无复发生存时间。因此，联合化疗为Ⅲ/Ⅳ期DLBCL的首选，初治如能达到完全缓解，视情况予以受累区照射或积极的定期随访；如不能达到完全缓解，则争取自体干细胞移植，之后给予受累野放疗30~40Gy，局部残留者可增至50Gy。

②套细胞淋巴瘤 套细胞淋巴瘤临床上具有生长缓慢，很少在早期被发现及诊断，难以治愈的特点，目前缺乏有力的治疗措施。75%~100%患者在确诊时为Ⅲ~Ⅳ期，因此放射治疗作用有限。对于Ⅰ期/Ⅱ期套细胞淋巴瘤或许能够通过化疗后受累野照射达到治愈，鉴于临床实践显示套细胞淋巴瘤对放射敏感，因此2011年NCCN指南推荐放射剂量为30~36Gy，如果肿块较大，可适当提高剂量。而临床Ⅲ/Ⅳ期套细胞淋巴瘤推荐以化疗为首选，放疗仅在特殊情况下作为辅助治疗。

③外周T细胞淋巴瘤 外周T细胞淋巴瘤包括外周T细胞淋巴瘤非特异型、间变大细胞淋巴瘤（系统型）、血管免疫母T细胞淋巴瘤等。除原发皮肤的早期T细胞淋巴瘤外，如间变大细胞淋巴瘤（皮肤型）、结内的外周T细胞淋巴瘤等均应以全身治疗为主，主要是化疗，必要时高剂量化疗配合干细胞移植。放疗主要作为上述治疗的补充治疗，适用于治疗后残留病灶，或原有大肿块部位以及顽固性病灶等。目前外周T细胞淋巴瘤缺少标准的放射治疗标准。放射治疗通常按照经典型非霍奇金淋巴瘤的治疗原则，但照射剂量略高于弥漫性大B细胞淋巴瘤，一般在45~55Gy，甚至可以达60Gy。原发皮肤的早期T细胞淋巴瘤将在原发皮肤的淋巴瘤部分中论述。

（3）高度侵袭性淋巴瘤 主要是指Burkitt's淋巴瘤、淋巴母细胞性淋巴瘤等。高度侵袭性淋巴瘤由于恶性程度高，即使是早期病变，仍以全身化疗为主，包括高剂量化疗和造血干细胞移植。单纯放射治疗难以达到根治的目的，因此只作为其他治疗后的补充，针对治疗前大肿块或残留病灶以及造血干细胞移植前预处理方案中的全淋巴区照射或全身照射。如果有脑膜侵犯的患者，也可考虑全脑全脊髓照射。

4. 原发于结外的非霍奇金淋巴瘤

（1）原发于胃肠道的淋巴瘤 原发胃淋巴瘤则是最常见的结外NHL之一，主要来源于B淋巴细胞，极少数来源于T淋巴细胞。根据2000年世界卫生组织WHO分类标准，40%的为惰性（低度恶性）淋巴瘤，以胃黏膜相关淋巴瘤（MALT淋巴瘤）为主，其他少见类型包括套细胞淋巴瘤、滤泡淋巴瘤等。另60%的PGL为侵袭性（高度恶性）淋巴瘤，主要为弥漫性大B细胞淋巴瘤，其中1/3为MALT淋巴瘤转化而来，肿瘤组织内含有惰性MALT淋巴瘤成分，少见类型有Burkitt's淋巴瘤以及淋巴母细胞性淋巴瘤等。因此原发胃淋巴瘤主要为黏膜相关淋巴瘤和弥漫性大B细胞淋巴瘤。

①胃弥漫性大B细胞淋巴瘤 以化疗为主的治疗方案5年生存率可达90%以上，因此放疗目前不作为胃弥漫性大B细胞淋巴瘤的主要治疗，而是对化疗的补充。化疗CR后全胃放疗30Gy，照射野应包括全胃和胃周淋巴结，局部残留或浸润较重的可局部

加量至 40Gy。调强放疗有助于正常组织的保护。

②胃黏膜相关淋巴瘤　由于临床多处于Ⅰ～Ⅱ期，抗 H. pylori 治疗有良好效果，缓解率为 80% 左右，因此应首先行抗 H. pylori 治疗。对于抗 H. pylori 治疗无效或有效后复发者，侵及肌层或 H. pylori（－）、无全身转移者可以考虑胃的单纯放疗，一般行全胃照射 30Gy。放疗可以避免全胃切除，保证生活质量。需要注意的是：放疗中胃的精确定位难度较大，同时要尽量避免对左肾、胰腺、十二指肠以及脊髓的照射。对于抗 H. pylori 治疗后是否可行化疗后放疗，尚无定论。临床Ⅲ～Ⅳ期的患者则仍以化疗为主，放疗作为补充。

原发于回盲部、肠道或肠系膜淋巴结的弥漫性大 B 细胞淋巴瘤，其易于在胃肠道或肠系膜淋巴结内扩散，由于肠蠕动，肿瘤部位不固定，因此在给予足够疗程的化疗后应给予全腹照射，单次剂量 1.6～1.8Gy，必要时还可适当降低单次剂量，直到患者可以耐受，总剂量 27～30Gy。但要保护肝脏、肾脏等重要器官。

（2）原发于鼻腔的淋巴瘤　原发于鼻腔的非霍奇金淋巴瘤最常见的是鼻腔 NK/T 细胞淋巴瘤。目前治疗上没有标准方案。

鼻腔 NK/T 细胞淋巴瘤对化疗耐药常见，特别是原发于鼻腔或副鼻窦的鼻腔 NK/T。许多临床研究表明，鼻腔 NK/T 淋巴瘤以Ⅰ～Ⅱ期患者多见，部分化疗耐药，但对放疗相对敏感。因此放疗在鼻腔 NK/T 细胞淋巴瘤治疗中占有重要地位，特别是Ⅰ～Ⅱ期患者，大约 2/3 患者通过单一放疗能获得完全缓解，但其中有将近 1/2 患者会复发，其 5 年生存率为 65%。值得注意的是，由于对 NK/T 细胞淋巴瘤的分期方法还有争议，不同分期方法所获得的 5 年生存率差异较大。研究显示 I_E 期患者单纯放疗和放化疗联合治疗的 5 年生存分别为 89% 和 92%，无显著性差异，对于Ⅰ期/Ⅱ期鼻腔 NK/T 淋巴瘤患者根据情况可首选放疗，放疗完成后给予化疗巩固。文献报道单纯放疗的患者失败的原因大多数为放射野外远处复发，因此加用化疗可能降低远处复发率，提高生存率。有学者认为首选化疗 2～4 周期后再行放疗会提高化疗敏感患者的生存率，尤其是对有 B 组症状或大肿块的患者，近年来首选化疗并早期联合放疗的方法日益受到重视，但如何进行综合治疗尚需进一步研究。鉴于 NK/T 淋巴瘤对化疗耐药常见，临床Ⅲ～Ⅳ期患者联合化放疗的 5 年总生存仅达到 15%～30%。因此，晚期患者可以考虑临床实验性治疗或造血干细胞移植治疗。但是即使是临床Ⅲ～Ⅳ期的患者，局部鼻腔放疗也有很好的局部控制作用。

鼻腔 NK/T 细胞淋巴瘤早期未超腔时可仅对原发部位适当外扩进行放疗，而中晚期因为常常侵犯鼻腔及副鼻窦，甚至上侵颅底，因此根据具体情况要将这些部位纳入放疗范围。目前临床一般放射治疗剂量为 45～55Gy。多项研究显示放射剂量 ≥50Gy，局部控制率明显优于 <50Gy，因此鼻腔 NK/T 细胞淋巴瘤的放射治疗剂量应较非霍奇金淋巴瘤其他亚型略高。

（3）原发中枢神经系统恶性淋巴瘤　原发中枢神经系统恶性淋巴瘤（PCNSL）指发生于脑和脊髓的结外 NHL，肿瘤侵犯脑膜、脑实质、脊髓或神经根等，占 NHL 发生率的 1%～2%。原发中枢神经系统恶性淋巴瘤最佳治疗方法仍有争议。目前的主要治疗原则为化疗和放疗的综合治疗，生存率明显优于单纯放疗。肿瘤未侵及脊髓，化疗后予以全脑照射和肿瘤区补量，如肿瘤侵及脊髓，化疗后应予以全脑全脊髓照射。

全脑照射的放射野采用以头颅颞侧平行相对两侧野，范围包括全脑，下界应在颅底骨线下 0.5~1.0cm。应注意保护眼睛，一般以眶下缘与耳后结节连线，前面挡住眼球为好，并包括第 2 颈椎下缘照射剂量（以中线计算深度）；成人全脑照射组织量为 DT 30~40Gy，有文献认为 36Gy 较为适宜，然后瘤床或肿瘤局部补量 10~15Gy。全脊髓照射上界与全颅照射下界相接，下界至第 2 骶椎下缘，宽度 4~6cm。脊髓深度量计算按 X 线侧位片椎孔前缘深度计算，组织照射剂量成人：30Gy，局部病灶追加 5~10Gy。

多因素分析证明，年龄≤60 岁和一般状态好是重要的预后好的因素，而脑干受侵或脊髓受侵、多灶性、脑脊液蛋白含量增高是重要的预后不良因素。目前提出的不良预后因素主要包括年龄 >60 岁，PS 评分 >1，LDH 升高，脑脊液蛋白升高和深部脑组织受累。

（4）原发骨恶性淋巴瘤　原发骨恶性淋巴瘤是起源于骨髓腔、不伴区域淋巴结或脏器受累的一类少见的原发性结外淋巴瘤，约占 NHL 的 1%。原则上采用化疗、放疗相结合的综合治疗，手术只限于诊断性活检、病理骨折需要重建稳定性和脊髓受压瘫痪需要切除减压者。对侵及骨与骨骼肌者均做所在病变的全骨长及全肌束照射，根治量 45~55Gy 左右。四肢照射时一般不超过关节面，要保留淋巴引流通道，不可全横径照射，要保护一条正常组织。在肿瘤吸收剂量达到 DT 45Gy 时，缩野到距瘤体上下各 2cm 处追加 DT 5~10Gy，再次缩野到瘤灶区追加 DT 5Gy。有学者认为，放疗剂量可以降低到 46Gy 左右较合适，超过 DT 50Gy 会导致高发的承重骨病理性骨折。

（5）原发睾丸淋巴瘤　原发睾丸淋巴瘤少见，多为单侧发病，也可双侧同时或先后发病，老年人，尤其是 60 岁以上者发病率升高。病理类型以弥漫性大 B 细胞淋巴瘤最为常见，约 80%~90%，其次为血管免疫母 T 细胞淋巴瘤。目前原发睾丸淋巴瘤的治疗共识是，ⅠE~ⅡE 首先应行睾丸切除＋高位精索结扎手术，术后行联合化疗，同时需要行脑脊液预防性化疗，然后进行放射治疗。Ⅰ~Ⅱ期患者行阴囊、腹股沟、盆腔和腹主动脉旁淋巴结的放疗，剂量 DT 40~45Gy 左右，并进行对侧睾丸的预防照射，剂量 DT 30~35Gy。Ⅲ、Ⅵ期患者以全身化疗为主。

（6）原发乳腺淋巴瘤　原发乳腺的惰性低度恶性淋巴瘤（如 MALT 淋巴瘤、滤泡性淋巴瘤）通常可选择局部治疗，如手术＋术后放疗。而原发乳腺的侵袭性或高度侵袭性中高度恶性淋巴瘤则需行全身化疗＋局部放疗、造血干细胞移植等综合治疗，并且要行脑脊液预防化疗。ⅠE 期行患侧全乳腺放疗，ⅡE 期患侧乳腺、腋窝、锁骨上窝和内乳区，剂量 DT 40~50Gy。

（7）原发眼眶恶性淋巴瘤　原发眼眶恶性淋巴瘤（POL）是一种罕见恶性淋巴瘤，约占眼眶肿瘤的 10%，占全部恶性淋巴瘤的百分比 <1%。中位发病年龄为 60 岁，50 岁以上的病例占 80%，女性是男性的 1.5~2.0 倍。POL 起源于眶内淋巴组织的胚胎残留，好发于泪腺、睑、球结膜，绝大多数为非霍奇金淋巴瘤。

原发眼眶恶性淋巴瘤以综合治疗为主，尤其是对局部晚期及中、高度恶性病理亚型者应辅以化疗，但放疗是控制局部病变最有效的首选方法。放疗计划设计应根据查体和影像学检查所确定的病变部位和病变范围而高度个体化。一般不需要做颈部预防照射。对结膜和眼前部的浅表病变，选用单前野电子线照射，照射野应包括全部结膜，一般为 4cm×4cm 大小，治疗深度为 1.0～2.5cm。治疗中需眼罩或外置挡铅保护晶体。对于深部和球后病变，宜采用 4～6MV X 线，应用三维立体调强放疗技术，根据 CT 或 MRI 确定靶区范围，勾画靶区，并应用 TPS 系统确定治疗计划，确保靶区计量分布均匀和保护晶体、视网膜、视神经等正常组织。目前认为，对低度恶性肿瘤推荐照射剂量 30～35Gy，而对中、高度恶性肿瘤 36～40Gy。放射治疗中注意双眼卫生和抗炎处理。

（8）原发皮肤淋巴瘤（PCL）　原发皮肤淋巴瘤是一组原发于皮肤，来源于 T 细胞或 B 细胞的异质性淋巴瘤，诊断时无皮肤外组织和器官受侵证据。PCL 病理采用 2005 年版 WHO – EORTC 皮肤淋巴瘤分类法，其中皮肤 T 细胞淋巴瘤占 PCL 的 65%～80%，皮肤 B 细胞淋巴瘤占 20%～25%。PCL 病程常表现为惰性，不同病理类型需采用不同治疗方法。

恶性程度较低的原发皮肤淋巴瘤，如原发皮肤滤泡中心淋巴瘤、原发皮肤边缘带 B 细胞淋巴瘤、蕈样霉菌病等，可采用单纯放射治疗，但晚期或有淋巴结或脏器受累者，仍需考虑联合化疗辅以放疗。恶性程度较高的 PCL，如原发皮肤弥漫性大 B 细胞淋巴瘤 – 腿型、CD30 阳性皮肤间变性大细胞淋巴瘤、皮下脂膜炎样 T 细胞淋巴瘤等，需联合化疗，而放疗作为补充。

全身皮肤电子线照射：目的在于避免深部组织受量过高的前提下，均匀给予全身皮肤一定治疗剂量。采用双机架角多野技术，一般用 4～6MeV 电子线，患者站立位，治疗距离 3～4m，机架角沿水平方向上下转动 ±15° 左右，对每一机架角度分别接受前后及 4 个斜野照射，每野间隔 60°，全身共 12 野。全身一个治疗周期共 12 个照射野，分 4 天完成，一般 8～10 周内给予照射总量 30～40Gy。对于皮肤局部残留病灶，可局部补量照射到 45～50Gy。对于足底、大小腿内侧、会阴部剂量偏低处可局部补量。全身皮肤电子线照射副作用包括皮肤干燥脱屑、红斑、毛细血管扩张形成、肢端湿疹、皮肤溃疡或不可逆的毛发脱落和汗腺萎缩，几乎所有患者均会出现短暂性脱发和指甲生长停滞。

局部放射治疗：用于孤立性病灶或全身电子线照射低剂量区补量。射野边界在肿瘤周外放 2～3cm，放射剂量为（30～40）Gy/（3～4）周，通常选用电子线，根据病变范围和浸润深度选择能量。用电子线照射时，需在肿瘤表面加 0.5cm 厚的填充物以提高肿瘤表面剂量。当区域淋巴结转移时，应同时设野进行照射，肿瘤靶区剂量不能低于 90%。

第九章　泌尿系统肿瘤

第一节　女性尿道癌

【诊断标准】

1. 临床表现

绝大部分患者会出现不同程度的尿路刺激或梗阻症状。50%～60%的患者会出现尿血或血块。早期尿道癌主要表现为尿道口肉阜或黏膜脱垂，随着病变逐渐长大可形成溃疡。35%～50%的进展期尿道癌（Ⅱ期和Ⅲ期）会出现腹股沟或盆腔淋巴结受侵。

2. 诊断检查

详细的体格检查；尿液细胞学检查假阴性很高，确诊要靠穿刺或切取活检。其他检查有尿道镜或膀胱镜、静脉尿道造影、腹盆腔增强 CT 或 MRI 检查。有的患者需要进行直肠乙状结肠镜检查。

3. 病理分类

尿道近端常为移行细胞癌，远端常为鳞癌。鳞癌是女性尿道癌最常见的病理类型，占所有女性尿道癌的50%以上。移行细胞癌和腺癌分别占15%～20%和10%～15%。

4. 分期系统（尿道癌 AJCC 分期，第 7 版）

原发瘤（T）（男性和女性）

Tx：无法评价原发瘤情况；

T0：未见原发瘤；

Ta：非浸润的乳头状、息肉状或疣状肿瘤；

Tis：原位癌；

T1：肿瘤浸润至上皮下结缔组织；

T2：肿瘤浸润至以下任一结构：尿道海绵体、前列腺、尿道旁肌肉；

T3：肿瘤浸润至以下任一结构：海绵体、超出前列腺包膜、阴道前段、膀胱颈；

T4：肿瘤浸润至其他邻近器官。

前列腺部尿道（移形细胞）癌

Tis pu：前列腺尿道部原位癌；

Tis pd：前列腺导管处原位癌；

T1：肿瘤浸润至上皮下结缔组织；

T2：肿瘤浸润至以下任一结构：前列腺基质、尿道海绵体、尿道旁肌肉；

T3：肿瘤浸润至以下任一结构：海绵体、前列腺包膜后、膀胱颈（前列腺外延伸）；

T4：肿瘤浸润至其他邻近器官（浸润膀胱）。

区域淋巴结

Nx：无法评价区域淋巴结情况；

N0：无区域淋巴结转移；

N1：单个淋巴结转移，最大直径≤2cm；

N2：单个淋巴结转移，最大直径>2cm，或多发淋巴结转移。

远处转移

M0：无远处转移；

M1：存在远处转移。

分期

0a 期	Ta	N0	M0
0is 期	Tis，Tis pu，Tis Pd	N0	M0
Ⅰ 期	T1	N0	M0
Ⅱ 期	T2	N0	M0
Ⅲ 期	T1	N1	M0
	T2	N1	M0
	T3	N0 或 N1	M0
Ⅳ 期	T4	N0	M0
	T4	N1	M0
	任何 T	N2	M0
	任何 T	任何 N	M1

【治疗原则】

尿道癌治疗的方法虽然很多，但还没有一个确定的治疗指南。手术是主要的治疗手段，局部浸润的患者可以选择保留器官手术+辅助放疗。可以选择外放疗、近距离放疗或两者联合。对于不适合或不愿手术的患者，可以选择近距离腔内放疗。晚期患者可以选择联合放化疗。

1. 前尿道（远端尿道）癌

尿道口部肿瘤或远端尿道原位癌（0 期）可行切除术、电切术、电灼疗法或激光凝固法治疗。T1 和 T2 肿瘤，可以手术切除 1/3 远端尿道，也可以选择近距离治疗或外照射联合近距离治疗。T3~T4 或复发的前尿道癌患者，如果以前已行局部切除或放疗，可行前尿道切除和尿流改道，根据手术情况决定是否辅助放疗。

如果腹股沟淋巴结受累，可以行同侧腹股沟淋巴结清扫或照射，都可以达到治愈目的。如果腹股沟淋巴结没有受累，可不做淋巴结清扫，但需要做淋巴结预防照射。

2. 后尿道（近端尿道）癌

后尿道癌或全尿道癌常累及膀胱，腹股沟和盆腔淋巴结转移概率高，预后差。对于<2cm 的肿瘤，手术切除、根治性放疗或两者联合都可以取得良好的局部控制率。然而，对于较大肿物或局部晚期肿瘤，术前放疗+手术+尿流改道治疗效果最好。如果腹股沟淋巴结受累，应行盆腔、腹股沟淋巴结清扫术。少数患者可以考虑去除部分耻骨联合和耻骨支下部以保证足够手术切缘。有学者建议保留膀胱手术联合或不联合放疗。

3. 复发性尿道癌

大多数放疗后局部复发的尿道癌患者都可以手术切除。如果患者不适合手术或不愿手术，在危及器官没有超过放疗耐量条件下，可以考虑局部再放疗（调强放疗或近距离放疗）。单纯术后局部复发的尿道癌患者考虑扩大切除联合放疗。尿道癌转移患者应考虑化疗。姑息患者可行放疗缓解症状。

【放疗】

肿瘤体积大或累及阴唇、阴道、整个子宫或膀胱底时，应考虑使用组织间插置联合外放疗。外放疗靶区包括会阴区尿道、腹股沟淋巴结、盆腔淋巴结，上界位于 $L_5 \sim S_1$ 之间。腹股沟淋巴结阳性时，照射时加填充物以提高腹股沟淋巴结剂量。全盆腔照射剂量为 $45 \sim 50Gy$，阳性淋巴结区域追量 $10 \sim 15Gy$。

盆腔照射完后，局部肿瘤采用阴道插置针将整个尿道剂量提升至 $60Gy$ 左右。组织间插置可以将肿瘤剂量提升至 $70 \sim 80Gy$。术后放疗的患者，盆腔照射完后组织间插置将瘤床追加 $10 \sim 15Gy$。腔内放疗与组织间插置放疗不联合使用。

尿道口或远端尿道的小肿瘤可以通过局部治疗治愈，常用的局部治疗手段是组织间插置。常用的放射源是 ^{192}Ir，插置针依托一弧形支架插入尿道周围。插置完成需要拍片子验证插置针的位置。通过 CT 模拟定位制定的治疗计划可以很好地保护邻近正常器官，当使用单纯插置时，$6 \sim 7$ 天内可完成放疗，总剂量达 $60 \sim 80Gy$（GTV 受量 $0.4Gy/h$）。

不能手术的局限性肿瘤患者，可以选择单纯放疗，常用方法为盆腔外放疗后高剂量、近距离放疗。

外放疗主要的不良反应就是会阴区皮肤的放射反应（片状脱皮或湿性渗出等）。如果想完成整个治疗，需要极其重视个人卫生并个体化护理。

【并发症】

部分患者会出现尿路狭窄，需要进行尿路扩张或改道治疗；有时会出现小便失禁、膀胱炎和阴道狭窄；严重的并发症包括瘘管形成、肠梗阻，偶尔出现手术死亡；对于晚期病变，由于肿瘤对邻近器官的侵袭以及随后发生的肿瘤坏死、瘘管形成是不可避免的。

【预后】

尿道口或远端尿道肿瘤单纯放疗局部控制率良好。早期尿道口肿瘤治愈率在 70% ~ 90%。近端尿道或全尿道肿瘤治疗困难，总生存率在 20% ~30%。

第二节　阴茎癌和男性尿道癌

【诊断标准】

1. 临床表现

阴茎癌常表现为浸润性溃疡或外生性乳头状病变。龟头与包皮是最常发生的部位。病变常被包茎掩盖，继发感染会出现恶臭。2/3 的患者表现为局部肿物，1/2 的患者表现为溃疡。30%~45% 的阴茎癌患者可触及腹股沟淋巴结肿大，但仅半数患者为癌转移。然而，20%~40% 腹股沟淋巴结未肿大患者有隐形癌转移。

男性尿道癌常见的临床表现为尿道梗阻症状，其他表现有局部包块、出血、脓肿和尿道刺激症状。61%的男性尿道癌发生于尿道球膜部（后尿道），与前尿道癌相比预后更差。

2. 诊断检查

认真细致的泌尿生殖系统查体必不可少。尿道镜、膀胱镜检查非常重要。盆腔增强 CT 对判断病变范围及肿大淋巴结有很大帮助，必要时行淋巴管造影。

3. 病理分类

绝大多数阴茎癌为高分化鳞癌，尽管也有间变性肿瘤，但是组织学类型与生存关系不大。男性尿道癌最常见的病理类型为鳞癌（52%），其次为移行细胞癌（33%）。男性尿道不同的部位常发病理类型也不一样，90% 以上的前列腺部尿道癌是移行细胞癌。腺癌多发生于尿道球膜部。

4. 分期系统

男性尿道癌分期见女性尿道部分。

男性阴茎癌 AJCC 分期（第 7 版）如下。

原发瘤

Tx：无法评价原发瘤情况；

T0：未见原发瘤；

Tis：原位癌；

Ta：非浸润的疣状肿瘤*；

T1a：肿瘤浸润至上皮下结缔组织，无脉管癌栓，组织分化较好；

T1b：肿瘤浸润至上皮下结缔组织，无伴有脉管癌栓，或者组织分化差（如 3~4 级）；

T2：肿瘤浸润至尿道海绵体或海绵体；

T3：肿瘤浸润至尿道；

T4：肿瘤浸润至其他邻近器官。

区域淋巴结（N）

Nx：无法评价区域淋巴结情况**；

pNx：无法评价区域淋巴结情况***；

N0：未触及或见到肿大淋巴结**；

pN0：无区域淋巴结转移***；

N1：触及单侧可活动腹股沟淋巴结**；

PN1：单个腹股沟淋巴结转移***；

N2：触及可活动单侧多发或双侧腹股沟淋巴结**；

PN2：单侧多发或双侧腹股沟淋巴结转移***；

N3：触及固定的单侧腹股沟淋巴结团块或发现单侧或双侧盆腔肿大淋巴结**；

PN3：浸润腹股沟淋巴结被膜或单侧或双侧盆腔淋巴结转移***。

远处转移

M0：无远处转移；

M1：存在远处转移****。

注：*可存在广泛浅表浸润，不可存在深部浸润；

　　**基于触诊及影像检查；

＊＊＊基于活检或手术切除情况；

＊＊＊＊除内脏或骨转移外，还包括超出真骨盆的淋巴结转移。

分期

0 期	Tis	N0	M0
	Ta	N0	M0
Ⅰ期	T1a	N0	M0
Ⅱ期	T1b	N0	M0
	T2，T3	N0	M0
Ⅲa 期	T1 ~ 3	N1	M0
Ⅲb 期	T1 ~ 3	N2	M0
Ⅳ期	T4	任何 N	M0
	任何 T	N3	M0
	任何 T	任何 N	M1

【治疗原则】

1. 阴茎癌

（1）放疗 放疗可以保留阴茎。常用的放疗方法有外放疗（EBRT）、^{192}Ir 敷贴、^{192}Ir 组织间插置。放疗前尽可能先行包皮环切术，这样可以最大程度减轻放疗副作用。即使放疗失败，多数仍可手术挽救。放疗后 95% 的患者获得良好的区域控制，未放疗的患者 20% 会出现腹股沟淋巴结转移。临床可触及的肿瘤，应先行手术切除，再考虑术后放疗，且术后放疗不仅不会增加腹股沟术后不良反应发生，而且可以提高腹股沟局部控制率。

阴茎癌外放疗需要加填充物以改善阴茎剂量分布。常用的方式：使用中心圆形开口的塑料盒子，阴茎插入圆形开口区，阴茎周围填充组织等效性材料或水。常用剂量为 2.5 ~ 3.5Gy/次，总剂量为 50 ~ 55Gy。但是分次剂量高与组织晚期损伤关系密切，建议分次剂量降为 1.8 ~ 2.0Gy，总剂量为 60 ~ 65Gy。后程 5 ~ 10Gy 建议缩小照射野，以减轻晚期纤维化。

所有患者均应行腹股沟淋巴结照射，且双侧均应照射，范围包括双侧腹股沟、髂外、腹壁下淋巴结。淋巴结预防照射剂量为 50Gy，分次剂量为 1.8 ~ 2.0Gy。转移淋巴结局部缩野追量至 70 ~ 85Gy，总疗程 7 ~ 8 周。

近距离放疗常用于 Ⅰ 期、Ⅱ 期患者，常用的模具是盒状或圆柱体状，中心有开口，周围有可放置放射源的凹槽或管道。模具和放射源应足够长以保证阴茎头足量照射。阴茎表面剂量为 60 ~ 65Gy，阴茎内剂量为 50Gy，总疗程 6 ~ 7 天。组织间插置总剂量为 60 ~ 80Gy，总疗程 5 ~ 7 天。

Roach 建议，阴茎 V_{50} <90%；V_{70} <70%。

（2）手术 局限于包皮的阴茎癌可行包皮环切、局部切除、激光、电灼切除等治疗。部分阴茎切除的切缘距肿瘤需至少 2cm。肿瘤过大或累及阴茎根干，考虑行阴茎全切。腹股沟淋巴结清扫术后约一半患者会出现切口坏死、裂开、干扰、淋巴囊肿、股血管糜烂、慢性淋巴水肿、血栓性静脉炎或肺栓塞等并发症。

2. 男性尿道癌

前（远端）尿道癌放疗与阴茎癌类似。尿道球膜部癌采用平行对穿四野照射，范围包括盆腔和腹股沟，并对会阴区和腹股沟区局部追量。前列腺部尿道癌治疗技术和剂量类似前列腺癌。

【疗效】

1. 阴茎癌

放疗疗效与手术相当，5 年生存率 45%~68%。且绝大部分行区域淋巴引流区预防照射的患者获得永久控制或治愈，阴茎的保留率为 80%~100%。

2. 男性尿道癌

放疗与手术疗效接近。5 年生存率按部位分别为远端尿道 22%，尿道球、膜部 10%，前列腺部尿道 25%。研究报道，同期放化疗后中位随访 42 个月，病理完全缓解率达 87.5%，总无病生存率 62%。

【并发症】

放疗期间，大部分患者会出现阴茎皮肤红斑、干性或湿性放射性皮炎、皮下组织肿胀等皮肤反应。绝大多数患者仅需保守治疗，几周后即恢复。毛细血管扩张属于放疗晚期反应，无需特殊处理。尿道狭窄常发生于尿道口，较手术发生率低，约 0~40%。下肢淋巴水肿常发生于腹股沟和盆腔放疗时。其他罕见并发症：龟头溃疡和坏死、阴茎皮肤坏死。

第三节 肾盂输尿管癌

【诊断标准】

1. 临床表现

以血尿、疼痛和肿块为主要症状。血尿是（60%~75%）患者的最初症状，多为间歇性无痛肉眼血尿，也可以是显微镜下的血尿。约 10%~20% 的患者会出现继发于肿瘤或者肾积水的腰部肿块。其他较少见的症状有疼痛（8%~40%）、膀胱刺激症状（5%~10%）等。

2. 诊断检查

体征常不明显，通过以下检查诊断并不困难。取新鲜尿液标本或逆行插管收集患侧尿液行尿细胞学检查，可以发现癌细胞。静脉尿路造影可发现肾盂输尿管内充盈缺损。

逆行肾盂造影常被用于确定输尿管病变的下界，尤其是如果输尿管近端明显梗阻，阻断了来自肾盂的造影剂时。膀胱镜检查有时可见输尿管口喷血或发现同时存在的膀胱肿瘤。B 超、CT、MRI 检查能够发现肿瘤外侵范围及淋巴结转移情况。输尿管肾镜可直接观察肿瘤，并行穿刺切取活检。

3. 病理分类

90% 以上为移行细胞乳头状肿瘤，可单发，亦可多发。鳞状细胞癌和腺癌罕见，鳞癌多与长期尿石、感染等刺激有关。

4. 分期系统（AJCC 肾盂输尿管癌分期，第 7 版）

原发肿瘤（T）

Tx：原发肿瘤不能评估；

T0：无原发肿瘤证据；

Ta：乳头状非浸润癌；

Tis：原位癌；

T1：肿瘤侵犯上皮下结缔组织；

T2：肿瘤侵犯肌层；

T3：肾盂癌：肿瘤侵透肌层累及肾盂周围脂肪组织或侵入肾实质；

输尿管癌：肿瘤侵透肌层累及输尿管周围脂肪组织；

T4：肿瘤累及邻近器官，或侵透肾脏累及肾周脂肪。

区域淋巴结（N）

Nx：区域淋巴结不能评估；

N0：无区域淋巴结转移；

N1：单个淋巴结转移，最大径≤2cm；

N2：单个淋巴结转移，2cm＜最大径≤5cm；多个淋巴结转移，最大径均≤5cm；

N3：转移淋巴结最大径＞5cm。

远处转移（M）

M0：无远处转移（无病理 M0；用临床 M0 完成分期）；

M1：远处转移。

分期

0a 期	Ta	N0	M0
0is 期	Tis	N0	M0
Ⅰ 期	T1	N0	M0
Ⅱ 期	T2	N0	M0
Ⅲ 期	T3	N0	M0
Ⅳ 期	T4	N0	M0
	任何 T	N1～3	M0
	任何 T	任何 N	M1

【治疗原则】

首选手术治疗。肾及全长输尿管切除，包括输尿管开口部位的膀胱壁切除。淋巴结清扫的意义尚不明确。局部切除仅适用于低级别、低期别、单发肿瘤患者，且由于肾功能差，或对侧肾缺如不能行根治性手术者。

术后病理 T3 或 T4 期患者或伴淋巴结转移的患者可从术后辅助放疗中获益。保守性手术后必须行术后放疗。术后放疗能提高肿瘤控制率，降低膀胱癌发生率，但在改善患者生存方面存在争议。术后辅助化疗可降低肿瘤复发率，但对患者生存情况影响很小。以顺铂为基础的同期放化疗有望使中晚期患者生存率明显提高。转移的患者考虑姑息性化疗。由于术后长期生存患者出现肾功能不全的发生率高，选择术后化疗需谨慎。

【放疗】

对于需要行术后放疗的患者，亚临床病灶区应该包括肾窝、输尿管走行区以及同侧膀胱三角，还应包括可能发生转移的腔静脉旁和主动脉旁淋巴结。用 CT 扫描来制定放疗计划，推荐 3DCRT 或 IMRT 治疗方法，容易确定危险区域剂量分布，同时最大程度减小正常组织损伤。治疗亚临床病灶区放疗剂量推荐为 45 ~ 50Gy（每天 1.8 ~ 2.0Gy）。对于更加广泛的病变，如切缘阳性，建议局部追量 10 ~ 15Gy。如存在肉眼残留病变或阳性淋巴结残留，局部需要更高的照射剂量。

【并发症】

放疗并发症与上腹及盆腔放疗后遗症极其相似，包括恶心、呕吐、腹泻和腹部绞痛。

【预后因素】

肿瘤分期、病理分级、淋巴结转移及年龄都为预后不良因素，而肿瘤的位置及数目不影响患者的预后。

第四节 肾 癌

【诊断标准】

1. 临床表现

肾细胞癌最常见的表现是肉眼或镜下血尿，肾细胞癌患者可以无症状（偶然查体）发现血尿。肉眼血尿、腰部触及包块与疼痛是肾细胞癌典型的三联征，但仅出现在 5% ~ 10% 患者中，且三联征的出现提示肿瘤晚期。也可出现与局部肿物或全身副肿瘤综合征相关的体征和症状。肾细胞癌的副肿瘤综合征与如下物质有关：甲状旁腺激素样激素、红细胞生成素、肾素、促性腺激素、胎盘催乳素、催乳素、肠高血糖素、胰岛素样激素、促肾上腺皮质激素和前列腺素。

2. 诊断检查

术前诊断依赖于医学影像检查结果，能提供最直接的诊断依据。B 超是简单而无创的检查方法，表现为不均质的中低回声肿块，体积较小的肾癌表现为高回声，需结合 CT 和肾动脉造影诊断。CT 对肾癌的确诊率高，能显示肿瘤大小、部位及周围受侵情况，是目前诊断肾癌最可靠的影像学方法。MRI 对肾癌的诊断性与 CT 相仿。PET 对发现淋巴结和远处转移非常有用。

3. 病理分类

肾癌主要的组织病理类型是腺癌，亚型包括透明细胞癌（最常见）和颗粒细胞癌。肉瘤样分化占肾细胞癌的 1% ~ 6%，这些肿瘤预后极差。

4. 分期系统（AJCC 肾癌分期，第 7 版）

原发肿瘤（T）

Tx：原发肿瘤不能评估；

T0：没有发现原发肿瘤；

T1：肿瘤≤7cm，且局限于肾脏；

T1a：肿瘤≤4cm，且局限于肾脏；

T1b：4cm＜肿瘤≤7cm，且局限于肾脏；

T2：肿瘤＞7cm，且局限于肾脏；

T2a：7cm＜肿瘤≤10cm，且局限于肾脏；

T2b：肿瘤＞10cm，且局限于肾脏；

T3：肿瘤侵入大静脉或者肾周组织，但没有累及同侧肾上腺，没有突破 Gerota'筋膜；

T3a：肿瘤肉眼可见侵入肾静脉或其分支（含血管平滑肌），或肿瘤侵及肾周或和肾囊脂肪，但没有累及 Gerota' 筋膜；

T3b：肿瘤肉眼可见侵入横膈以下腔静脉；

T3c：肿瘤肉眼可见侵入横膈以上腔静脉或累及腔静脉壁；

T4：肿瘤侵透 Gerota's 筋膜（包括侵犯同侧肾上腺）。

区域淋巴结（N）

Nx：区域淋巴结不能评估；

N0：无淋巴结转移；

N1：淋巴结转移。

远处转移（M）

M0：无远处转移（无病理 M0，用临床 M 进行分期）；

M1：远处转移。

分期

Ⅰ期	T1	N0	M0
Ⅱ期	T2	N0	M0
Ⅲ期	T1～2	N1	M0
	T3	N0～1	M0
Ⅳ期	T4	任何 N	M0
	任何 T	任何 N	M1

【治疗原则】

根治性肾切除术是无转移肾细胞癌的标准治疗方法，对可能含有微转移的淋巴结行选择性清扫术仅用于治疗高危的患者。部分肾切除术或保留肾实质的肾切除术已用于肾功能差或对侧肾功能欠佳的早期肿瘤。由于保留肾实质可能会导致残留微小肿瘤的风险，因此部分肾切除术不考虑作为对侧正常肾功能患者的常规治疗手段。术前放疗可以提高不可切除病变的术后切除率。术后放疗建议用于以下情况：没有完整切除、肾周脂肪受累、肾上腺受累和淋巴结转移。

【放疗】

术前放疗靶区范围包括肾肿物及区域淋巴结（外放 2～3cm），放疗剂量为 40～50Gy（分次剂量 1.8～2.0Gy）。术前放疗建议行多野照射。基于 CT 的治疗计划系统可以精确定位肿瘤靶区，包括瘤床及淋巴引流区。采用前、后、斜和侧多野适形照射以及调整各野的剂量权重（3DCRT 或 IMRT）可以优化剂量分布，最大程度包括治疗靶体积，同时对正常肠道和肝脏照射减少到最小。

术后放疗总剂量 40～50Gy，分次剂量 1.8～2.0Gy，照射范围包括肾切除后瘤床和区域淋巴结，对镜下或肉眼残留病变区域追量 10～15Gy（总剂量达 50～60Gy）。照射靶区应该包括手术切口。如果因为增加正常组织照射而不能包括术后切口疤痕，可以加用电子线照射切口疤痕。照射野的设计必须保证不超过 30% 肝脏接受超过 36～40Gy 剂量的照射。对侧肾脏在 2～3 周内受照剂量不能超过 20Gy。在每天 1.8～2.0Gy 传统分次剂量下，脊髓的限制剂量不超过 45Gy。

【并发症】

放疗并发症与上腹部放疗后遗症相似，包括恶心、呕吐、腹泻和腹部绞痛。右侧肿瘤患者放疗时，部分肝脏受照射，因此有可能引起放射性肝损伤。

【预后因素】

初诊时的肿瘤分期是最重要的预后因素。淋巴结转移与局部复发和远处转移密切相关。肾静脉或腔静脉受累常常与原发肿瘤侵犯肾周结构有关，可能为预后不良因素之一。

第五节　前列腺癌

【诊断标准】

1. 临床表现

早期前列腺癌通常没有症状，但肿瘤侵犯或阻塞尿道、膀胱颈时，则会发生类似下尿路梗阻或刺激症状，严重者可能出现急性尿潴留、血尿、尿失禁。骨转移时可有骨痛、病理性骨折、贫血；出现脊髓压迫可导致下肢瘫痪等。

2. 辅助检查

（1）直肠指检　大多数前列腺癌起源于前列腺的外周带，DRE（直肠指诊）对前列腺癌的诊断和分期都有重要价值。

（2）前列腺特异性抗原检查　对 50 岁以上有下尿路症状的男性患者可以进行 PSA（前列腺特异抗原）检测，对于有前列腺癌家族史的男性人群，可从 45 岁开始定期检查、随访。对 DRE 异常、有临床征象（如骨痛、骨折等）或影像学异常等应进行 PSA 检测。血清总 PSA（tPSA）正常参考值为 0～4.0ng/ml。血清 PSA 受年龄和前列腺大小等因素的影响。前列腺按摩、直肠指检、膀胱镜检查、导尿、射精、前列腺穿刺、急性前列腺炎、尿潴留等可能影响血清 PSA 水平。游离 PSA（fPSA）和 tPSA 可作为常规同时检测。fPSA/tPSA 比值可作为诊断的参考。PSA 密度、PSA 速率以及 PSA 倍增时间对可疑前列腺癌患者的诊断也有一定的参考价值。

（3）B 超检查　能初步判断肿瘤的体积大小。但 B 超在前列腺癌诊断特异性方面较低，发现一个前列腺异常回声病灶要与正常前列腺、BPH、PIN、急性或慢性前列腺炎、前列腺梗死和前列腺萎缩等相鉴别。

（4）磁共振（MRI/MRs）扫描　MRI 检查可以显示前列腺包膜的完整性，是否侵犯前列腺周围组织及器官，MRI 还可以显示盆腔淋巴结受侵犯的情况及骨转移的病灶。

建议前列腺穿刺活检前行 MRI 检查，如已行穿刺活检，需等待至少 6 周以后再行 MRI 检查。在临床分期上有较重要的作用。磁共振光谱学检查（MRs）在前列腺癌诊断中也有一定价值。

（5）前列腺穿刺活检　前列腺穿刺指征：前列腺系统性穿刺活检是诊断前列腺癌最可靠的检查。直肠指检、PSA 检测、B 超或其他影像学检查怀疑前列腺癌时可考虑穿刺活检。但穿刺活检常有一定的假阴性率，必要时需重复穿刺活检。

（6）计算机断层（CT）检查　CT 对早期前列腺癌诊断的敏感性低于磁共振（MRI），对于肿瘤邻近组织和器官的侵犯及盆腔内转移性淋巴结肿大，CT 的诊断敏感性与 MRI 相似。

（7）核素骨扫描　前列腺癌的最常见远处转移部位是骨骼，有统计显示 80% ~ 85% 的临床诊断转移性前列腺癌转移的部位都限于骨组织内。放射性核素骨显像可比常规 X 线片提前 3 ~ 6 个月发现骨转移灶，敏感性较高但特异性较差。全身骨显像有助于判断前列腺癌准确的临床分期。因此目前临床上对确诊前列腺癌患者，均行核素骨扫描检查，以排除骨转移可能。

（8）磁共振全身弥散成像（DWI）　全身 DWI 检查是新的 MR 成像技术，可以一次性进行大范围扫描，敏感性高，病变、正常组织结构对比明显，能有效地协助寻找恶性肿瘤原发灶部位及淋巴转移、远处脏器转移，达到类 PET 影像效果，可对病变的良恶性作出初步诊断。可以用来筛查前列腺癌骨转移或软组织转移。有研究将全身 DWI 与全身骨扫描进行比较，发现全身 DWI 在发现较小或多发骨转移方面较全身骨扫描具有更高的敏感性，且全身 DWI 检查可以发现除骨转移外的软组织转移，利于对前列腺癌的准确分期。但全身 DWI 存在敏感性高、特异性低的特点，对于全身 DWI 发现的骨或软组织转移，应进一步应用局部常规 MRI 或 CT 予以鉴别诊断。

3. 诊断

前列腺癌缺乏特异性的症状和体征，直肠指检联合 PSA 检测是早期发现前列腺癌最佳的初筛方法。但无论直肠指检、PSA 检测还是影像学检查都不能作为确诊的依据。最终明确诊断还需要行前列腺穿刺活检取得组织病理学诊断。

4. 鉴别诊断

前列腺癌的诊断主要需与良性前列腺增生症、前列腺结核、前列腺炎合并钙化、膀胱颈挛缩、前列腺结石等相鉴别。但影像学检查如 TRUS、CT、MRI 等在前列腺癌的诊断和鉴别诊断方面都存在局限性，最终明确诊断还需要行前列腺穿刺活检。

5. 前列腺癌临床分期与病理分级

（1）前列腺癌临床分期　目的是指导选择治疗方法和评价预后。通过 DRE、PSA、穿刺活检阳性针效和部位、骨扫描、CT、MRI 来明确分期。推荐使用 AJCC 的 TNM 分期系统（表 9 - 1）。

表 9 – 1　前列腺癌 AJCC 分期

原发肿瘤（T）	
临床	病理（pT）*
Tx　原发肿瘤不能评价	pT2*　局限于前列腺
T0　无原发肿瘤证据	pT2a　肿瘤限于单叶的 1/2
T1　不能被扪及和影像发现的临床隐匿肿瘤	pT2b　肿瘤超过单叶的 1/2 但限于该单叶
T1a　偶发肿瘤体积 < 所切除组织体积的 5%	pT2c　肿瘤侵犯两叶
T1b　偶发肿瘤体积 > 所切除组织体积的 5%	pT3　突破前列腺
T1c　穿刺活检发现的肿瘤（如由于 PSA 升高）	pT3a　突破前列腺
T2　局限于前列腺内的肿瘤	pT3b　侵犯精囊
T2a　肿瘤限于单叶的 1/2（≤1/2）	pT4　侵犯膀胱和直肠
T2b　肿瘤超过单叶的 1/2 但限于该单叶（1/2 ~ 1）	
T2c　肿瘤侵犯两叶	
T3　肿瘤突破前列腺包膜**	
T3a　肿瘤侵犯包膜（单侧或双侧）	
T3b　肿瘤侵犯精囊	
T4　肿瘤固定或侵犯除精囊外的其他邻近组织结构，如膀胱颈、尿道外括约肌、直肠肛提肌和（或）盆壁	
区域淋巴结（N）***	
Nx　区域淋巴结不能评价	pNx　无区域淋巴结取材标本
N0　无区域淋巴结转移	pN0　无区域淋巴结转移
N1　区域淋巴结转移	pN1　区域淋巴结转移
远处转移（M）****	
Mx	
M0	
M1	
M1a　有区域淋巴结以外的淋巴结转移	
M1b　骨转移	
M1c　其他器官组织转移	

*：穿刺活检发现的单叶或两叶肿瘤但临床无法扪及或影像不能发现的定为 T1c；

**：侵犯前列腺尖部或前列腺包膜但未突破包膜的定为 T3，非 T2；

***：不超过 0.2cm 的转移定为 pN1mi；

****：当转移多于一处，为最晚的分期。

（2）病理分级　建议使用 Gleason 评分系统（表 9 – 2）。

表 9 – 2　Gleason 病理分级

Gx	病理分级不能评价	
G1	分化良好（轻度异形）	Gleason Score 2 ~ 4 分
G2	分化中等（中度异形）	Gleason Score 5 ~ 6 分
G3 ~ 4	分化差或未分化（重度异形）	Gleason Score 7 ~ 10 分

①Gleason 1　癌肿极为罕见。其边界很清楚，膨胀型生长，几乎不侵犯基质，癌

腺泡很简单，多为圆形，中度大小，紧密排列在一起，其胞浆和良性上皮细胞胞浆极为相近。

②Gleason 2　癌肿很少见，多发生在前列腺移行区，癌肿边界不很清楚，癌腺泡被基质分开，呈简单圆形，大小可不同，可不规则，疏松排列在一起。

③Gleason 3　癌肿最常见，多发生在前列腺外周区，最重要的特征是浸润性生长，癌腺泡大小不一，形状各异，核仁大而红，胞浆多呈碱性染色。

④Gleason 4　癌肿分化差，浸润性生长，癌腺泡不规则融合在一起，形成微小乳头状或筛状，核仁大而红，胞浆可为碱性或灰色反应。

⑤Gleason 5　癌肿分化极差，边界可为规则圆形或不规则状，伴有浸润性生长，生长形式为片状单一细胞型或者是粉刺状癌型，伴有坏死，癌细胞核大，核仁大而红，胞浆染色可有变化。

6. 前列腺癌进展危险因素分析

根据血清 PSA、Gleason 评分和临床分期可将前列腺癌分为低危、中危、高危三类，以便指导治疗和判断预后（表9-3）。

表9-3　局限期前列腺癌危险分组

项目	Gleason Score	PSA	MR 分期
低危	2~6	<10ng/ml	T1~T2a
中危	7	10~20ng/ml	T2b
高危	8~10	>20ng/ml	T2c~T3a

【治疗原则】

前列腺癌的治疗手段包括：放射治疗（外放疗、内放疗）、前列腺癌根治术、内分泌治疗、化疗、冷冻治疗、高强度超声聚焦（HIFU）、生物免疫治疗等。其中根治性治疗手段包括放射治疗和根治术两种。其他手段均为辅助治疗或试验性治疗手段。根据不同患者的分期和风险分组，治疗手段的选择策略有所不同，具体可参考表9-4。

表9-4　前列腺癌治疗策略

预后分组	治疗建议
局限期低危：T1~2a，Gleason 2~6，PSA<10ng/ml	
预期寿命<10 年	观察
预期寿命≥10 年	观察 三维适形放疗/调强适形放疗 粒子植入 根治性手术±盆腔淋巴结清扫
局限期中危：T2b~2c 或 Gleason 7 或 PSA 10~20ng/ml	
预期寿命<10 年	观察 三维适形放疗/调强适形放疗（配合或不配合内放疗）±（4~6）个月内分泌治疗
预期寿命≥10 年	三维适形放疗/调强适形放疗（配合或不配合内放疗）±（4~6）个月内分泌治疗 根治性手术+盆腔淋巴结清扫

预后分组	治疗建议
局限期高危：T3a 或 Gleason 8～10 或 PSA ＞ 20ng/ml	三维适形放疗/调强适形放疗 + 内分泌治疗（2～3 年） 三维适形放疗/调强适形放疗 + 内放疗 ±（4～6）个月内分泌治疗 根治性手术 + 盆腔淋巴结清扫（如果肿瘤没有固定）
局部进展期	
T3b～T4	三维适形放疗/调强适形放疗 + 内分泌治疗（2～3 年） 内分泌治疗
盆腔淋巴结转移：任何 T、N +、M0	三维适形放疗/调强适形放疗 + 内分泌治疗（2～3 年） 内分泌治疗
晚期（转移性）任何 T，任何 N、M1	内分泌治疗、化疗、姑息放疗减症治疗、支持治疗

【放疗的适应证】

1. 根治性外放疗

（1）KPS 评分≥70。

（2）既往无盆腔放疗史。

（3）预期寿命大于等于 10 年的局限期低危前列腺癌患者。

（4）局限期中高危的前列腺癌患者，需配合内分泌治疗。

（5）局部进展期前列腺癌患者，需配合内分泌治疗。

2. 根治术后辅助性外放疗

（1）手术后病理提示切缘阳性。

（2）手术后病理提示有包膜受侵、精囊侵犯、膀胱受侵。

（3）盆腔淋巴结有转移，可配合辅助内分泌治疗。

3. 根治术后挽救性外放疗

（1）根治术后出现 PSA 生化失败（tPSA ＞0.2ng/ml）。

（2）根治术后出现有证据的局部复发、区域淋巴结转移或远处转移。

4. 内放疗（放射性粒子植入术为例）

（1）预期寿命大于等于 10 年的局限期低危前列腺癌。

（2）局限期中危前列腺癌患者，建议配合外放疗。

（3）选择性的局限期高危前列腺癌（如 PSA 或 GS 评分单项高危病例）患者，建议配合外放疗。

（4）前列腺体积不可过大或过小。

【放疗方法与实施】

前列腺癌传统放疗技术包括：前后对穿（AP）加会阴区照射、盒式照射、旋转照射。近些年，三维适形放疗（3DCRT）、调强放疗（IMRT）应用越来越广泛。技术含量更高的影像引导放疗（IGRT）、快速容积调强放疗（VMAT）也逐渐在国内开展起来。

前列腺癌根治性放疗剂量要求较高，而普通二维放疗无法满足靶区高剂量条件下对危及器官的保护要求，因此目前不建议使用普通二维放疗进行前列腺癌根治性外放疗。三维适形放疗、适形调强放疗、影像引导放疗是目前前列腺癌根治性外放疗的常规治疗手段。

1. CT 模拟定位扫描

定位前可用开塞露灌肠以排空直肠。患者在定位 1 小时前饮水 1000ml + 泛影葡胺 20ml，以使小肠显影，并充盈膀胱。患者仰卧于腹部平架上，双手上举抱肘至额前，用热塑成型体模固定下腹部。利用激光灯标记定位中心，在体模上描记 3 个"十"字，然后用 3 个不透光的铅点贴在 3 个"十"字的中心。接下来进行模拟 CT 扫描，扫描范围为真骨盆上下 5cm，层间距 5mm，在前列腺局部可以采用层间距 3mm 的薄层扫描，以方便明确前列腺尖部所处位置。完成扫描后，激光灯对准腹部平架上刻度为 15 的位置，保持患者不动，拿下体模。在患者体表用皮肤墨水描记激光灯所示的体侧的两个"十"字和体表的前正中线。将定位 CT 图像传输到计划系统工作站，登记确认。

2. 靶体积勾画

（1）GTV　现有体格检查或影像学检查资料无法区分前列腺内肿瘤所在的准确位置，因此无法准确定义 GTV 靶区，而是将整个前列腺作为 CTV 或 CTV 的一部分。

①低危和中危患者　CTV = 前列腺以及邻近的精囊腺。

②高危患者　CTV1 = 整个前列腺。应包括通过直肠指诊、MRI 或 CT 检查确定的包膜外受累部分，包括邻近 2cm 的精囊腺以及已知的临床受累部分。CTV2 = 淋巴结。应包括闭孔淋巴结、髂内淋巴结、股骨头上界以上水平髂外淋巴结和 $L_5 \sim S_1$ 以下至骶岬的髂总淋巴结，S_3 以上水平的骶前淋巴结。

（2）PTV　对所有期别的前列腺癌来说，计划靶体积（PTV）通常在前列腺、精囊腺或前列腺周肿物（必要时）外放 0.7 ~ 0.8cm。

器官的内在移动需要考虑。Zelefsky 等指出，绝大多数前列腺和精囊腺在各个方向上中位移动距离分别为 4 ~ 8mm、7 ~ 11mm。勾画 CTV 和 PTV 应该使用不一致的外放边界（沿直肠前壁应该向后放 0.6cm 或更小）。判断精囊腺受累使用的是 Bluestein 等和 Partin 等提出的病理资料以及 Roach 等推荐的公式，SV + = PSA + （Gleason Score − 6）× 10。如果患者受累可能 ≥15%，CTV 应包括精囊腺，剂量为 55.8Gy，每天 1.8Gy，或 56Gy，每天 2Gy。如果精囊腺肉眼受累，需要更高的剂量。之后缩野至前列腺追加至处方剂量。GTV、PTV、膀胱、直肠和股骨头的剂量 − 体积直方图需要常规计算。Lee 等在 70Gy 之后对直肠前壁在侧野方向用了一小挡块（常规技术），使 CTV 到 PTV 的后界从 10mm 减小到 0mm，或者使前列腺后界到挡块的距离仅为 5mm。通过以上两种方式之一，就能够使 2 ~ 3 级直肠毒性反应比不用挡块减少。

盆腔淋巴结选择性放疗：对于盆腔淋巴结选择性放疗的问题，有多项研究就此进行了临床试验。对这些结果的解释还没有统一。目前认为，高危患者应该行盆腔照射，而中危患者应视具体情况决定。也可以根据 Roach 推荐的公式，淋巴结转移概率（%）= 2/3 PSA + （Gleason Score − 6）× 10 计算淋巴结受累风险，此风险 ≥15%，可考虑行盆腔淋巴结预防性照射。

当照射盆腔淋巴结时，应包括三维影像图像看到的髂外和髂内等血管，上界达 $L_5 \sim S_1$ 水平，这可确保照射范围足以包括这些血管相关的淋巴结。盆腔野下界通常在前列腺与尿道膜部连接以远 1.5cm 处，常常在（或）接近坐骨结节底部。解剖部位尽可能在三维图像上确定。盆腔侧野应该在骨性盆腔外约 1 ~ 2cm 处。

使用三维适形放疗，重要的是在 CT 或 MRI 上勾画盆腔解剖结构和前列腺以及相关的膀胱、直肠和骨性结构。侧野形状与前后 - 后前野（AP - PA）形状相似。保护前方的小肠，同时应确保包括股骨头上端水平以上的髂外淋巴结。后界应该包括 S_3 以上的骶前淋巴结，这样就会避免照射该平面以远的部分直肠。缩野照射前列腺区应包括 CT 或 MRI 重建出来的前列腺和精囊腺，并外扩一定边界。

对于临 Gleason 评分≥7 或 PSA≥20ng/ml 或 B2、C 期前列腺癌患者，照射范围应包括盆腔照射45Gy；前列腺 ± 精囊区追量完成≥72Gy 剂量。目前美国的多项剂量递增试验结果都支持给予前列腺局部 76Gy、78Gy 甚至 80Gy 的剂量，但对于没有影像引导技术的 3DCRT 或 IMRT，局部肿瘤剂量不宜超过 76Gy，否则将明显增加不良反应发生率。

3. 放疗剂量及危及器官限值

（1）我国目前尚无有关前列腺癌放疗剂量及危及器官限值的循证医学临床资料，参考美国 NCCN 指南建议如下：

①95% PTV2（淋巴结和前列腺、精囊）剂量 45 ~ 50Gy，每天分次剂量 1.8 ~ 2.0Gy。

②95% PTV1（前列腺精囊腺及外放）总剂量 72 ~ 80Gy，每天分次剂量 1.8 ~ 2.0Gy。

（2）目前，使用新辅助或辅助内分泌治疗不建议调整放疗剂量。

但上述推荐是基于欧美人种进行的临床试验得到的结果，针对中国的前列腺癌患者照射剂量是否需要调整，目前尚无定论。

（3）前列腺癌根治性放疗应当使用三维适形放疗或调强适形放疗技术，如果放疗剂量≥72Gy，应当在治疗过程中每天使用影像引导技术（Daily - IGRT）。

（4）前列腺癌根治术后放疗 有不良病理预后（切缘阳性、精囊腺受侵、包膜外侵犯或术后可检测到 PSA）或 PSA 复发时应当行放疗。对于这种辅助放疗或挽救放疗的病例，放疗剂量目前尚无定论，ASTRO 和 RTOG 等组织推荐剂量均在 66 ~ 72Gy 之间。放射范围目前可参考 RTOG 标准，包括前列腺及精囊床区和膀胱颈部。

（5）大分割放疗 近年来的一些研究表明前列腺癌的 α/β 值在 1 ~ 5Gy 之间，从肿瘤放射生物学角度分析，前列腺癌更适合于相对大分割剂量方案放疗。目前，国内外多家研究机构采用的大分割放疗方式不尽相同，单次分割剂量从 2.7Gy 至 8Gy 不等，但将这些剂量转换成单次 2Gy 的常规分割，其总剂量一般均在 76Gy 左右。结合我国情况，我们推荐 95% PTV1（前列腺 ± 精囊腺）总剂量 67.5Gy/25 次（单次剂量 2.7Gy），如果盆腔淋巴结转移风险较高（Roach 公式计算风险≥15%），可以同时给予淋巴结引流区的预防性照射，95% PTV2 总剂量 45 ~ 50Gy/25 次（单次剂量 1.8 ~ 2.0Gy）。

放疗中常见危及器官剂量限值见表 9 - 5。

表 9 - 5 放疗中常规危及器官剂量限值

器官	剂量限值	器官	剂量限制
直肠	$V_{70} < 10\%$	股骨头	$D_{max} < 54Gy$
	$V_{60} < 20\%$		$V_{50} < 5\%$
	$V_{50} < 40\%$		
膀胱	$V_{70} < 10\%$	小肠	$D_{max} < 52Gy$
	$V_{60} < 20\%$		$D_{mean} < 40Gy$
	$V_{50} < 40\%$		$V_{50} < 10\%$

内放疗（放射性粒子植入）剂量：根治性放射性粒子植入治疗只适用于局限期低危前列腺癌。对于中风险病例如果行粒子植入治疗应当综合外照射 40～50Gy，如果前列腺体积较大，放疗前应当通过新辅助内分泌治疗缩小前列腺体积。前列腺过大或过小，存在尿路梗阻，有经尿道前列腺切除史不适合粒子植入治疗。单纯^{125}I 粒子植入治疗剂量为 145Gy，外照射 40～50Gy 后^{125}I 粒子植入治疗剂量为 110Gy。

【疗效及不良反应】

前列腺癌放疗后疗效预后因子包括肿瘤分期、疗前 PSA 水平、病理 Gleason 评分等，对于疗效的追踪评价主要依据患者随访血清 PSA 水平的变化。

1. 生化失败定义

目前确定放疗后生化失败的标准是 2006 年 ASTRO 和 RTOG 联合确定的"凤凰城"定义。自 PSA 最低值升高 2.0ng/ml 的时定义为生化失败，这一标准适用于放疗±内分泌治疗，"凤凰城"定义较 1997 年的 ASTRO 生化失败标准提高了诊断的敏感性和特异性。

不同分期及风险分组前列腺癌病例的长期生存及无生化失败生存（bNED）经过放疗剂量递增及与内分泌治疗联合的综合治疗，目前尚无权威统计。总体看来，局限期患者 5～15 年生存率约为 70%～100%，局部进展期病例长期生存率约为 50% 左右，晚期病例约为 30% 以下。

2. 放疗不良反应

前列腺癌外照射实行过程中或实施后可能出现的并发症可以划分为四大类：胃肠道反应、泌尿道反应、性功能障碍和其他反应（皮肤反应、骨质疏松、继发肿瘤等）。

RTOG 规定的晚期不良反应（治疗完成 90 天后）按照轻重程度分为 5 级（0 级为没有，5 级为因此死亡，2～4 级分别代表轻、中、重度反应）。最近一篇关于晚期不良反应的综述，总结了时间、剂量、体积与放疗相关毒性关系之间的关系。由此得到的正常组织推荐的剂量限制，若希望直肠晚期毒性 3 级以上发生率＜10%，应该把直肠收到 50Gy 以上体积控制在 50% 以下（$V_{50} < 50\%$），$V_{60} < 35\%$，$V_{65} < 25\%$，$V_{70} < 20\%$，$V_{75} < 15\%$。而对于膀胱应该控制在 $V_{65} < 50\%$，$V_{70} < 35\%$，$V_{75} < 25\%$，$V_{80} < 15\%$。

放疗期间发生的胃肠道反应表现为急性肠炎，主要原因在于放射线对小肠和大肠功能的影响。不良反应的严重程度与肠道在治疗中受照体积相关，给予止泻药物通常可以控制。治疗后这些症状通常会在 2～4 周恢复正常。慢性胃肠道反应发生比例较低，表现为持续腹泻、里急后重、直肠/肛门狭窄便血，极少数患者甚至会出现肠道溃疡、阻塞或穿孔。MD Anderson 的一项研究显示，3DCRT 治疗的前列腺癌患者中，接受 78Gy 照射的有 26% 出现了 2 级以上直肠反应，接受 70Gy 照射的只有 12% 出现了 2 级以上直肠反应。对于直肠受照体积与直肠副反应的关系分析中，显示接受 70Gy 照射的直肠体积＞26% 及＜26% 的患者，发生 2 级以上直肠反应的比例分别为 51%、13%。调强放疗（IMRT）现已成为前列腺癌的主要治疗手段，由于 IMRT 可使危及器官受照体积及剂量明显降低，因此带来的不良反应明显下降。一项研究显示，经过 10 年中位随访，患者的晚期胃肠道反应风险由 3DCRT 的 13% 下降至 IMRT 的 5%。

放疗中的泌尿系不良反应表现为膀胱、尿道炎的症状，主要包括尿频、尿急、尿痛、排尿乏力、排尿困难。急性不良反应多表现为轻、中度症状，放疗后 2～4 周可以恢复。出现晚期不良反应的概率较低，包括膀胱炎、血尿、尿道狭窄及膀胱挛缩。三维适形放疗时代，RTOG 总结了 1084 例进行了不同剂量三维适形放疗前列腺癌患者，发现放疗剂量在 68.4 ~ 74.0Gy 范围内，放疗所带来的晚期泌尿道反应发生率约为 2 ~ 6%，而当放疗剂量增加至 78Gy 以上时，晚期泌尿道反应发生率提高至 12%。

外照射带来的性功能障碍，可能受很多其他因素的影响，比如年龄、疾病（如糖尿病、血管粥样硬化等）。即使这样，仍有 50% ~ 60% 的患者会在放疗后保存原有的性功能。有研究显示阴茎尿道球部平均剂量限值在 50Gy 之内，可以尽量保持性功能。

放射性急性皮肤副作用为红斑、皮肤干燥和脱屑，主要发生于会阴和臀部的皮肤皱褶处。其他副作用包括：继发肿瘤，耻骨和软组织坏死，下肢、阴囊或阴茎水肿等，发生率均低于 1%。

第六节 睾丸恶性肿瘤

睾丸恶性肿瘤绝大部分发生于阴囊内睾丸，也可发生于异位睾丸，如盆腔隐睾或腹股沟隐睾。睾丸恶性肿瘤在病理上分为生殖细胞瘤和非生殖细胞瘤两大类。生殖细胞瘤占所有睾丸恶性肿瘤的 95%，又分为精原细胞瘤和非精原细胞瘤两类。非精原细胞瘤分为胚胎癌、绒癌、畸胎瘤、卵黄囊瘤和混合性生殖细胞瘤等。

【诊断标准】

1. 临床表现

（1）发病高峰 睾丸恶性肿瘤的三个发病高峰分别为 0 ~ 10 岁、20 ~ 40 岁和 60 岁以上。尽管睾丸生殖细胞瘤相对少见，仅占人类所有恶性肿瘤的 2%，但它是 15 ~ 34 岁男性青壮年最常见的实体肿瘤。40 年来，这类肿瘤在全球范围的发病率增长了 1 倍多。

（2）症状和体征 无痛性睾丸肿物是睾丸恶性肿瘤的典型病症，较少出现急性疼痛。隐睾者肿瘤位于腹股沟或盆腔，常出现下肢水肿、尿频、尿急和尿痛等。

（3）淋巴结转移 睾丸恶性肿瘤的首站淋巴结转移部位为腹主动脉淋巴结区，也可出现腹腔、腹股沟、纵隔和锁骨上淋巴结转移。

（4）远处转移 肺转移是睾丸恶性肿瘤最常见的远处转移部位。

2. 诊断

（1）症状和体征 阴囊内睾丸无痛性坚实肿块，透光试验阴性。隐睾者患肿瘤时可于腹部扪及肿块。

（2）体格检查 包括浅表淋巴结，肝、脾、腹部肿块等，应仔细检查阴囊内肿块或腹部肿块的大小、质地及活动度等。

（3）实验室检查

①血常规和肝肾功能检查。

②治疗前常规检查绒毛膜促性腺激素（β - HCG）、甲胎蛋白（AFP）和乳酸脱氢酶（LDH）。

③精液检查 有生育愿望的患者，治疗前建议做精液检查，观察精子数量和功能，可在治疗前保存精子以备将来生育使用。

（4）影像学检查

①腹盆腔 CT 或 B 超　检查腹部肿块情况以及是否有盆腔淋巴结转移及肝转移等。

②胸部 X 线正侧位片。

③胸部 CT　如怀疑纵隔淋巴结和肺转移可行胸部 CT 检查。

（5）鉴别诊断　需与附睾炎、结核、鞘膜积液、外伤血肿和腹股沟疝等鉴别。

（6）不必对青少年或成年男性进行睾丸癌筛查。

3. 分期

睾丸肿瘤的 TNM 分期（AJCC 第 7 版，2010）

原发肿瘤（T）

pTx：原发肿瘤不能确定（未行睾丸切除术用 Tx）；

pT0：无原发肿瘤证据（如病理检查结果为瘢痕组织）；

pTis：导管内生殖细胞肿瘤（原位癌）；

pT1：肿瘤局限于睾丸和附睾，无血管/淋巴管受侵；肿瘤侵犯白膜，但未侵犯鞘膜；

pT2：肿瘤局限于睾丸和附睾，伴有血管/淋巴管受侵；或肿瘤穿过白膜达鞘膜；

pT3：肿瘤侵及精索，有或无血管/淋巴管受侵；

pT4：肿瘤侵及阴囊，有或无血管/淋巴管受侵。

区域淋巴结（N）

临床区域淋巴结（N）

Nx：区域淋巴结转移状况无法估价；

N0：无区域性淋巴结转移；

N1：单个淋巴结转移，最大直径≤2cm；或多个淋巴结受侵，最大直径≤2cm；

N2：单个淋巴结转移，2cm＜最大直径≤5cm；或多个淋巴结转移，任何一个淋巴结 2cm＜最大直径≤5cm；

N3：转移淋巴结的最大直径＞5cm。

病理区域淋巴结（pN）

pNx：区域淋巴结转移状况无法估价；

pN0：无区域性淋巴结转移；

pN1：单个淋巴结转移，最大直径≤2cm；或转移淋巴结数≤5 个，最大直径≤2cm；

pN2：单个淋巴结转移，2cm＜最大直径≤5cm；或转移淋巴结数＞5 个，最大直径≤5cm 或有扩散至淋巴结外的证据；

pN3：转移淋巴结的最大直径大于 5cm。

远处转移（M）

pMx：未能确定远处转移的范围；

pM：　无远处转移；

pM1：有远处转移；

pM1a：区域外淋巴结转移或肺转移；

pM1b：其他部位的远处转移。

血清肿瘤标志物（S）

Sx：无可用的血清肿瘤标志物或未检测；

S0：血清肿瘤标志物检测在正常范围内。

	LDH	HCG（mIU/ml）	AFP（ng/ml）
S1	$< 1.5 \times N$	并且 < 5000	并且 < 1000
S2	$1.5 \sim 10 \times N$	或者 $5000 \sim 50000$	或者 $1000 \sim 10000$
S3	$> 10 \times N$	或者 > 50000	或者 > 10000

注：N 表示 LDH 检测正常值的上限；LDH：乳酸脱氢酶；HCG：人绒毛膜促性腺激素；AFP：甲胎蛋白。

分期

0 期	pTis	N0	M0	S0
Ⅰ期	pT1~4	N0	M0	SX -
Ⅰ A 期	pT1	N0	M0	S0
Ⅰ B 期	pT2~4	N0	M0	S0
Ⅰ S 期	任何 pT/Tx	N0	M0	S1~3
Ⅱ期	任何 pT/Tx	N1~3	M0	SX -
Ⅱ A 期	任何 pT/Tx	N1	M0	S0~1
Ⅱ B 期	任何 pT/Tx	N2	M0	S0~1
Ⅱ C 期	任何 pT/Tx	N3	M0	S0~1
Ⅲ期	任何 pT/Tx	任何 N	M1	SX -
Ⅲ A 期	任何 pT/Tx	任何 N	M1a	S0~1
Ⅲ B 期	任何 pT/Tx	N1~3	M0	S2
	任何 pT/Tx	任何 N	M1a	S2
Ⅲ C 期	任何 pT/Tx	N1~3	M0	S3
	任何 pT/Tx	任何 N	M1a	S3
	任何 pT/Tx	任何 N	M1b	任何 S

【治疗原则】

1. 一般原则

（1）睾丸恶性肿瘤的治疗取决于肿瘤的病理类型和临床分期。非精原细胞瘤更具有临床侵袭性。当精原细胞瘤和非精原细胞瘤成分同时存在时，应按非精原细胞瘤处理。

（2）睾丸精原细胞瘤为可治愈性疾病，早期以放疗和化疗为主要治疗手段，晚期以化疗为主。

（3）睾丸非精原细胞瘤以手术和化疗为主，放射治疗为辅。

2. 睾丸原发肿瘤的处理

（1）经腹股沟高位睾丸切除术是大多数怀疑睾丸肿瘤患者的最根本的诊断和治疗方法。所有阴囊内睾丸恶性肿瘤及腹股沟隐睾恶性肿瘤患者都应行经腹股沟精索高位结扎睾丸切除术，应避免经阴囊手术或睾丸肿块穿刺术。

（2）隐睾患者腹部有肿块时应做剖腹探查术确诊，根据原发肿瘤的大小和外侵程度，行肿瘤全部切除、部分切除或活检。已有锁骨上淋巴结肿大时，不需做剖腹探查，仅需做锁骨上淋巴结活检以确定诊断。

（3）经睾丸切除术后，进一步的治疗要根据组织病理学检查结果，诊断为精原细胞瘤或非精原细胞瘤，然后结合分期检查的结果，通过风险评估后共同决定（表9-6）。患者在进行放疗、手术以及化疗等任何可能影响生育能力的治疗之前，应考虑保存精子。

表9-6　国际生殖细胞癌协作组的预后风险评估方案（睾丸切除术后）

风险状况	精原细胞瘤	非精原细胞瘤
低危	任何原发部位 无肺以外的脏器转移 AFP 正常 任何 β - HCG 任何 LDH	原发肿瘤位于睾丸或腹膜后 无肺以外的脏器转移 AFP < 1000ng/ml HCG < 5000U/ml LDH < 1.5 × N
中危	任何原发部位 有肺以外的脏器转移 AFP 正常 任何 β - HCG 任何 LDH	原发肿瘤位于睾丸或腹膜后 无肺以外的脏器转移 AFP：1000 ~ 10000ng/ml HCG：5000 ~ 50000U/ml LDH：（1.5 ~ 10）× N
高危	无高危患者	原发肿瘤位于纵隔 有肺以外的脏器转移 AFP > 10000ng/ml HCG > 50000U/ml LDH > 10 × N

3. 睾丸精原细胞瘤的治疗

（1）ⅠA 和 ⅠB 期

①对 pT1 和 pT2 期患者可监测，缺点是随诊费用较高，患者精神负担重。

②可行卡铂单药化疗（AUC = 7，1 周期；AUC = 7，2 周期）。

以上两种方法的随访包括病史采集和体检以及 AFP、β - HCG 和 LDH 的检测，第 1 ~ 3 年每 3 ~ 4 个月随访 1 次，第 4 ~ 7 年每 6 个月随访 1 次，之后每年随访 1 次。腹腔/盆腔 CT：第 1 ~ 3 年每 3 ~ 4 个月随访 1 次，第 4 ~ 7 年每 6 个月随访 1 次，之后每年 1/次直至满 10 年。胸片可按临床提示进行。

③可选择放疗（尤其是 pT3 期或肿瘤 > 4cm 时建议放疗）：行腹主动脉旁淋巴结放疗，照射剂量 20 ~ 25Gy。

放疗后随访包括病史采集和体检以及 AFP、β - HCG 和 LDH 的检测：第 1 年每 3 ~ 4 个月随访 1 次，第 2 年每 6 个月随访 1 次，之后每年随访 1 次。腹腔/盆腔 CT：每 6 个月随访 1 次，直至满 3 年。胸片可按临床提示进行。

（2）ⅠS 期　放疗：行腹主动脉旁淋巴结 ± 同侧髂血管淋巴结放疗，照射剂量 25Gy。随访方法同ⅠA 和 ⅠB 期放疗后的随访。

（3）ⅡA 和ⅡB 期

①放疗　行腹主动脉旁淋巴结 + 同侧髂血管淋巴结放疗，照射剂量 25Gy。放疗后随访包括病史采集和体检、胸片以及 AFP、β - HCG 和 LDH 的检测，第 1 ~ 3 年每 3 ~ 4 个月随访 1 次，第 4 年每 6 个月随访 1 次，之后每年随访 1 次。腹腔 CT：第 1 年的 4 个月时。

②可选择化疗　行 4 周期的 EP 方案（依托泊苷和顺铂）或 3 周期的 BEP（博来霉素、依托泊苷和顺铂）方案化疗。

（4）ⅡC 期和Ⅲ期　　低危者行 4 周期的 EP 方案或 3 周期的 BEP 方案化疗。中危者行 4 周期的 BEP 方案化疗。

（5）ⅡB、ⅡC 和Ⅲ期的患者化疗后的处理　　应用血清肿瘤标志物和胸腹盆 CT 扫描进行评价，根据是否存在残留肿块和血清肿瘤标志物的状态对患者进行分类。

①如无残存病灶或残存病灶≤3cm，并且肿瘤标志物正常的患者，则无需进一步治疗而进行监测。

②对于有 >3cm 的残存病灶但肿瘤标志物正常的患者，建议在化疗约 6 周时行正电子发射断层扫描（PET）以评价残余病灶的肿瘤活性。如果 PET 结果为阴性，则无需进一步治疗，但应监测。如果结果为阳性，且技术上可行，则应考虑行腹膜后淋巴结清扫术（RPLND），或二线化疗，也可考虑行放疗。

③对于病灶继续增大或肿瘤标志物持续升高的进展期患者，行二线解救性治疗。

（6）经监测后复发的患者，按复发时的分期开始治疗；二线解救性治疗后进展的患者，行姑息性化疗或姑息性放疗。

4. 睾丸非精原细胞瘤的治疗

（1）行睾丸切除后

①ⅠA 期　　监测或行保留神经的腹膜后淋巴结清扫术。术后结果淋巴结阴性（pN0），则术后不需行辅助化疗；如果淋巴结阳性，pN1 或 pN2 的患者建议行 EP 或 BEP 方案化疗 2 个周期，而 pN3 的患者推荐行 3 个周期 BEP 或 4 个周期 EP 方案治疗。

②ⅠB 期　　行保留神经的腹膜后淋巴结清扫术或行 2 个周期 BEP 方案化疗。

③ⅠS 期　　行 4 个周期 EP 或 3 个周期 BEP 方案化疗。

④ⅡA 期　　当肿瘤标志物的水平持续升高时，应行 4 个周期 EP 或 3 个周期 BEP 方案的化疗，之后行保留神经的腹膜后淋巴结清扫术或监测。肿瘤标志物为阴性时，可先行 4 周期 EP 或 3 周期 BEP 方案的化疗，之后行保留神经的腹膜后淋巴结清扫术或监测；或者先行保留神经的腹膜后淋巴结清扫术，术后行辅助化疗或监测。

⑤ⅡB 期　　当肿瘤标志物为阴性，腹部 CT 结果示病灶仅限于腹膜后淋巴引流区，行保留神经的腹膜后淋巴结清扫术，或先行 4 个周期 EP 或 3 个周期 BEP 方案的化疗后，再行保留神经的腹膜后淋巴结清扫术或监测。当肿瘤标志物持续升高或影像学检查示病灶不仅限于淋巴引流区，则行 4 个周期 EP 或 3 个周期 BEP 方案的化疗。

⑥ⅡC 期和Ⅲ期　　低危患者（ⅡC 和ⅢA 期）：4 个周期 EP 或 3 个周期 BEP 方案化疗。中危患者（ⅢB 期）：4 个周期 BEP 方案化疗。高危患者（ⅢC 期）：首选临床试验。对于脑转移的患者应行化疗联合放疗。任何具备手术指征的患者可手术治疗。

⑦建议对不能耐受博来霉素的患者行 4 个周期 VIP 方案（依托泊苷 + 异环磷酰胺 + 顺铂）化疗。

（2）ⅡC 期和Ⅲ期非精原细胞瘤的化疗后处理　　在诱导化疗结束后应行腹盆腔 CT 扫描（或 PET 扫描）及血清肿瘤标志物分析。

①如果获得完全缓解且肿瘤标志物为阴性，则可监测或行保留神经的腹膜后淋巴结清扫术。

②如果仍有残存病灶但血清肿瘤标志物正常，应手术切除所有的残存病灶。手术如果仅发现坏死性碎屑或成熟畸胎瘤，则无需进一步治疗，进入监测。还有 15% 的患者仍存在可继续生长的残存肿瘤，还需行 2 个周期常规剂量化疗〔EP，VeIP（长春

碱 + 异环磷酰胺 + 顺铂）或 TIP（紫彬醇 + 异环磷酰胺 + 顺铂）方案]。

5. 监测的项目及时间表

（1）ⅠA、ⅠB 期患者的监测见表 9 - 7。

表 9 - 7　ⅠA、ⅠB 期患者的监测项目及时间表（NCCN 指南，2011 年）

随访年数 ＼ 项目	随诊、检测肿瘤标志物、拍胸片的间隔时间（月）	腹部 CT 扫描的间隔时间（月）
第 1 年	1 ~ 2	3 ~ 4
第 2 年	2	4 ~ 6
第 3 年	3	6 ~ 12
第 4 年	4	6 ~ 12
第 5 年	6	12
第 6 年及以上	12	12 ~ 24

（2）经化疗和（或）腹膜后淋巴结清扫术后达到完全缓解者的监测见表 9 - 8。

表 9 - 8　完全缓解患者的监测项目及时间表

随访年数 ＼ 项目	随诊、检测肿瘤标志物、拍胸片的间隔时间（月）	腹部/盆部 CT 扫描的间隔时间（月）
第 1 年	2 ~ 3	6
第 2 年	2 ~ 3	6 ~ 12
第 3 年	3 - 6	12
第 4 年	6	12
第 5 年	6 ~ 12	12
第 6 年及以上	12	根据临床提示进行

注：只对单独接受化疗后的患者行 CT 扫描随访，对于腹膜后淋巴结清扫术后患者，推荐术后行 CT 扫描作为基准，以后再根据临床提示进行的 CT 扫描随访（NCCN 指南，2011 年）。

6. 放射治疗技术

（1）放疗前评估及准备

①放疗前除评估常规放疗禁忌外还需谨慎评估马蹄肾及盆腔肾、结肠炎和既往接受过放疗的患者。

②有生育需求的患者需在放疗前做好精子保存工作以下以备将来生育需要。

（2）放疗技术　患者仰卧或俯卧位，采用适当的体位固定方法，X 线模拟机或 CT 模拟机定位，积极保护肾脏、睾丸和阴囊。使用直线加速器，采用 6 ~ 10MV 能量档的 X 线照射，单次剂量 1.5 ~ 1.8Gy，常规分割。

①腹主动脉旁照射野　上界在 T_{10} 下缘，下界至 L_5 下缘，左右界为体中线各旁开 4 ~ 5cm。

②腹主动脉旁 + 同侧髂血管淋巴引流区照射野（狗腿野）上界在 T_{10} 下缘，两侧在体中线各旁开 4 ~ 5cm，健侧：于 L_5 下缘开始，与沿闭孔内缘的垂直线和耻骨联合上方 2cm 水平线的交汇点处，连接呈斜线；患侧：L_4 下缘开始，与髋臼外缘连接呈斜线；

然后，健侧沿闭孔内缘垂直向下，患侧沿髋臼外缘垂直向下，下界直至闭孔下缘。

（3）放疗常见副反应及损伤　消化不良、慢性胃炎、肠炎、消化性溃疡、生精抑制及不育、放射野内继发恶性肿瘤等。照射剂量低于 25Gy 以上时副反应发生率明显减小。

第七节　膀　胱　癌

【诊断标准】

凡 40 岁以上的成年人，出现不明原因的肉眼可见、无痛、全程或镜下血尿时都应考虑到泌尿系肿瘤的可能，尤其以膀胱癌多见。膀胱镜检查及可疑病变处活检和尿脱落细胞学检查是膀胱癌患者诊断和随访的金标准。表 9 - 9 为膀胱癌的诊断检查手段；表 9 - 10 所示为膀胱癌的病理分级系统；表 9 - 11 为 AJCC 的 TNM 分期系统和 Marshall 改良的 Jewett - Strong 系统。

表 9 - 9　膀胱癌的诊断检查

常规
临床病史和体检：不明原因的肉眼可见、无痛、全程或镜下血尿骨盆/直肠指诊
实验室研究
全血细胞计数，血生化全项 肝功能检查 尿液分析 尿细胞学（整个尿路上皮癌都可能出现阳性）
影像学检查
骨盆和腹部的 CT 或 MRI 扫描 静脉肾盂造影：应在膀胱镜检查前进行，以便选择其他检查方法 逆行肾盂造影（有指征时） 胸部 X 线 放射性核素骨扫描（有临床指征时，T3 和 T4 肿瘤）
膀胱尿道镜检查
麻醉下盆腔/直肠双合诊检查
膀胱及尿道活检（膀胱黏膜表现异常时，行选择性活检；尿细胞学检查阳性而膀胱黏膜表现为正常、怀疑有原位癌存在时，考虑行随机活检；膀胱肿瘤为原位癌、多发性癌或肿瘤位于膀胱三角区或颈部时，行前列腺部尿道活检）
诊断性经尿道切除术（影像学检查发现膀胱内有非基层浸润的肿瘤站位病变，可以省略膀胱镜检查，直接 TUR，以切除肿瘤，同时明确肿瘤的病理诊断和分期、分级

表 9 - 10　膀胱尿路上皮癌恶性程度分级系统

分级	分级系统
WHO 1973 年分级	乳头状瘤 尿路上皮癌　1 级，分化良好 尿路上皮癌　2 级，中度分化 尿路上皮癌　3 级，分化不良
WHO/ISUP 1998 年，WHO 2004 年分级	乳头状瘤 低度恶性倾向尿路上皮乳头状瘤 乳头状尿路上皮癌，低分级 乳头状尿路上皮癌，高分级

说明：90%以上膀胱癌是移行细胞癌，其次是鳞状细胞癌，再其次是腺癌、小细胞癌、肉瘤、嗜铬细胞瘤、淋巴瘤及类癌等。20%~30%的移行细胞癌中可以看到鳞状细胞癌和（或）腺分化，不影响其生物学行为。

表 9 - 11　AJCC 的 TNM 分期系统和 Marshall 改良的 Jewett - Strong 系统

项目	AJCC 分期	Marshall 改良的 Jewett - Strong 系统分期
原发肿瘤		
局限于黏膜		0
原发肿瘤难以评价	Tx	
无原发肿瘤的证据	T0	
非浸润的乳头状癌	Ta	
原位癌，"扁平肿瘤"	Tis	
肿瘤侵犯上皮下结缔组织	T1	A
肿瘤侵犯肌层	T2	
肿瘤侵犯浅肌层（内 1/2）	pT2a	B1
肿瘤侵犯浅肌层（外 1/2）	pT2b	B2
肿瘤侵犯膀胱周围组织	T3	C
镜下侵犯	pT3a	
肉眼侵犯	pT3b	
肿瘤侵犯以下结构或之一：前列腺基质、精囊、子宫、阴道、盆壁、腹壁	T4	
肿瘤侵犯前列腺基质、子宫、阴道	T4a	D1
肿瘤侵犯盆壁、腹壁	T4b	D1
淋巴结受侵（N）		D
无法确定淋巴结侵犯	Nx	
无淋巴结转移	N0	
真骨盆内一个区域淋巴结转移（下腹、闭孔、髂外、骶前淋巴结）	N1	
真骨盆内多个区域淋巴结转移（下腹、闭孔、髂外、骶前淋巴结）	N2	
髂总淋巴结转移	N3	
远处转移（M）		
无远处转移（没有病理的 M0，使用临床分期来完成分期）	M0	
远处转移	M1	

说明：AJCC 的 TNM 分期系统和 Marshall 改良的 Jewett - Strong 系统为最常应用的两个临床分期系统。两个系统都结合了 TUR 所取的组织病理结果和麻醉下双合诊的临床检查结果。Marshall 系统的一个缺陷是它没有把 0 期中乳头状和非乳头状形态的期别区分开来。病理分期是根据膀胱切除标本的病理结果来确定的。一般不可能根据 TUR 标本来确定肿瘤是局限于浅肌层还是侵犯深肌层。肌肉受侵意味着病变分期达到 B1、B2、C、D1 或 D2（T2~4b）。

【治疗原则】

1. 非肌层浸润性膀胱癌

包括 Tis、Ta、cT1，治疗目的为控制局部肿瘤，防止肿瘤复发和进展，多以保存膀胱的保守治疗为主，即行经尿道膀胱肿瘤切除术（TURBT），可根据肿瘤的分期选择辅助治疗。

（1）Tis 及时行根治性膀胱切除术通常可以治愈，但大多数患者和泌尿科医生更愿意选择保留膀胱的初始治疗，NCCN 推荐 TURBT 后行膀胱内灌注 BCG。

（2）cTa 对低分级肿瘤，观察或术后 24 小时内行膀胱内单药灌注化疗（不用免疫治疗）和（或）诱导性的膀胱内灌注化疗。术中有膀胱穿孔或术后明显血尿时不宜进行 24 小时内膀胱内灌注。对高分级肿瘤，应反复行 TURBT 至切除完全，此后可观察或膀胱内灌注（推荐 BCG 或丝裂霉素）。膀胱内灌注化疗可每周 1 次，共 4 ~ 8 周，随后每月 1 次，共 6 ~ 12 个月。BCG 灌注一般在 TURBT 术后 2 周开始，至少持续 1 年，常规治疗剂量为 120 ~ 150mg，预防剂量较低，为 60 ~ 85mg，主要副作用为膀胱刺激症状和流感样症状。

（3）cT1 首次 TURBT 后 2 ~ 6 周内行再次 TURBT，对高分级者可以考虑膀胱全切。如果 TURBT 后，没有残余肿瘤，可行丝裂霉素膀胱内灌注；若有肿瘤残存，考虑膀胱内灌注 BCG 或膀胱切除术。

保留膀胱的初始治疗后，应坚持随访，2 年内每 3 ~ 6 个月进行一次膀胱镜检查及尿细胞学检查，此后可适当延长。若肿瘤为高分级，还应每 1 ~ 2 年对整个尿路进行一次影像学和肿瘤标志物的检查。随访过程中，若出现复发或肿瘤持续存在，则应根据临床特点选择相应治疗手段。

①膀胱镜检查阳性，行 TURBT，根据肿瘤及分级进行膀胱内灌注化疗，然后每 3 个月复查 1 次，此后适当延长间隔。

②细胞学检查阳性，而影像学及膀胱镜检查阴性，则行膀胱内"多点"活检及前列腺活检。当活检阴性时，观察或者 BCG 维持治疗。当膀胱活检阳性时，先行 BCG 治疗，若能完全缓解，维持 BCG；若部分缓解，则行膀胱切除或改变膀胱内灌注药物或进行临床试验，若还是部分缓解，行膀胱切除术。进行膀胱检查的同时，还应该检查上尿路或考虑输尿管镜检查，除外其他尿路的肿瘤。

（4）若复发是在膀胱内灌注 BCG 或丝裂霉素后出现，不超过 2 个连续的周期，行 TURBT，若完全缓解，则维持 BCG 治疗；Tis 或 cTa，改变灌注药物或膀胱切除；cT1，高分级，膀胱切除。

2. 浸润肌层的膀胱癌

通过综合多种手段治疗、控制肿瘤，并尽可能保存膀胱。可以选择根治性膀胱切除术和保留膀胱的综合治疗两种方式。对 cT2、cT3、cT4a、cT4b 的患者，应行腹部和盆腔的 CT 或 MRI 检查，了解有无淋巴结转移。如果影像学检查发现异常淋巴结，考虑行淋巴结活检，活检阴性按 N0 处理，若活检阳性，则为远处播散性膀胱癌。

（1）对 cT2N0、cT3N0 的患者

①传统的治疗手段为根治性膀胱切除术。对 cT2N0 的患者可行新辅助化疗（顺铂为主的联合方案），对 cT3N0 的患者，则强烈建议以顺铂为主的联合新辅助化疗。若未

行新辅助化疗且有高危病理因素（pT3~4，淋巴结阳性）的患者考虑行辅助化疗。

②保留膀胱的综合治疗　既往认为保留膀胱的综合治疗的疗效不如根治性膀胱切除术，仅对部位合适、有实体瘤且不伴原位癌的对 cT2N0 的患者，可行部分膀胱切除术，术前应用顺铂为主的联合化疗，术后行辅助放疗或辅助化疗（若未行新辅助化疗，有高危病理因素如 pT3~4、淋巴结阳性、切缘阳性、高分级时，应行辅助化疗）。

但是，2008 年来自英国的一项回顾性研究结果表明：接受根治性手术或根治性放疗的、有肌层侵犯的膀胱癌患者，5 年总生存率、疾病专项生存率和无原地转移生存率并无差异。2010 年他们进一步报道：接受两种治疗方式的有肌层侵犯的膀胱癌患者的 10 年总生存率分别为 22%（放疗）和 24%（根治性手术），两者并无统计学差异。

对 cT2N0、cT3N0 的患者，若需保留膀胱，可最大限度地在 TURBT 术后行同步放化疗。

对有广泛合并症或一般状况差的患者，可以仅行 TURBT 或者放疗 ± 化疗或者单独化疗。

此两种情况应该考虑在放疗剂量达 40~50Gy 时、放疗结束时、放疗后 3 个月时进行评估，内容包括：膀胱镜、原有肿瘤区域活检或 TURBT、细胞学检查、腹盆腔影像学检查。若没有肿瘤，可以考虑观察，或者将放疗剂量提高到 66Gy 同时考虑辅助化疗。若残余肿瘤，可切除者行膀胱切除术，不可切除者或者不宜手术者，考虑完成放疗，同时使用化疗增敏和（或）化疗。

（2）对 cT4aN0、cT4bN0 的患者

行化疗或化疗 + 放疗，或膀胱切除 ± 化疗（仅对选择性的 cT4a）。每 2~3 个周期化疗后使用膀胱镜、TURBT 和影像学检查腹盆腔。若无肿瘤，考虑巩固性化疗 ± 放疗或膀胱切除术；若有肿瘤，化疗 ± 放疗或改变化疗方案或行膀胱切除术。

3. 远处播散型膀胱癌

有转移的患者，对有异常酶或骨征象和症状的患者进行骨扫描、胸部 CT 或 MRI 检查、肌酐清除率检查。若只有淋巴结转移，考虑淋巴结活检，淋巴结活检阳性时，考虑化疗或化疗 + 放疗，此后使用膀胱镜、TURBT 和影像学检查腹盆腔，若无肿瘤，观察或放疗加量或行膀胱切除术；若肿瘤残存，按复发或持续存在的疾病治疗。若有其他部位转移，行化疗。

【禁忌证与适应证】

1. 适应证

（1）放疗通常用于医学上不能手术、拒绝膀胱切除术或疾病进展到不能手术切除的患者。包括术前放疗、根治性放疗、术中放疗、术后放疗、组织间近距离放疗、同步放化疗等。

（2）膀胱根治性放疗目前很少单独使用，适用于病变范围广且伴有其他疾病而不能手术治疗的患者。

（3）术前放疗推荐用于大肿瘤（≥4cm）或肿瘤浸润深（T3 和可切除的 T4）或高分级的病变，因为这些病例肿瘤的分期被低估的风险较高。接受了术前放疗（45~50Gy）的患者，通常不行淋巴结清扫术。如果未接受术前放疗或只接受低剂量（例如，20Gy）术前放疗，一般在肿瘤侵犯肌层时进行淋巴结清扫术。考虑对侵袭性肿瘤节段

性膀胱切除术前行低剂量的术前放疗。

（4）术后放疗适用于病变范围广、手术未能彻底切净及盆腔淋巴结有转移或肿瘤播散种植者。

（5）组织间近距离照射可以单独使用，或联合低或中等剂量外照射，适于肿瘤单发或直径小于5cm的T2～T3a、膀胱容量正常、一般情况可以接受耻骨上膀胱切除术的患者。

（6）鼓励放疗前化疗或同步放化疗以增加细胞毒作用，而且并不比单独放疗增加毒性。低到中度肾功能的患者可以使用同步5-FU和丝裂霉素C来代替顺铂。

2. 禁忌证

膀胱排泄功能障碍或失禁、挛缩性膀胱的患者不适合放疗。一般不应用于复发的Ta～T1或者弥漫的Tis患者。有肾盂积水或有广泛侵入性原位癌的患者放疗效果不佳。

【放疗方法及实施】

1. 固定及定位前准备

取平卧位，可用腹膜固定。模拟定位时，排出膀胱内尿液，注入30ml造影剂和10～30ml空气充盈膀胱，直肠内灌注适量稀钡。NCCN推荐定位及治疗时排空膀胱。

2. 定位及靶区勾画

（1）普通放疗　全骨盆照射野：首选盒式四野照射技术，侧野多用楔形板，亦可采用前后对穿、旋转或三野照射等。上界通常在骶髂关节中，有时在L_5～S_1交界处，取决于病变的侵袭范围。下界通常在闭孔下缘。除非有膀胱颈的弥漫受侵或尿道前列腺原位癌时，照射野外扩至坐骨粗隆底部。前后野左右边界（包括区域淋巴结）：真骨盆外1.5cm。侧野：前界在膀胱的前面，后界设在膀胱后壁后方至少3cm处。如果肿瘤向后延伸超出膀胱壁，后界设在经触诊或CT扫描确定的肿块后3cm，排除后面一半直肠。缩野后的照射野：全膀胱外放2cm（亦可小野仅照射肿瘤：初始肉眼可见肿瘤体积，外放2cm）。

（2）三维适形放疗（3D-CRT）和调强放射治疗（IMRT）　照射的范围同普通放疗。CTV：整个膀胱加或不加盆腔淋巴结引流区，包括膀胱周围、髂内、闭孔、髂外、骶前淋巴结。GTV：初始肉眼可见膀胱肿瘤。危及器官：直肠、小肠、股骨头。

3. 治疗剂量

（1）根治性放疗及术后放疗剂量　普通放疗：初始大野照射45～50Gy。肿瘤区或残存肿瘤区缩野加量至60～80Gy。缩野时至少有一个照射野将膀胱的正常区域排除在外。三维适形放疗（3D-CRT）和调强放射治疗（IMRT）：CTV，40～45Gy。GTV，66Gy。危及器官：直肠、小肠、股骨头，加量时尽量将膀胱的正常区域放在高剂量区外。

术前放疗：20～45Gy。美国通常使用的术前放疗的剂量为30Gy/10f/2周或者为44Gy/22f/4.5周，2～4周后行膀胱切除术。

（2）保留膀胱的综合治疗　对肉眼可见的肿瘤进行TUR、新辅助化疗2个周期（MCV，甲氨蝶呤，顺铂和长春新碱），然后行盆腔同步放化疗（39.6～45.0Gy，1.8Gy/次，顺铂），重新分期，如果活检阴性，采用小的照射野进行巩固性放化疗（总剂量64.8～68.4Cy）。

姑息治疗受侵范围加足够的边界，给予 40～50Gy。

【疗效及毒性】

1. 疗效

保留膀胱的综合治疗与根治性膀胱切除术的 5 年、10 年生存率相当（同步使用每天 2 次超分割放疗和顺铂、紫杉醇化疗，然后在 TURBT 术后使用吉西他滨和顺铂的辅助化疗），45%～50% 患者保留了足够的膀胱功能。有肌层侵犯的膀胱癌患者的 10 年总生存率分别为 22%（放疗）和 24%（根治性手术），无显著统计学差异。有报道称经过经尿道手术、化疗和放疗后的膀胱癌患者 5 年生存率为 38%～43%，而仅接受保守性手术及全身化疗的患者 5 年生存率为 20%。

T2～4a 膀胱癌患者接受术前照射 40Gy + 膀胱切除术和放疗 60Gy + 必要时膀胱切除，生存率无明显差异。

侵及肌层的膀胱癌接受放化疗伴或不伴新辅助 MCV 方案化疗的患者有膀胱功能的 5 年生存率分别为 36% 和 40%。MCV 新辅助化疗未显示出生存方面或消除局部肿瘤方面的获益。

TUR 治疗、2 个周期 MCV 方案的新辅助化疗和同步放化疗（顺铂和全骨盆照射剂量为 39.6Gy）的膀胱癌患者，临床完全缓解和无缓解但是不适合手术的患者接受了同步化疗和肿瘤推量至总剂量 64.8Gy 的治疗，未达到完全缓解的患者以及不能耐受诱导化疗和放疗的患者马上进行了根治性膀胱切除术。5 年总生存率为 52%，疾病专项生存率为 60%，保留了完整膀胱的 5 年总生存率为 43%。

2. 治疗毒性

根治性放疗后并发症的发病率主要是膀胱（8%～10%）、直肠（3%～4%）或者小肠（1%～2%）。常见的急性副反应包括放射性膀胱炎和腹泻，采用非那吡啶和芬诺酯/硫酸阿托品（止泻宁）或洛哌丁胺（易蒙停）治疗。由延迟的放疗并发症引起的死亡率为 1%。1% 的患者出现膀胱挛缩。

【操作注意事项】

（1）除非照射的是整个盆腔，根据一次静态 CT 模拟扫描所决定的膀胱的体积并不能够代表几个星期疗程中膀胱的照射野大小。

（2）根据需要选择膀胱充盈度　对大多数患者，需照射整个膀胱 ± 区域淋巴结时，可选择空虚状态。而缩野照射肿瘤时，往往选择充盈状态，这有助于保护膀胱或小肠。

（3）前列腺和精囊限制了膀胱剂量的提高。对 IMRT 通过优化可以提高膀胱剂量。

（4）首选使用高能量光子治疗（如 10～20MV）。

（5）鼓励患者饮用大量液体。

第十章　妇科肿瘤

第一节　宫颈癌

【诊断标准】

1. 临床表现

（1）阴道出血　最常见，多为接触性出血。

（2）阴道异常分泌物增多。

（3）会阴及骶尾部下坠感。

（4）压迫症状

①疼痛　侵及宫旁可出现胀痛，侵及盆壁压迫或侵犯神经干出现腰骶疼痛及向下肢放射性疼痛，压迫或侵及输尿管引起肾盂积水出现腰部钝痛。

②压迫血管、淋巴管可引起下肢和外阴水肿。

③压迫或侵及膀胱可出现尿频、血尿、排尿困难甚至阴道尿道瘘、阴道膀胱瘘。

④压迫或侵及直肠可出现大便不畅、肛门坠胀、里急后重、黏液便等，甚至阴道直肠瘘。

（5）全身症状　一般无，常继发贫血，晚期可出现发热或恶病质。

（6）转移症状　与具体转移部位有关。

2. 体格检查

（1）妇检　是 FIGO 分期依据，双合诊后必须行三合诊。

（2）全身体检　除一般系统查体外，强调全身浅表淋巴结触诊，尤其是颈部、锁骨上、腹股沟淋巴引流区。

3. 病理检查（诊断金标准）

（1）宫颈/阴道细胞学涂片　适用于早期宫颈癌的诊断，多用于防癌普查。

（2）组织学检查　包括宫颈活检、宫颈管内刮取术、宫颈锥切等，是确定宫颈癌最重要的证据。如果宫颈活检不足以确定肿瘤浸润情况，或需要对宫颈微小浸润进行准确评价时，建议使用锥切术。

（3）病理类型

①鳞状细胞癌　最常见，75%~85%，分高分化、中分化和低分化。

②腺癌　10%~20%，发病率逐年上升，常起源于宫颈管内。

③透明细胞癌　与子宫内膜、卵巢和阴道的透明细胞癌形态相同，为苗勒管来源，部分患者有 DES（二乙基烯雌酚）应用史。

④小细胞癌　较少见，为神经内分泌起源，常侵袭性生长，在诊断时往往播散。

⑤其他　腺鳞癌、未分化癌等。

4. 影像学检查

（1）盆腔 MRI　有利于确定宫颈病变侵犯范围及盆腔淋巴结转移与否。

（2）CT　腹盆腔增强 CT 有利于判断腹盆腔淋巴结转移与否，发现肾盂输尿管积水。胸部 CT 利于判断肺转移、纵隔淋巴结转移与否。

（3）PET－CT　敏感性 85%～90%，特异性 95%～100%，有利于全身肿瘤状况评估。

（4）肾血流图　了解输尿管梗阻及肾排泄功能，化疗前评估。

（5）胸片及腹盆腔 B 超　常规检查。

（6）其他　静脉肾盂造影、钡灌肠、上消化道造影等。

5. 实验室检查

（1）常规检查　血、尿常规、肝肾功能等。

（2）肿瘤标志物检查　SCC、CA125 等。

（3）内照射前检查　凝血全套、乙肝五项、RPR、HIV。

6. 内镜检查

ⅡB、Ⅲ或ⅣA 病变或有相关症状者可行膀胱镜、乙状结肠镜和（或）钡剂灌肠。

7. 分期

目前最常用的宫颈癌分期是 FIGO 分期。此分期是临床分期，其依据是以肿瘤原发部位侵及盆内宫颈旁组织的程度决定，以妇检为依据，淋巴结情况未纳入分期内。FIGO 临床分期委员会强调，宫颈癌的临床分期一经确定就不能改变，即以治疗前盆腔检查为准，如在手术时发现与术前不一致，也以术前检查为准，不能改变原定分期。FIGO 分期是放疗范围、剂量确定的依据。妇检要求三合诊检查，二人同时，至少一人是妇科肿瘤医师，必要时在麻醉下进行。

宫颈癌的 FIGO 分期（2009 年）

Ⅰ期：病变严格局限于宫颈（扩展至宫体可以被忽略）；

ⅠA 期：镜下浸润癌；

ⅠA1 期：间质浸润深度≤3mm，水平浸润范围≤7mm；

ⅠA2 期：间质浸润深度＞3mm，但不超过 5mm，水平浸润范围≤7mm；

ⅠB 期：临床肉眼可见病灶局限于宫颈，或是临床前病灶＞ⅠA 期*；

ⅠB1 期：临床肉眼见病灶最大直径≤4cm；

ⅠB2 期：临床肉眼见病灶最大直径＞4cm；

Ⅱ期：肿瘤超出宫颈，但未达盆壁，或未达阴道下 1/3；

ⅡA 期：无宫旁浸润；

ⅡA1 期：临床肉眼见病灶最大直径≤4cm；

ⅡA2 期：临床肉眼见病灶最大直径＞4cm；

ⅡB 期：有明显宫旁浸润；

Ⅲ期：肿瘤侵及盆壁和（或）侵及阴道下 1/3 和（或）导致肾盂积水或肾脏无功能**；

ⅢA 期：肿瘤侵及阴道下 1/3，未侵及盆壁；

ⅢB 期：肿瘤侵及盆壁和（或）导致肾盂积水或肾脏无功能；

Ⅳ期：肿瘤超出真骨盆或（活检证实）侵及膀胱或直肠黏膜。泡状水肿不能分为Ⅳ期；

ⅣA 期：肿瘤侵及邻近器官；

ⅣB 期：肿瘤侵及远处器官。

注：＊所有肉眼可见病灶即便是表浅浸润也都定义为ⅠB期。浸润癌局限于测量到的间质浸润范围，最大深度为 5mm，水平范围不超过 7mm。无论从腺上皮或表面上皮起源的病变，从上皮的基底膜量起浸润深度不超过 5mm。浸润深度总是用毫米来报告，即便早期（微小）间质浸润（≤1mm）。无论脉管间隙受侵与否均不改变分期。

＊＊直肠检查时，肿瘤与盆腔壁间没有肿瘤浸润间隙。任何不能找到其他原因的肾盂积水及无功能肾病例都应包括在内。

【治疗原则】

治疗原则见表 10 - 1。

表 10 - 1　宫颈癌治疗原则

分期	治疗策略
ⅠA1	筋膜外子宫切除术（ⅡA 类）/切缘阴性的锥切术（若患者要求生育或不宜手术时）（ⅡA 类）/改良根治性子宫切除术/根治性宫颈切除术＋盆腔淋巴结切除术（若脉管间隙受侵时）（淋巴结切除术为ⅡB 类） 如手术病理发现高危因素＊，则盆腔放疗＋含顺铂的同步化疗＊＊（Ⅰ类）±阴道近距离治疗
ⅠA2	根治性全子宫切除术＋盆腔淋巴结切除术±腹主动脉旁淋巴结取样（ⅡA 类）/近距离放疗±盆腔放疗（A 点剂量 75 ~ 80Gy＊＊＊）（ⅡA 类）/根治性宫颈切除术以保留生育功能＋盆腔淋巴结切除术±腹主动脉旁淋巴结取样（ⅡA 类） 如手术病理发现高危因素，则盆腔放疗＋含顺铂的同步化疗（Ⅰ类）±阴道近距离治疗；如手术分期发现腹主动脉旁 LN（＋），则放疗照射野需扩大至包含腹主动脉旁淋巴引流区
ⅠB1 及ⅡA1	根治性子宫切除术＋盆腔淋巴结清扫术±腹主动脉旁淋巴结取样（Ⅰ类）/盆腔放疗＋近距离放疗（A 点剂量 80 ~ 85Gy）（ⅡA 类）/对肿瘤≤2cm 的 IB1 期患者行根治性宫颈切除术以保留生育功能＋盆腔淋巴结切除术±腹主动脉旁淋巴结取样（Ⅰ类）±阴道近距离治疗；如手术病理发现高危因素，则盆腔放疗＋含顺铂的同步化疗（Ⅰ类）±阴道近距离治疗；如手术分期发现腹主动脉旁 LN（＋），则放疗照射野需扩大至包含腹主动脉旁淋巴引流区
ⅠB2 及ⅡA2	根治性子宫切除术＋盆腔淋巴结清扫术±腹主动脉旁淋巴结取样（ⅡB 类）/盆腔放疗＋近距离放疗（A 点剂量≥85Gy）＋含顺铂的同步化疗（Ⅰ类）/盆腔放疗＋近距离放疗（A 点剂量 75 ~ 80Gy）＋含顺铂的同步化疗＋辅助性子宫全切术（Ⅲ类） 如手术病理发现高危因素，则盆腔放疗＋含顺铂的同步化疗（Ⅰ类）±阴道近距离治疗；如手术分期发现腹主动脉旁 LN（＋），则放疗照射野需扩大至包含腹主动脉旁淋巴引流区
ⅡB ⅢB ⅣA	盆腔放疗＋近距离放疗（A 点剂量≥85Gy）＋含顺铂的同步化疗（Ⅰ类） 如盆腔 LN（＋），腹主动脉旁 LN（－），则行腹膜外淋巴结切除术（ⅡA 类）/盆腔放疗＋近距离放疗＋含顺铂的同步化疗（Ⅰ类）±腹主动脉旁淋巴结放疗（ⅡA 类） 如腹主动脉旁 LN（＋），则考虑腹膜外淋巴结切除术后行包含腹主动脉旁淋巴引流区的扩大野放疗（ⅡA 类）
ⅢA	同ⅡB 原则，但放疗照射野应包括腹股沟淋巴引流区（ⅡA 类）
ⅣB	全身治疗＊＊＊＊±个体化放疗（ⅡA 类）

注：　＊高危病理因素包括盆腔 LN（＋）、手术切缘（＋）、宫旁（＋）；

　　＊＊采用顺铂单药或顺铂＋氟尿嘧啶方案的以顺铂为基础的同步化疗联合放疗；

　　＊＊＊这些剂量系根据传统外照射单次分割的外照总剂量和低剂量率（40 ~ 70cGy/h）近距离放疗同等剂量之和确定，对大多数患者可推荐使用，可根据正常组织耐受性调整治疗；

　＊＊＊＊一线联合方案：顺铂＋紫杉醇（ⅡA 类）/卡铂＋紫杉醇/顺铂（ⅡA 类）＋托泊替康/顺铂（ⅡA 类）＋吉西他滨（ⅡB 类）；一线单药方案（ⅡA 类）：顺铂/卡铂/紫杉醇；二线方案（除标注外均为ⅡB 类）：贝伐珠单抗/多西他赛/5 - FU/吉西他滨/异环磷酰胺/伊立替康/丝裂霉素/培美曲塞（Ⅲ类）/托泊替康/长春瑞滨（Ⅲ类）。

【适应证及禁忌证】

1. 放疗适应证

放疗适用于各期宫颈癌。对于早期（Ⅰ~ⅡA期）手术患者若存在术后病理高危因素或肿瘤大小>4cm，可行术后放疗；对于局部进展期（ⅡB~ⅣA期）患者应首选根治性放疗；对于已出现远处转移（ⅣB期）患者可行姑息放疗。

2. 放疗禁忌证

晚期恶病质、大量盆腹腔积液、急性严重感染期间、WBC或PLT过低。

【放疗方法及实施】

1. 外照射

（1）常规技术

①盆腔照射主要用箱式四野（也可采用前后对穿野照射），依据骨性标记定位，建议高能X线照射。照射野上界在L_4~L_5水平，下界一般在阴道受累远端下3cm处（通常在闭孔下缘），外界在真骨盆外1.5~2.0cm处，前界包括了耻骨联合，后界一般在S_2~S_3间隙水平（若宫骶韧带受累、子宫后位或肿瘤沿直肠扩展时，后界建议包括整个骶骨），建议MLC遮挡部分小肠、膀胱、直肠。放疗36~40Gy后改为前后对穿，并用挡铅或MLC（推荐宽度4cm）屏蔽直肠、膀胱。

②扩大野照射包括盆腔及腹主动脉旁淋巴引流区，由于范围较大，必要时可分野照射。照射野上界扩大至T_{11}~T_{12}间，腹主动脉段外界在椎体外缘各旁开1.5~2.0cm处。注意保护脊髓。

③下1/3阴道受侵时照射野包括盆腔及双腹股沟淋巴引流区。照射野下界扩大至股骨小转子下5cm（结合体表投影），外界扩大至股骨大转子垂直向下，建议后程腹股沟区域改为电子线照射。

（2）适形技术/调强技术

①定位 定位前2小时口服复方泛影葡胺肠道显影，排大便，建议适当憋尿。体膜固定，建议增强CT定位。

②靶区

GTV：GTVnx（宫颈瘤区及其相邻侵犯部位）；

GTVnd（淋巴结瘤区）；

CTV：术后盆腔放疗靶区：阴道残端、上段阴道、阴道旁及盆腔淋巴引流区（髂内、闭孔、髂总、部分髂外、骶前）。

未手术者盆腔放疗靶区：宫颈、子宫、双附件、上段阴道，宫旁、阴道旁及盆腔淋巴引流区（髂内、闭孔、髂总、部分髂外、骶前）。

扩大野放疗靶区：盆腔靶区加上腹主动脉旁淋巴引流区。

下1/3阴道受侵时靶区：盆腔靶区（包全阴道）加上双腹股沟淋巴引流区。

PTV：在CTV基础上外放8~10mm。

③治疗计划 处方剂量：CTV 45~50Gy（1.8~2.0Gy/f），ⅢB或ⅡB宫旁浸润严重放疗后仍有残留者宫旁可补量至54~60Gy，GTVnd 60Gy，建议GTVnx尽可能用近距离治疗补量，在近距离治疗实施较困难或实施后仍有残留时，在正常组织耐受情况下，可酌情考虑调强技术补量。

适形技术需注意适时遮挡膀胱、直肠、股骨头，避让脊髓。调强放疗技术较常规、适形技术可以直接在逆向计划前对脊髓、小肠、膀胱、直肠、肝肾、股骨头等危及器官限量，起到明显的保护作用，且可以同步瘤区加量，在临床上已渐广泛应用。调强计划危及器官限量：脊髓 0.1cc < 45Gy，小肠 V_{40} < 40%，膀胱 V_{50} < 50%，直肠 V_{50} < 50%，肝、肾 V_{33} < 33%，股骨头 V_{50} < 5%。

④验证　治疗前采用模拟机正侧位平片，或断层 CT 或 IGRT 验证。

2. 近距离治疗

（1）术后放疗者的内照射　首次内照射前行妇科检查了解残端地形图，选取适合的施源器，并口服钡剂透视下观察小肠与残端距离。多采用阴道柱状施源器照射阴道残端，驻留 1cm，以黏膜下 0.5cm 为参考点。若阴道残端阳性或距切缘较近，建议增加驻留长度。

（2）未手术者的二维内照射　正交片定位，以 A 点、B 点为参考点（A 点位于阴道穹窿上方 2cm 沿子宫中轴旁开 2cm 处，是宫颈癌腔内放疗最常用的剂量计算点。A 点同一水平外侧 3cm 处为 B 点，B 点代表闭孔淋巴结），用点剂量来评估直肠、膀胱、宫颈、宫底剂量。目前应用较多的为高剂量率后装，多于外照射开始后 2 周开始，每周 1 ~ 2 次，每次 4 ~ 7Gy，共 4 ~ 7 次。一般来讲，腔内后装放疗加外照射使 A 点剂量达到 75 ~ 80Gy，B 点剂量达到 45 ~ 60Gy。一般直肠、膀胱剂量限制在 A 点的 60% ~ 70% 以下。下 1/3 阴道受累者还需加阴道柱状施源器照射阴道，以黏膜下 0.5 ~ 1.0cm 为参考点，每次 4 ~ 5Gy，每周 1 次，共行 2 ~ 4 次。

（3）未手术者的三维内照射　CT/MRI 定位，勾画靶区（目前较多是参考 ESTRO 推荐，包括宫颈及周围邻近瘤区），对靶区下处方剂量，每次 4 ~ 7Gy，每周 1 ~ 2 次，共 4 ~ 7 次。DVH 评估直肠、膀胱、乙状结肠、小肠、股骨头剂量，并据此优化调整计划。

【疗效及不良反应】

1. 疗效

放疗后可通过妇检、影像学评估疗效，并定期复查（3 ~ 6 个月 1 次），随诊 5 年。Landoni（Lancet，1997 年）、GOG 109/SWOG 8797（Peters，JCO 2000 年，SGO 2004 年）、Rotman RTOG 79 - 20（IAMA 1995 年）、GOG 120（Rose，NEJM 1999 年）等多项研究表明宫颈癌ⅡA 期及以下 5 年生存率达 80% 以上，ⅡB 期可达 60% 以上，Ⅲ期局部控制率能达 50% ~ 60%，生存率能达 25% ~ 50%，即使ⅣA 期局部控制率也能达 30%。

2. 不良反应及处理方法

宫颈癌放射治疗引起的反应分为近期反应和远期反应，以直肠、膀胱反应最明显。放疗反应属放疗中不可避免的，但要避免造成放射损伤。

（1）近期反应　近期反应是指发生在放疗中或放疗后 3 个月内的反应。

①全身反应　乏力、食欲不振、恶心，个别患者有呕吐，白细胞、血小板轻度下降。合并化疗者全身反应较重。反应程度与年龄、全身情况等因素有关。一般对症处理，可继续放疗。

②直肠反应　多发生在放疗开始 2 周后，几乎所有的患者都会有不同程度的反应。

主要表现为里急后重、腹泻、黏液便、大便疼痛、便血，合并痔疮者反应更严重。可嘱患者用高蛋白、富含维生素、易消化的食物，用止泻药物对症治疗。严重者暂停放疗。

③膀胱反应 多发生在放疗开始3周后，表现为尿频、尿急、尿痛，有的患者可能有血尿。抗炎、止血治疗后好转，严重者暂停放疗。

④内照射相关反应 操作过程中出血、疼痛，多数程度不重，若出血较多可用止血药物或纱布填塞。子宫穿孔、宫腔感染发生率低，为进一步减少其发生率及减少由此导致的肠瘘、肠炎发生率，建议操作前行妇科检查、阅片，对疑似穿孔者行B超、CT等影像学检查明确，拔除施源器或减少驻留位置、降低剂量治疗。

（2）远期并发症 患者合并糖尿病、高血压或有盆腔疾病手术史，都可能使远期并发症的发生率增加。

①放射性直肠炎、乙状结肠炎 常发生在放疗后半年至1年，主要症状为腹泻、黏液便、里急后重、便血，有时便秘。少数可出现直肠狭窄，严重者可导致直肠阴道瘘。处理上主要是对症治疗，加用维生素C、维生素E、维生素A，可用止血药物、激素、抗生素保留灌肠，也可用中药治疗，以清热解毒、消炎止痛、收敛止血、益气为主。若出现直肠狭窄、梗阻、瘘管、穿孔，则考虑手术治疗。

②放射性膀胱炎 多发生在放疗后1年左右，主要表现为尿频、尿急、尿血、尿痛。严重者有膀胱阴道瘘。以保守治疗为主，抗炎消炎，止血，药物膀胱冲洗。严重者手术。

③放射性小肠炎 任何原因导致腹、盆腔内小肠固定都可加重小肠的放射损伤，表现为稀便、大便次数增加、黏液便、腹痛，严重者有小肠穿孔、梗阻，需手术治疗。

④盆腔纤维化 大剂量全盆腔照射后可能引起盆腔纤维化，严重者继发输尿管梗阻及淋巴管阻塞，导致肾积水、肾功能障碍、下肢水肿。可用活血化瘀的中药治疗，输尿管狭窄、梗阻者需手术治疗。

⑤阴道狭窄 建议放疗后继续行阴道冲洗半年，间隔2~3天冲洗1次，必要时佩戴阴道模具。建议放疗后3个月开始性生活。

【注意事项】

1. 关于A点剂量推荐

A点剂量推荐是基于传统并已被广泛证实了的剂量分割及低剂量率近距离治疗依据之上的。在这些指南所提供的剂量推荐中，对于外照射剂量分割为1.8~2.0Gy/d，对于近距离治疗A点剂量设定为一个40~70cGy/h的低剂量率（LDR）放疗。所以在应用高剂量率（HDR）放疗时，应依据线性二次方程把HDR A点转化为生物等效的LDR A点剂量。当内外照射联合时，有多种近距离治疗方案可用，最常用的是HDR A 30Gy/5f，被普遍认可为等同于LDR A点40Gy剂量。

2. 术中放疗

术中放疗是指在手术过程中针对高危瘤区或孤立的未切除残余病灶给予单次、精确定位放疗，且把所覆盖的和（或）邻近的正常组织人工移位以减少其受量，尤其适用于照射野内复发的情况。

3. 宫颈癌复发后的治疗

放疗后照射野内复发，可酌情选择盆腔廓清术/再程放疗±化疗，甚至支持治疗等治疗方式。选择再程放疗者需慎重，建议采用调强放疗技术，将前后两程方案融合评估，在正常组织耐受剂量下进行。非野内复发或远处转移，依据复发部位、病灶大小、数目等选择手术切除、放疗、化疗等治疗手段。

4. 关注宫颈癌患者的生活质量

宫颈癌大多疗效好，甚至可以达到治愈，故在治疗同时，还需关注患者长期生存后的生活质量。对于早期宫颈癌，尤其是年轻患者，建议采用卵巢悬吊、调强放疗等方式尽可能保护卵巢功能。在根治性放疗中，注意按期别给量，以降低放射性肠炎、膀胱炎发生率。近距离治疗建议采用宫腔管及穹窿管（或阴道环形施源器）同时置入术，每次重新定位，重新设计治疗计划，以更接近个体化治疗。放疗后定期阴道冲洗，应用阴道模具或阴道扩张器，尽早开始性生活等方式减少阴道狭窄发生率。

第二节 子宫内膜癌

【诊断标准】

1. 临床表现

（1）阴道出血 发生率90%，出血量与病变程度无关。警惕绝经后阴道出血。

（2）阴道排液。

（3）疼痛 宫腔内积血或积液刺激子宫收缩时或宫腔感染时会有下腹痛，压迫或侵及输尿管或盆腔神经丛可出现腰腿痛。

（4）转移症状。

2. 体格检查

（1）妇检 早期可能正常，随病情发展2/3患者可出现不同程度的子宫增大。

（2）全身体检。

3. 病理检查：诊断金标准

（1）刮取活检 敏感性90%～98%，特异性85%。

（2）诊断性刮宫 用于刮取活检不能确诊而又不能除外子宫内膜癌时。

（3）病理类型（表10-2）

表10-2 子宫内膜癌病理类型及病理特点

病理类型	临床病理特点
子宫内膜浆液性乳头状癌	侵袭性生长，归类于高级别肿瘤，与卵巢浆液癌相似，常伴有内膜萎缩和内膜上皮癌。易腹膜播散，多中心，一半以上有淋巴结转移，预后不好
透明细胞癌	归类于高级别肿瘤，老年人多发，常出现盆腔外复发。透明细胞癌合并浆液组分者预后最不好，合并内膜腺癌者预后稍好
黏液癌	与内膜腺癌相似，倾向于分化好
内膜鳞癌	3个诊断标准：无腺癌成分；与宫颈上皮未连接；无宫颈癌倾向。预后不好
移行细胞癌	罕见
混合细胞癌	少见
未分化癌	代表一组异源性肿瘤，预后非常差

①子宫内膜样腺癌　占 90%，分化较好，病程隐匿，25% 有鳞状化生，多与雌激素相关。

②非子宫内膜样腺癌　占 10%，非雌激素依赖性，常发生于有萎缩性子宫内膜的老年女性中。

③分化程度及组织学分级：

G1 高分化：非鳞状或非桑葚状实性生长结构≤5%；

G2 中分化：非鳞状或非桑葚状实性生长结构 6% ~ 50%；

G3 低分化：非鳞状或非桑葚状实性生长结构 >50%。

注：在病理分级中需关注细胞核异型性的重要性，这会导致病理分级与细胞构成级别的不相符，可将病理分级由 1 级提高 1 ~ 2 个级别。浆液性和透明细胞癌均应被考虑为高级别肿瘤。含鳞状分化的腺癌分级时仅需考虑腺体成分，不必考虑鳞状上皮。

4. 影像学检查

盆腔超声（建议经阴道超声）、腹盆 CT、胸片。MRI 可以较好地显示子宫肌层侵犯情况。PET - CT 利于全身肿瘤情况评估。

5. 实验室检查

（1）常规检查　血、尿常规、肝肾功能等。

（2）肿瘤标志物检查　CA125（60% 的患者可出现升高）。

6. 内镜检查

必要时乙状结肠镜检查。

7. 分期（表 10 - 3）

表 10 - 3　FIGO 分期（2010 年）

TNM	FIGO	手术病理发现
Tx		最初肿瘤不能被评估
T0		没有最初肿瘤证据
Tis		原位癌/尚未出现浸润
T1	Ⅰ期	肿瘤局限于子宫体
T1a	Ⅰ A	肿瘤浸润深度 <1/2 肌层
T1b	Ⅰ B	肿瘤浸润深度 >1/2 肌层
T2	Ⅱ期	肿瘤侵犯宫体间质但无宫腔体蔓延 *
T3	Ⅲ期	肿瘤局部和（或）区域扩散 * *
T3a	Ⅲ A	肿瘤侵犯浆膜层和（或）附件
T3b	Ⅲ B	阴道和（或）宫旁受累
N	Ⅲ C	盆腔和（或）腹主动脉旁淋巴结转移
N1	Ⅲ C1	盆腔淋巴结阳性
N2	Ⅲ C2	腹主动脉旁和（或）盆腔淋巴结阳性
	Ⅳ期	肿瘤侵犯膀胱和（或）直肠黏膜，和（或）远处转移
T4	Ⅳ A	肿瘤侵犯膀胱和（或）直肠黏膜
M1	Ⅳ B	远处转移，包括腹腔内淋巴结转移和（或）腹股沟淋巴结转移

注：* 宫颈黏膜腺体受侵应考虑为Ⅰ期，不是Ⅱ期。

　　* * 腹水细胞学阳性需要特别被报告，但不改变分期。

【治疗原则】

治疗原则见表 10-4。

表 10-4 子宫内膜癌治疗原则

分期	治疗策略
ⅠA G1~2 不伴肌层浸润	手术→观察（ⅡA 类）
ⅠA G1~2 伴肌层浸润	不完全手术分期→手术再分期/观察（影像学阴性）/VC±WP（影像学阴性）（ⅡA 类） 完全手术分期→观察/VC/VC±WP（仅用于有高危因素*的 G2，且 WP 为ⅡB 类证据）
ⅠA G3/ⅠB G1~2	不完全手术分期→影像学阴性→WP+VC±C（C 为ⅡB 类） 完全手术分期→观察/VC/VC±WP（仅用于有高危因素的 G2）
ⅠB G3	不完全手术分期→影像学阴性→WP+VC±C（C 为ⅡB 类） 完全手术分期→观察/VC±WP±C（C 仅用于有高危因素时，且为ⅡB 类）
Ⅱ G1	不完全手术分期→影像学阴性→WP+VC±C（C 为ⅡB 类） 完全手术分期→VC±WP（ⅡA 类）
Ⅱ G2~3	不完全手术分期→影像学阴性→WP+VC±C（C 为ⅡB 类） 完全手术分期→VC+WP±C（C 仅用于有高危因素时，且为ⅡB 类）
ⅢA	肿瘤相关区域 RT±C/WP±VC（ⅡA 类）
ⅢB	C+肿瘤相关区域 RT（ⅡA 类）
ⅢC	C+肿瘤相关区域 RT（ⅡC2 应包括腹主动脉旁淋巴引流区）（ⅡA 类）
ⅣA	C±RT（ⅡA 类）
浆液性乳头状腺癌 透明细胞癌	完全手术分割/肿瘤细胞减灭术 C±肿瘤相关区域 RT/WART±VC（Ⅱ类） 若ⅠA 期且不伴肌层浸润，可观察/C/肿瘤相关区域 RT（ⅡA 类）
不能承受手术者	WP+宫腔内放疗（ⅡA 类）

注：①VC=阴道残端腔内放疗，WP=全盆腔放疗，C=化疗，WART=全腹放疗，RT=放疗；

②*高危因素指：年龄>60 岁，淋巴脉管间隙浸润、子宫下 1/3 受累、肿瘤大小；

③上述治疗策略依据 NCCN-2012 年子宫内膜癌章节，Eric K. Hansen 著 Handbook of Evidence-based Radiation Oncology 中子宫内膜癌章节。

【适应证及禁忌证】

1. 放疗适应证

子宫内膜癌治疗以手术为主，尤其是子宫内膜癌分期术，放疗适用于各期子宫内膜癌。

（1）术后辅助治疗　目前应用最广泛。对于多数伴肌层浸润的ⅠA 期均可仅行腔内放疗，Ⅱ期多行盆腔放疗及腔内放疗，Ⅲ~Ⅳ期需根据病情行个体化术后放疗。化疗在子宫内膜癌术后的辅助治疗中也占有相当重要的地位。

（2）不能手术者可行单纯根治性放疗或配合以激素治疗，晚期配合以化疗。治疗前应根据 FIGO 临床分期确定病变程度，MRI 和腔内超声利于评估子宫肌层的受侵程度。依据子宫大小、肿瘤病理和病变扩展情况，决定用单纯腔内放疗或联合外照射治疗。通常对于年龄较大、病变较早期和所有的 G1、G2 浅肌层侵犯病灶，建议用单纯腔内放疗，对于深肌层侵犯、低分化（G3）、肿块型子宫病变和疑有宫外侵犯者要加用外照射。

（3）局部区域复发的处理　复发患者的再治疗受许多因素的影响，如复发时间、以往治疗情况、复发部位等。对于单纯手术后复发者，可给予较高剂量放疗。单独阴道复发者，可行手术切除。放疗尽可能应用内、外照射结合。

（4）全腹放疗 恶性程度高的组织学类型，如浆液性乳头状腺癌。但因副作用大，未广泛应用（3类）。

（5）转移灶的放疗 对于转移淋巴结尽可能行区域照射，对于肺转移、肝转移等可以考虑大分割放疗。

2. 放疗禁忌证

晚期恶病质、大量盆腹腔积液、急性严重感染期间、WBC 或 PLT 过低。

【放疗方法及实施】

1. 外照射

（1）常规技术

①盆腔照射主要用箱式四野（也可采用前后对穿野照射），依据骨性标记定位，建议高能 X 线照射。照射野上界在 $L_4 \sim L_5$ 水平，下界一般在阴道受累远端下 3cm 处（通常在闭孔下缘），外界在真骨盆外 $1.5 \sim 2.0cm$ 处，前界包括了耻骨联合，后界一般在 $S_2 \sim S_3$ 间隙水平（若宫骶韧带受累、子宫后位或肿瘤沿直肠扩展时，后界建议包括整个骶骨），建议 MLC 遮挡部分小肠、膀胱、直肠。放疗 $36 \sim 40Gy$ 后改为前后对穿，并用挡铅或 MLC（推荐宽度 4cm）屏蔽直肠、膀胱。

②扩大野照射包括盆腔及腹主动脉旁淋巴引流区，由于范围较大，必要时可分野照射。照射野上界扩大至 $T_{11} \sim T_{12}$ 间，腹主动脉段外界在椎体外缘各旁开 $1.5 \sim 2.0cm$ 处。注意保护脊髓。

③下 1/3 阴道受侵时照射野包括盆腔及双腹股沟淋巴引流区。照射野下界扩大至股骨小转子下 5cm（结合体表投影），外界扩大至股骨大转子垂直向下，建议后程腹股沟区域可改电子线照射。

④全腹放疗 一般用前后对穿野，上界在右侧膈顶上 1cm，通过透视看膈肌的运动而给予适当的边界。下界在闭孔下缘，将阴道上半部或上 2/3 包括在照射野内。对于ⅢB 期患者，全部阴道均须在照射野内。侧野在腹膜外 1cm 处。注意肾屏蔽，使其受量在 15Gy 以下，注意肝屏蔽，使其受量在 25Gy 以下。全腹照射总剂量 30Gy，每次 $1.2 \sim 1.5Gy$，之后缩野，使腹主动脉区达到 $40 \sim 45Gy$，盆腔达到 $45 \sim 55Gy$。

（2）适形技术/调强技术

①定位 定位前 2 小时口服复方泛影葡胺肠道显影、排大便、建议适当憋尿。体膜固定，建议增强 CT 定位。

②靶区：

GTV：GTVnx（子宫体瘤区及其相邻侵犯部位，如宫颈、附件等）；

　　　GTVnd（淋巴结瘤区）；

CTV：术后盆腔放疗靶区：阴道残端、上段阴道、阴道旁及盆腔淋巴引流区（髂内、闭孔、髂总、部分髂外、骶前）。

未手术者盆腔放疗靶区：宫颈、子宫、双附件、上段阴道，宫旁、阴道旁及盆腔淋巴引流区（髂内、闭孔、髂总、部分髂外、骶前）。

扩大野放疗靶区：盆腔靶区加上腹主动脉旁淋巴引流区。

下 1/3 阴道受侵时靶区：盆腔靶区（包全阴道）加上双腹股沟淋巴引流区。

PTV：在 CTV 基础上外放 8～10mm。

③治疗计划　处方剂量：CTV 45～50Gy（1.8～2Gy/f），GTVnd 60Gy，GTVnx 根据病变部位与周围肠道关系、周围肠道已受照剂量，酌情选择近距离治疗和（或）调强技术补量。

适形技术需注意适时遮挡膀胱、直肠、股骨头，避让脊髓。调强放疗技术较常规、适形技术可以直接在逆向计划前对脊髓、小肠、膀胱、直肠、肝肾、股骨头等危及器官限量，起到明显的保护作用，且可以同步瘤区加量，并利于 GTVnx 补量，在临床上已渐广泛应用。调强计划危及器官限量：脊髓 $0.1cm^3$ < 45Gy，小肠 V_{40} < 40%，膀胱 V_{50} < 50%，直肠 V_{50} < 50%，肝、肾 V_{33} < 33%，股骨头 V_{50} < 5%。

④验证　治疗前采用模拟机正侧位平片，或断层 CT 或 IGRT 验证。

2. 近距离治疗

（1）术后放疗者的内照射　首次内照射前行妇科检查了解残端地形图，选取适合的施源器，尽量选用较大直径的施源器；并口服钡剂透视下观察小肠与残端距离。多采用阴道柱状施源器照射阴道残端，驻留阴道上 1/3 或 1/2（多为3cm），以黏膜下 0.5～1.0cm 为参考点。若阴道残端阳性或距切缘较近或ⅢB 期，建议增加驻留长度，ⅢB 期可考虑全阴道照射。应用高剂量率照射时建议用低剂量分多次，每周 1～2 次，每次 4～6Gy。术后单纯腔内放疗者推荐剂量 30Gy，联合外照射者推荐剂量 10～20Gy。

（2）未手术者的二维内照射　正交片定位，根据子宫大小、形状选择施源器，根据子宫壁厚度确定参考点（多为施源器旁 1～2cm），用点剂量评估直肠、膀胱、宫颈、宫底剂量。目前应用较多的为高剂量率后装，每周 1～2 次，每次 4～7Gy，共 4～7 次。一般直肠最高剂量水平不超过 A 点的 60%，膀胱三角区的位置受膀胱充盈程度影响大，要注意控制整个疗程膀胱受到的总剂量在其耐受水平。宫颈受累者需适当行以 A 点为参考点的腔内放疗，阴道受累者还需加阴道柱状施源器照射阴道，以黏膜下 0.5～1.0cm 为参考点，每次 4～5Gy，每周 1 次，共行 2～4 次。

【疗效及不良反应】

1. 疗效

放疗后可通过妇科检查、影像学检查评估疗效，并定期复查（3～6 个月 1 次），随诊 5 年。Kim Huang 和 I Chow Hsu 2007 年总结指出子宫内膜癌 5 年生存率ⅠA 期 88%～91% 以上，ⅠB 期为 81%，ⅡA 期为 77%，ⅡB 期为 67%，ⅢA 期为 60%，ⅢB 期为 41%，ⅢC 期为 32%，ⅣA 期为 5%。

2. 不良反应及处理方法

子宫内膜癌的放疗不良反应与宫颈癌类似，详情可参见宫颈癌章节。

第三节　子宫肉瘤

子宫肉瘤少见，占侵袭性子宫恶性肿瘤的 4%～9%。中位发病年龄 40～60 岁。多以血行转移为主，常见肺、肝转移。临床表现无特殊性，主要有月经不规律、白带增多、绝经后阴道出血、腹部肿块等，以及相应转移部位的转移症状。病理诊断为金标准。

【病理和分期】

1. 子宫肉瘤病理分类

（1）子宫内膜间质肉瘤　恶性度低，5 年生存率 80% 以上，多为激素依赖性，首选手术，可用内分泌治疗。

（2）子宫平滑肌肉瘤　恶性度高，占子宫肉瘤 1/3，PET 难以区分其良恶性，多为病理意外发现，易肺转移，淋巴转移率约 5%。首选手术。

（3）混合间质肉瘤。

（4）混合性上皮和间质肿瘤　包括腺肉瘤和癌肉瘤。腺肉瘤低度恶性，可仅行全子宫双侧附件切除术。癌肉瘤又称恶性混杂苗勒管来源肿瘤，高度恶性，淋巴结转移率高，首选手术。

2. 病理分级

据有丝分裂数分为高级别、低级别，级别越高，恶性度越高。

3. 分期（FIGO，2009 年）

（1）子宫平滑肌肉瘤

Ⅰ期：肿瘤局限于子宫；

ⅠA 期：肿瘤 ≤5cm；

ⅠB 期：肿瘤 >5cm。

Ⅱ期：肿瘤扩散至盆腔；

ⅡA 期：侵犯附件；

ⅡB 期：侵犯子宫外其他盆腔组织。

Ⅲ期：肿瘤扩散至腹腔；

ⅢA 期：一处受累；

ⅢB 期：一处以上受累；

ⅢC 期：盆腔和（或）腹主动脉周围淋巴结转移。

Ⅳ期：侵犯膀胱和（或）直肠黏膜，或远处转移；

ⅣA 期：侵犯膀胱和（或）直肠黏膜；

ⅣB 期：远处转移。

（2）子宫内膜间质肉瘤和腺肉瘤分期

Ⅰ期：肿瘤局限于子宫；

ⅠA 期：肿瘤局限于子宫内膜、宫颈内膜；

ⅠB 期：肿瘤肌层浸润深度 <1/2；

ⅠC 期：肿瘤肌层浸润深度 ≥1/2。

Ⅱ期：肿瘤扩散至盆腔；

ⅡA 期：侵犯附件；

ⅡB 期：侵犯子宫外其他盆腔组织。

Ⅲ期：肿瘤扩散至腹腔；

ⅢA 期：一处受累；

ⅢB 期：一处以上受累；

ⅢC 期：盆腔或腹主动脉周围淋巴结转移。

Ⅳ期：侵犯膀胱和（或）直肠黏膜，或远处转移；

ⅣA期：侵犯膀胱和（或）肠黏膜；

ⅣB期：远处转移。

（3）癌肉瘤　同子宫内膜癌。

【适应证及禁忌证】

根治性手术或最大可能的手术切除是子宫肉瘤最主要的治疗手段，放疗常作为术后辅助治疗或对某些转移部位（如脑、骨、肺等）的姑息治疗的手段。其中子宫内膜间质肉瘤对放疗相对敏感，建议在内分泌治疗的同时，Ⅱ期~ⅣA期患者可以考虑术后相关区域的辅助放疗，ⅣB期可以行姑息放疗。癌肉瘤因淋巴转移概率较高，建议术后辅助放疗。但是子宫混合性中胚叶肉瘤、子宫平滑肌肉瘤对放疗的敏感性较差。一些回顾性分析指出：术后放疗可以提高局部控制率，但不能提高总生存率。最近的一份Ⅲ期随机研究（Reed NS，2008年）也提示Ⅰ、Ⅱ期子宫平滑肌肉瘤行术后盆腔放疗组较术后观察组未提高总生存率。因此放疗不作为这类子宫内瘤常规辅助治疗手段，但对于复发、转移等特别病例可以尝试。

【放疗方法及实施】

1. 内、外照射结合

术后盆腔放疗采用内、外照射结合，外照射剂量为 50~60Gy 或个体化决定。常规技术用高能 X 线，用盆腔四野或两野照射，照射野的大小根据病变范围、手术情况和患者耐受程度决定。建议有条件者采用调强放疗技术。

2. 肿瘤相关区域放疗

剂量 45~60Gy，因照射区域多与小肠毗邻，故有条件者尽可能采用调强放疗技术。

3. 内照射

多用于术后盆腔放疗的补充，或阴道复发者。可在外照射之后进行，也可以在外照射中穿插进行，一般应用高剂量率后装治疗机阴道残端补量，每周 1~2 次，每次 4~6Gy，共 10~20Gy。若为阴道复发或阴道残端复发，建议外照射后评估病变大小再制定内照射方案。

【疗效及不良反应】

1. 随访

前 2 年每 3 个月复查 1 次，随后每半年至 1 年复查 1 次。除注意原发病灶部位的复查外，还需关注肺、肝是否有远处转移。

2. 不良反应

详见宫颈癌章节。

【注意事项】

1. 分期

FIGO 2010 年分期较既往常用的 FIGO 1988 年分期最大的改变就是把子宫肉瘤单独进行分期。在子宫内膜癌的分期中将原有的ⅠA期和ⅠB期合并，这主要是基于两者生存率相近，但在放疗中Ⅰ期的情况最为复杂，应根据分期、分化程度、是否行完全分期术等因素综合考虑，决定是否行放疗及放疗方式。

2. CA125

CA125 是重要的临床监测指标，在疗效评估、预测复发等方面有较高的敏感性和特异性，且应用便捷。但也可能在腹膜炎症、放疗损伤等情况下出现假性升高，也可能在孤立的阴道转移时表现正常，故还需结合其他检查综合判断。

3. 完全子宫内膜癌分期术

完全子宫内膜癌分期术包括全子宫双侧附件切除术、盆腹腔淋巴结切除术（其中腹主动脉旁淋巴引流区需至少探查至肾血管水平）、腹膜灌洗液的细胞学检查、腹部器官（横膈、肝、网膜、盆腔及小肠腹膜的表面）需仔细检查、触诊，怀疑受侵者还需活检。先前的一些研究（Creasman WT，1987 年；Mariani A，2008 年；Hirahatake K，1997 年）指出有 10% ~ 35% 有腹主动脉旁淋巴结转移的患者并不伴有盆腔淋巴结转移。Todo Y，2010 年的研究证明对于有中、高危复发因素者行盆腹腔淋巴切除术有利于提高生存率，但两项欧洲的随机研究（Kithener H，2009 年；Benedetti Panici P，2008 年）指出早期患者行盆腹腔淋巴切除术并不提高治疗结果。因此，早期子宫内膜癌患者是否需行盆腹腔淋巴切除术目前还存在一定争议，但可以肯定的是全面的子宫内膜癌分期术有利于术后辅助治疗方案的制定，有利于判断预后。

4. 高级别子宫内膜肿瘤

癌肉瘤因侵袭性的组织学特性及较高的宫外病变发生率的特点，无论分期均被归为高级别子宫内膜肿瘤。子宫浆液性乳头状癌因其有沿腹膜、网膜播散的特点，既往的指南中多推荐全腹放疗，但全腹放疗的肠道、血液学反应严重，尤其在化疗后的患者中更为明显，故在临床难以广泛开展。且 Sutton G，2006 年；Wang W，2009 年；Mehta N，2003 年；Murphy KT，2003 年等众多研究中也发现即使全腹放疗后也有较高的腹部复发率，故本次归为 3 类循证医学证据，建议临床酌情开展。一项 GOG 的Ⅲ期临床研究（Wolfson AH，2007 年）表明子宫癌肉瘤行全腹放疗组与顺铂、异环磷酰胺联合化疗组在生存率上无差异。但是术后盆腔放疗能显著减低盆腔复发率进而提高生存率（Reed NS，2008 年；Knocke TH，1999 年；Gerszten K，1998 年；Dusenbery KE，2005 年）。因此，癌肉瘤建议术后盆腔放疗 ± 阴道腔内放疗。

5. 子宫内膜癌复发/转移的治疗

有报道（Jhingran A，2003 年；Lin LL，2005 年）称单纯阴道复发者行放疗仍能获得非常好的局部控制率和 50% ~ 70% 的 5 年生存率，当然，如果同时合并阴道外复发或盆腔淋巴结转移，则预后会差很多。对于照射野内复发，在正常组织耐受的情况下可考虑外照射再程放疗，建议应用 IMRT 技术两程剂量叠加综合评估，慎重进行。但通常情况下受小肠、膀胱、直肠等剂量因素限制实施较困难，建议手术，选择手术 + 术中放疗，内分泌治疗，化疗等其他治疗方式。

6. 关注放疗后患者的阴道狭窄

Ⅰ期、Ⅱ期子宫内膜癌大多预后较好，即使Ⅲ期、ⅣA 期 5 年生存率也较高，且大部分子宫内膜癌术后辅助放疗患者需行腔内放疗，因此有必要关注此类患者的阴道狭窄情况，关注她们长期生活质量。放疗期间和放疗后半年内予以阴道冲洗减少阴道分泌物粘连（每周 2 ~ 3 次），放疗后 1 个月即开始应用阴道模具或阴道扩展器，放疗后 3 个月即可开始性生活。

第四节　卵巢癌

【诊断标准】

1. 生物学行为

卵巢癌最初的播散方式是沿腹膜播散，也常见经卵巢脉管播散至腹主动脉旁淋巴结，经沿阔韧带分布到盆腔的下腹和髂外淋巴结，有时也会经圆韧带发生在腹股沟淋巴结处、经横膈播散至胸膜腔。通过输卵管沿腹膜播散至子宫体和对侧卵巢。肿瘤能黏附在腹膜表面的任何地方，聚集成块的肿瘤细胞能渗透进所有的腹部器官，网膜、宫体、小肠、肝、胰腺、脾、肾上腺上的肿块导致疾病进展出现肿瘤相关的腹水。腹外播散并不常见。

2. 临床表现

（1）常见肿瘤相关表现　下腹肿块、下腹不适/疼痛、腹胀、大便习惯的改变、早饱、消化不良、胸腹腔积液所致表现等。

（2）合并症　因肿瘤扭转、破裂、出血、感染等导致的急腹症症状。

（3）Leser – Trelat 表现　皮脂丰富区突发的角化，发生率不高，为卵巢癌的先兆表现。

（4）副瘤综合征　表现多种多样，与卵巢癌伴发。

3. 体格检查

（1）妇检　注意邻近器官有无受累。

（2）全身体检　除一般系统查体外，强调全身浅表淋巴结触诊，尤其是颈部、锁骨上、腹股沟淋巴引流区。

4. 病理检查（诊断金标准）

（1）上皮性肿瘤　最常见，占 80% ~ 90%。包括浆液性囊腺癌、黏液性囊腺癌、子宫内膜样癌、透明细胞癌、移行细胞癌、鳞癌、混合型上皮性肿瘤、未分化和未分类的肿瘤。

（2）生殖细胞肿瘤　不到5%，包括无性细胞瘤、内胚窦瘤、胚胎癌、多胚瘤、绒毛膜癌、畸胎瘤。

（3）性索间质肿瘤　颗粒 – 间质细胞瘤、颗粒细胞瘤、泡膜细胞瘤、纤维瘤 – 纤维肉瘤、硬化性间质肿瘤、睾丸支持细胞 – 间质肿瘤等。

（4）类固醇细胞瘤　间质黄素瘤、睾丸间质细胞瘤。

（5）其他　含生殖细胞和性索间质衍生物的混合肿瘤、未分类的肿瘤、两性胚胎瘤。

5. 影像学及内镜检查

（1）经阴道超声　对附件肿物的判断优于经腹壁超声。

（2）CT　腹、盆腔增强 CT 利于判断腹、盆腔淋巴结转移与否，发现肾盂输尿管积水。胸部 CT 利于判断肺转移、纵隔淋巴结转移与否。对于腹膜、肠系膜或肠道表面转移判断较差。

（3）PET – CT　敏感性85% ~ 90%，特异性95% ~ 100%，利于全身肿瘤状况评估。

（4）肾血流图　了解输尿管梗阻及肾排泄功能，化疗前评估。

（5）上消化道造影/胃镜　适用于贫血伴卵巢肿物的患者，以排除 Krukenberg 肿瘤。

（6）胸片、腹盆腔 B 超　常规检查。

（7）其他内镜　膀胱镜、乙状结肠镜。

6. 实验室检查

（1）常规检查　血常规、尿常规、肝肾功能等。

（2）肿瘤标志物检查：

①CA125　最常用，85% 的上皮来源的卵巢癌中有升高。绝经前妇女可因怀孕、子宫内膜异位症、良性囊肿、月经来潮、放疗、肝硬化、其他癌症出现假阳性升高；绝经后妇女若 CA125 >65U/ml 则有 97% 的敏感性和 80% 的特异性。

②CEA　58% 的 III 期卵巢癌中可出现升高。

③其他　AFP 是卵巢内胚窦瘤良好的肿瘤标志物。CA19 - 9 在黏液性腺癌中常有升高。HCG 是含绒癌成分的生殖细胞瘤的标志物。

7. 分期（FIGO，2009 年）

I 期：生长局限于卵巢内；

I a 期：生长局限于一侧卵巢，没有含恶性细胞的腹水，卵巢外表面没有肿瘤，包膜完整；

I b 期：生长局限于两侧卵巢，没有含恶性细胞的腹水，卵巢外表面没有肿瘤，包膜完整；

I c 期：类似于 I a 或 I b，但一侧或两侧卵巢的表面有肿瘤，或伴包膜破裂，或腹水含恶性细胞，或腹膜冲洗液阳性。

II 期：生长超出一侧或两侧卵巢向盆腔扩展 II a 延伸和（或）转移至子宫和（或）输卵管 II b 扩展至其他盆腔组织；

II c 期：类似于 II a 或 II b，但超出一侧或两侧卵巢的表面，或腹水中含恶性细胞，或腹膜冲洗液阳性。

III 期：肿瘤超出一侧或两侧卵巢，且组织学证实存在盆腔外的腹膜种植和（或）腹膜后或腹股沟淋巴结阳性，浅表的肝转移相当于 III 期，肿瘤局限于真骨盆，但伴扩展至小肠或网膜且经组织学证实；

III a 期：肿瘤绝对局限在真骨盆，且淋巴结阴性，但存在经组织学证实的腹腔内腹膜表面的微小种植，或经组织学证实的扩展至小肠或肠系膜；

III b 期：一侧或两侧卵巢有组织学证实的种植，腹腔腹膜表面的腹膜转移灶直径不超过 2cm，淋巴结阴性；

III c 期：腹膜转移直径超过 2cm 和（或）腹膜后或腹股沟淋巴结阳性。

IV 期：肿瘤超出一侧或两侧卵巢伴远处转移。如果有胸腔积液，必须细胞学阳性才能归为 IV 期，肝实质的转移相当于 IV 期。

注：此分期还适用于原发腹膜癌、恶性颗粒细胞瘤、恶性性索间质肿瘤、癌肉瘤（恶性混合性苗勒管来源肿瘤）。

【治疗原则】

治疗原则见表 10 – 5。

表 10 – 5 卵巢癌治疗原则

分期	治疗策略
IA/IB G1	完全手术分期→观察 *（ⅡA 类）
IA/IB G2	完全手术分期→观察 */C（紫杉醇/卡铂）3～6 程（ⅡA 类）
IA/IB G3 IC	完全手术分期→C（紫杉醇/卡铂）3～6 程（ⅡA 类）
Ⅱ Ⅲ	肿瘤细胞减灭术→C（紫杉醇/卡铂）6～8 程（Ⅰ类）/腹腔 C（对于病灶 <1cm 的Ⅱ期ⅡA类，对于Ⅲ期Ⅰ类）/WART（如果不能行化疗/残留病灶 <2cm，Ⅲ类）→①如果 CR：观察 */临床试验入组/巩固 C（紫杉醇，ⅡB 类）/WART（Ⅲ类）②如果部分残留：见盆腹腔复发治疗
Ⅳ	肿瘤细胞减灭术→各种姑息治疗（ⅡA 类）
盆腹腔复发治疗	①CR <6 个月 **：影像学/临床复发→考虑再程肿瘤细胞减灭术→C（含铂方案Ⅰ类；其他方案ⅡA 类）/临床试验（ⅡA 类）/RT（局部姑息，ⅡA 类）/靶向治疗（贝伐单抗ⅡA 类）仅 CA125 升高→推迟治疗至临床复发（ⅡA 类）/临床试验（ⅡA 类）/C（ⅡB 类）/靶向治疗（ⅡB 类）②CR >6 个月 **：临床试验（ⅡA 类）/C（ⅡA 类）/靶向治疗（ⅡA 类）/RT（局部姑息，ⅡA 类）

注：①C = 化疗，RT = 放疗，WART = 全腹放疗，cr = 完全缓解；

②*：前 2 年每 2～4 个月复查，后 3 年每 3～6 个月复查；

③**：指距末次化疗后时间。

【适应证及禁忌证】

手术和化疗是卵巢癌的主要治疗手段，放射治疗是辅助治疗。卵巢无性细胞瘤和颗粒细胞瘤，由于其对放疗敏感，术后可给予放射治疗。上皮性卵巢癌，由于对射线的敏感性差，且易较广泛侵犯腹、盆腔，一般在肿瘤缩小到较小直径时才放疗，或肿瘤化疗效果不佳时辅助治疗。对于Ⅱ期、Ⅲ期，可以酌情考虑全腹放疗。另外，局部姑息放疗在盆腹腔复发的卵巢癌中有广泛应用。

【放疗方法及实施】

1. 全腹放疗

一般用前后对穿野，上界在右侧膈顶上 1cm，通过透视看膈肌的运动而给予适当的边界，下界在闭孔下缘，侧野在腹膜外 1cm 处。注意肾屏蔽，使其受量在 15Gy 以下，注意肝屏蔽，使其受量在 25Gy 以下。全腹照射总剂量 30Gy，每次 1.2～1.5Gy，之后缩野，使腹主动脉区达到 40～45Gy，盆腔达到 45～55Gy。近年来也有应用调强放疗技术，特别是旋转调强技术完成全腹放疗的报道，其精确性和对肝肾等危及器官的保护更好。

2. 局部放疗

局部小野照射：主要针对手术及化疗后残存病灶的放疗，可根据手术记录、CT 或 MRI 甚至 PET 检查确定照射范围。建议调强放疗技术，更好地保护小肠、膀胱、直肠等危及器官，多给予 45～60Gy 剂量。调强/三维适形技术实施细则，如定位、危及器官剂量限制、验证等参见宫颈癌章节。

3. 腔内放疗

主要用于阴道残端残留或复发，只能限于腔内照射能达到的范围，一般需要配合外照射进行。

【疗效及不良反应】

1. 疗效

卵巢癌5年生存率：Ⅰ期达80%以上，Ⅱ期可达60%以上，Ⅲ期为25%以上（其中30%~50%为无病灶或小病灶生存者，10%以上为带大肿块生存者），Ⅳ期为5%~15%。

2. 不良反应及处理方法

参见宫颈癌章节。

【注意事项】

1. 全腹放疗

Dembo，1985年随机分组比较了全腹放疗组和"盆腔放疗±苯丁酸氮芥"，结果全腹放疗能将5年生存率从51%提高至78%。但随着化疗的发展，Chaiara，1994年随机分组再次比较了全腹放疗和化疗的疗效，两组在5年无病缓解率、生存率上无统计学差异，且全腹放疗组趋于更差的结果，此次化疗组选用的是顺铂/环磷酰胺。因此，在能有较多化疗方案选择的今天，全腹放疗并不作为首选的辅助治疗。那么，对于化疗后的巩固治疗，全腹放疗的作用得到了欧洲和少量美国试验的支持，但仍需要更多数据评估。Fyles，1992年总结598名全腹放疗结果的数据表明其急性上消化道反应达60%、急性下消化道反应达70%以上，急性血液学毒性达11%；有23%的患者因血液学毒性而中断治疗；晚期不良反应也较重，严重小肠梗阻的达4.2%。因此，建议在行全腹放疗前与妇瘤科医生、肿瘤内科医生讨论综合制定。

2. 术中放疗

对于大肿块或复发病灶，可以考虑术中放疗补量。

第五节　阴 道 癌

阴道癌占妇科恶性肿瘤的1%~2%。最常见部位为阴道上1/3后壁。由于HPV感染和其他性传播疾病的增加，近年来发病率有增加趋势。阴道癌的扩散以局部侵犯和淋巴结转移为主，阴道上2/3癌更易出现盆腔淋巴结转移，阴道下1/3癌更易出现腹股沟淋巴结转移。

【诊断标准】

1. 临床表现

阴道出血和异常分泌物。晚期可有压迫症状、转移症状。

2. 体格检查

妇检时注意宫颈、外阴、尿道、肛门情况。仔细检查腹股沟。使用阴道窥具检查时注意在阴道内旋转窥具使阴道后壁暴露更清楚。强调双合诊、三合诊，关注直肠有无受累。

3. 病理检查（诊断金标准）

外阴癌的90%~95%是鳞状细胞癌，其他类型有基底细胞癌、派杰病、汗腺癌、恶性黑色素瘤、前庭大腺癌、尿道旁腺癌等。

4. 其他检查

常规血液生化和尿常规及胸部 X 线检查，盆腔增强 CT 或 MRI 检查对于判断盆腔内淋巴结转移有价值。B 超有利于判断腹股沟淋巴结转移情况。必要时行肠镜和膀胱镜检查。PET – CT 检查有利于评估全身肿瘤情况。

5. 原发阴道癌少见，需与继发性阴道癌相鉴别

（1）肿瘤原发部位于阴道，应除外来自妇女生殖器官或生殖器官外的肿瘤转移至阴道可能。

（2）肿瘤侵犯到宫颈阴道部并达宫颈外口区域应诊断宫颈癌。

（3）肿瘤限于尿道者应诊断尿道癌。

6. 分期（FIGO，1974 年）

0 期：原位癌、上皮内癌；

Ⅰ期：肿瘤局限于阴道壁；

Ⅱ期：肿瘤侵及阴道旁组织，但未达盆壁；

ⅡA 期：肿瘤阴道旁受侵，未到盆壁；

ⅡB 期：肿瘤宫旁受侵，但未达盆壁；

Ⅲ期：肿瘤扩展到盆壁；

Ⅳ期：肿瘤超出真骨盆或侵犯膀胱或直肠黏膜，膀胱黏膜泡样水肿不属于Ⅳ期；

ⅣA 期：肿瘤扩散至邻近器官或转移蔓延至真骨盆以外；

ⅣB 期：肿瘤远处转移。

【治疗原则】

治疗原则见表 10 – 6。

表 10 – 6　阴道癌治疗原则

分期	治疗策略
CIS	WLE/CO$_2$ 激光治疗/5 – FU 外涂→密切随诊→若病变持续不消退，则ⅠC（阴道黏膜剂量达 60～70Gy）
Ⅰ（病灶厚度 < 0.5cm/直径 < 2cm/低级别）	手术（WLE/全阴道切除及重建术）→若切缘阳性/邻近切缘，则术后 RT IC（全阴道照射，阴道黏膜表面剂量达 60～70Gy，参考点位于肿瘤外 0.5cm，剂量可达 60～70Gy，肿瘤及其周围 2cm 区域阴道黏膜剂量可达 80～100Gy）
Ⅰ（病灶厚度 > 0.5cm/直径 > 2cm/高级别）	手术（根治性阴道切除术＋病灶位于上 2/3 阴道的盆腔淋巴清扫术/下 1/3 阴道的腹股沟淋巴清扫术）→若切缘阳性/邻近切缘，则术后 RT WP（45～50Gy，若病灶位于阴道下 1/3，照射野包括腹股沟淋巴引流区，淋巴结瘤区剂量 60Gy）＋ IC（全阴道照射，阴道黏膜表面剂量达 60～70Gy，参考点位于肿瘤外 0.5cm，处方量可达 70～80Gy，肿瘤及其周围 2cm 区域阴道黏膜剂量可达 80～100Gy）
Ⅱ	WP（45～50Gy，若病灶位于阴道下 1/3，照射野包括腹股沟淋巴引流区，淋巴结瘤区剂量 60Gy）＋ IC（全阴道照射，阴道黏膜表面剂量达 60～70Gy，参考点位于肿瘤外 0.5cm，处方量可达 75～85Gy，补量区包括肿瘤及其周围 2cm 区域）
Ⅲ	WP（45～50Gy，若病灶位于阴道下 1/3，照射野包括腹股沟淋巴引流区，淋巴结瘤区剂量 60Gy，宫旁及阴道旁补量）＋ IC（全阴道照射，阴道黏膜表面剂量达 60～70Gy，参考点位于肿瘤外 0.5cm，处方量可达 75～85Gy，补量区包括肿瘤及其周围 2cm 区域，宫旁及阴道旁补量）
Ⅳ	姑息 RT ± 化疗

注：RT = 放疗，WLE = 局部扩大切除术，IC = 腔内放疗，WP = 全盆腔放疗。

【适应证及禁忌证】

（1）原位癌可行单纯腔内放疗，腔内放疗剂量达到60Gy。

（2）Ⅰ期病灶，可单独用腔内放疗或局部手术加放疗，根据病灶大小决定是否加用外照射。

（3）Ⅱ期病灶应当内照射、外照射结合。

（4）Ⅲ期病灶的治疗方法同Ⅲ期宫颈癌，外照射剂量可适当增加，淋巴结瘤区可加量至60Gy。

（5）Ⅳ期以姑息治疗为主。

（6）对阴道透明细胞癌和恶性黑色素瘤以手术为主，辅助放疗。

【放疗方法及实施】

1. 外照射

病灶位于阴道上2/3，外照射方法类似宫颈癌；病灶位于下1/3阴道，则还需包括腹股沟淋巴引流区。外照射剂量为45～50Gy，常规技术20～30Gy时屏蔽直肠、膀胱，同时开始加用阴道内照射。调强放疗技术应用时建议40Gy后再行阴道内照射（详见宫颈癌章节）。

2. 内照射

以阴道内照射为主，若宫颈受累时加以A点为参考点的宫颈区内照射。阴道内照射需先选取适合的施源器，并口服钡剂透视下观察小肠与阴道顶端距离。多采用阴道柱状施源器照射，驻留位置为放疗前妇科检查阴道病变外放2cm处；参考点根据肿瘤侵犯深度、阴道旁病变大小决定，多为黏膜下0.5cm/肿瘤外0.5cm。每周1～2次，每次4～5Gy，共10～20Gy。

【疗效及不良反应】

1. 疗效

阴道癌5年生存率：Ⅰ期为70%～80%，Ⅱ期为40%～60%，Ⅲ期为30%，Ⅳ期＜10%。第1年每3个月复查1次，后2年每4个月复查1次，第3年、第4年每半年复查1次，此后每年复查。

2. 不良反应及处理方法

阴道干燥、萎缩，阴毛减少脱落，阴道狭窄、纤维化（＞50%）；直肠炎、膀胱炎（约40%），膀胱阴道瘘、直肠阴道瘘（约5%），阴道坏死（5%～15%），尿道狭窄（罕见），小肠梗阻（罕见）。建议内照射开始后阴道冲洗，病情控制后尽早佩戴阴道模具或使用阴道扩张器。

第六节　外阴癌

外阴癌较少见，占妇科恶性肿瘤的4%左右。过去发病年龄多在70～80岁，近年来年轻人发病率有所增加。与外阴癌发病相关的因素有肥胖、外阴白斑、外阴发育不良、HPV感染、免疫抑制等。外阴癌的多发部位是大、小阴唇，占75%～80%，其次在阴蒂区和会阴区，5%是多中心。局部侵犯和淋巴结转移是主要的扩散方式。局部侵犯至阴道、尿道、膀胱、直肠等，腹股沟和盆腔是常见的淋巴结转移部位，晚期有血行转移。

【诊断标准】

1. 临床表现

最常见的表现是外阴瘙痒和肿块，其他有外阴疼痛、溃疡。肿物较大时可能引起排尿困难、出血等。腹股沟淋巴结转移时可出现外阴、下肢水肿。

2. 体格检查

注意阴道、宫颈、肛门情况，仔细检查腹股沟。

3. 病理检查（诊断金标准）

外阴癌的 90%～95% 是鳞状细胞癌，其他类型有基底细胞癌、派杰病、汗腺癌、恶性黑色素瘤、前庭大腺癌、尿道旁腺癌等。

4. 其他检查

常规血液生化和尿常规及胸部 X 线检查，盆腔增强 CT 或 MRI 检查对于判断盆腔内淋巴结转移有价值。B 超利于判断腹股沟淋巴结转移情况，必要时行肠镜和腹腔镜检查。PET–CT 检查有利于评估全身肿瘤情况。

5. 分期

FIGO　　　　AJCC

0 期：Tis　原位癌，表皮内癌；

Ⅰ期：　肿瘤局限于外阴和（或）会阴，肿物直径≤2cm，无淋巴结转移；

ⅠA 期：T1a　肿瘤局限于外阴和（或）会阴，肿物直径≤2cm，间质浸润深度 = 1cm，无淋巴结转移；

ⅠB 期：T1b　肿瘤局限于外阴和（或）会阴，肿物直径≤2cm，间质浸润深度 > 1cm，无淋巴结转移；

Ⅱ期：T2　肿瘤局限于外阴和（或）会阴，肿物直径 >2cm，无淋巴结转移；

Ⅲ期：T3　任何肿瘤大小但侵犯下尿道和（或）阴道和（或）肛门，N1 或单侧区域淋巴结转移（腹股沟淋巴结阳性）；

Ⅳ期：

ⅣA 期：T4　肿瘤侵犯上尿道、膀胱黏膜、直肠黏膜；

　　　　　N2　骨盆和（或）双侧区域淋巴结转移；

ⅣB 期：M1　任何远处转移，包括盆腔淋巴结转移。

【治疗原则】

治疗原则见表 10 – 7。

表 10 –7　外阴癌治疗原则

分期	治疗策略
CIS	局部切除/CO$_2$ 激光治疗
ⅠA	WLE→观察/RT（切缘阳性/切缘 <8mm/LVSI/深度 >5mm）若浸润深度 >1mm，建议行腹股沟淋巴结探查
ⅠB Ⅱ	WLE + 同侧/双侧腹股沟淋巴切除术→观察/RT（切缘阳性/切缘 <8mm/LVSI/深度 >5mm） ± 淋巴引流区 RT（腹股沟 ± 盆腔，>1 个 LN 阳性） 术前放化疗 * →手术
Ⅲ	手术→放化疗
ⅣA	术前放化疗→手术

注：①RT = 放疗，WLE = 局部扩大切除术，LVSI = 淋巴脉管间隙浸润，LN = 淋巴结；

　　②* 术前放疗适用于病灶接近阴蒂、尿道或直肠时，放疗剂量 45～50Gy。

【适应证及禁忌证】

（1）外阴癌主要以手术为主，放疗是外阴癌的主要辅助治疗方式，对不能手术和不适宜手术的患者可行放疗。化疗仅可作为较晚期或复发外阴癌患者的综合治疗手段。

（2）术前放疗　对病灶较大、浸润深，累及尿道、肛门的病变，建议行术前放疗，使病变缩小，增加切除机会。

（3）术后放疗　手术边缘未切除干净者可行术后放疗。

（4）未做淋巴结清扫或有盆腔淋巴结转移者需照射腹股沟和盆腔。

（5）姑息放疗　主要用于止痛和缓解压迫。

（6）组织间插植放疗　在有条件的情况下进行。

【放疗方法及实施】

外阴癌的放疗需制定个体化剂量方案，主要考虑病变范围和患者对放疗的耐受程度。常规、三维适形技术腹股沟区应选择直线加速器电子束和低能 X 线混合照射，对外阴浅表病变用适当能量的电子束加补偿物照射，盆腔区选择高能 X 线照射。对亚临床病灶，放疗剂量一般为 50Gy 左右，有残存瘤区剂量一般为 60Gy；若联合内照射，残留病灶处剂量可达 65 ~ 70Gy。调强放疗技术能更好地保护直肠、膀胱、小肠、皮肤、股骨头等，明显减低放疗并发症。

【疗效及不良反应】

1. 疗效

外阴癌 5 年生存率：Ⅰ 期为 96%，Ⅱ 期为 80%，Ⅲ 期为 50%，Ⅳ 期为 20%。第 1 年每 4 个月复查 1 次，后 2 年每半年复查 1 次，此后每年复查 1 次。

2. 不良反应及处理方法

（1）急性反应有阴毛脱落、皮肤色素沉着、黏膜破溃、疼痛、外阴水肿等，建议治疗期间照射区域皮肤沾水、搓洗，可外用薄荷淀粉、三乙醇胺等药物减轻皮肤反应。若行盆腔放疗可有肠道、膀胱等并发症，详见宫颈癌章节。

（2）远期并发症有外阴皮肤萎缩及毛细血管扩张、外阴狭窄、淋巴水肿，逐步出现的阴道狭窄、阴道干燥等。还有 5% 的股骨颈骨折发生率，常与骨质疏松、吸烟相关。

第十一章　骨与软组织肿瘤

第一节　骨　肿　瘤

【诊断标准】

诊断需临床、影像、病理和必要的实验室检查相结合。

1. 临床表现

原发性骨肿瘤临床上少见，恶性骨肿瘤约占全部恶性肿瘤的1%。但恶性骨肿瘤多发生在青少年，往往致残或者致命。最常见的是骨肉瘤、尤文瘤、软骨肉瘤、骨巨细胞瘤、纤维肉瘤、脊索瘤、恶性纤维组织细胞瘤等。其治疗前一般均要有病理学或细胞学的依据。

2. 分期

对所有疑似患者活检后应完成分期。分期检查项目应包括：影像学检查（包括：X线平片、CT、MRI、骨扫描）、血常规、生化（含乳酸脱氢酶、碱性磷酸酶）、相关肿瘤标志物；PET – CT检查能够帮助肿瘤的分期和疗效评估，因此，经济条件允许时可考虑应用。

分期：采用Enneking分期，2009年AJCC（美国癌症联合委员会）对其进行了再次修订，新的分期标准主要是指导治疗尤其是外科手术治疗，同时为辅助治疗提供依据。

原发肿瘤（T）

Tx：原发肿瘤不能评估；

T0：无原发肿瘤的证据；

T1：肿瘤最大直径≤8cm；

T2：肿瘤最大直径 >8cm；

T3：原发骨出现多个肿瘤。

区域淋巴结（N）

Nx：区域淋巴结不能评价；

N0：无区域淋巴结转移；

N1：有区域淋巴结转移。

远处转移（M）

Mx：远处转移不能评估；

M0：无远处转移；

M1：有远处转移；

M1a：肺转移；

M1b：其他远处转移。

组织学分级（G）

Gx：无法分级；

G1：分化良好；

G2：中等分化；

G3：分化差；

G4：分化差或未分化。

分期标准

ⅠA 期	T1	N0	M0	G1，2	低恶
ⅠB 期	T2	N0	M0	G1，2	低恶
ⅡA 期	T1	N0	M0	G3～4	高恶
ⅡB 期	T2	N0	M0	G3～4	高恶
Ⅲ期	T3	N0	M0	G3～4	高恶
ⅣA 期	任何 T	N0	M1a	任何 G	高恶
ⅣB 期	任何 T	N1	任何 M	任何 G	高恶
	任何 T	任何 N	M1b	任何 G	高恶

【治疗原则】

1. 一般原则

根据患者的临床表现、组织学类型、临床分期，骨肿瘤的治疗模式包括肿瘤外科、肿瘤放疗科、肿瘤内科、病理科和影像科医生在内的多学科综合研究后决定治疗模式。

局部肿瘤的治疗可以通过保肢手术或截肢实现，但推荐结合新辅助化疗和放疗的保肢手术治疗。外科手术切缘应该达到阴性，切除范围应当以最大限度减少局部复发的风险，并且最大限度地减少对功能的影响为宜。要特别注意放化疗对儿童成长发育和功能的影响。

研究表明，骨肿瘤对放疗中度敏感，放疗在骨与软组织肿瘤治疗中的作用多为辅助性治疗，除少数病种外，很少单独应用放疗作为根治性治疗手段。依据病理类型、病变部位和程度、临床分期、手术情况、化疗情况等临床情况的不同，骨肿瘤的放射治疗包括术前放疗、术中放疗、术后放疗和单纯放疗模式。

2. 放射治疗方法选择依据

（1）术前放疗　术前放疗的目的是使肿瘤组织出现不同程度的破坏、肿瘤缩小，并使得原不能手术切除的患者，在放疗后肿瘤得以切除。目前研究较多的是高分级骨肿瘤和软组织肿瘤保肢治疗术前放射治疗，据报道，局部复发率仅为4.3%，保肢手术成功率为95%，甚至好于标准的手术加新辅助化疗。研究表明，有计划地进行术前放疗并不增加手术的难度，反而在一定程度上减少了术后放疗的相关并发症的发生，同时，术前放疗可以消灭肿瘤周围的亚临床病灶，使肿瘤缩小，减少手术范围，有利于术后患者器官功能的恢复，另外也可降低局部种植率和手术物理牵拉导致的局部或远处转移，提高了肿瘤完整切除的可能性。术前放疗的剂量一般为（40～50）Gy/（1.8～2.0）Gy，与手术相隔时间2～6周。

（2）术中放疗　术中放疗是主要用于肿瘤部位的局部治疗。目前由于高剂量率近距离后装技术的发展，术中放疗如组织间插植治疗可以对瘤床、残存病灶和肿瘤邻近的区域进行照射，对进行保肢手术的骨与软组织肿瘤的术中放疗可使患者获益。国外的研究表明，软组织肉瘤的术中高剂量率后装治疗的局部控制率可达90%。当然，对术中放疗的并发症要引起注意，常见的并发症是切开感染、伤口不愈合及放射性神经和血管的损伤。

（3）术后放疗　对所有术后怀疑局部有残存或切缘不净的患者都应该进行术后放疗，对某些手术困难的部位如骨盆、脊柱、胸部、头颅等部位术后需要行放疗。以下几种情况也应该行术后放疗：病理性骨折，术前化疗无效，术前影像或细胞学诊断良性病变而进行病灶切除或行髓内针固定但术后病理诊断为恶性肿瘤者。术后放疗不影响肿瘤的分级、分型，不延迟手术时间，不影响伤口愈合，同时术后放疗建立在有病理诊断的基础之上，使放疗能够有针对性和目的性更强。术后放疗应尽早开始，主张在伤口愈合后立即进行，并尽可能根据患者的实际情况给予根治性剂量。

（4）单纯放疗　临床上，很少用单纯放疗来治疗骨原发性恶性肿瘤。一般适用于不能手术、术后复发不能再次手术、姑息术后残留及姑息性治疗患者。一些对放疗相对敏感的肿瘤如尤文肉瘤、骨原发恶性淋巴瘤和骨髓瘤等，可考虑放疗为首选局部治疗手段。据报道，根据肿瘤原发病灶的大小和性质，单纯放疗的5年存活率为25%～40%，局部控制率约为30%。

【放疗方法及实施】

1. 体位固定

根据患者的一般情况和治疗需要通常选取仰卧位、俯卧位、侧位、蛙形位等体位。头颈部肿瘤用热塑面膜固定，体部肿瘤用真空垫、热塑体膜固定，四肢部位的肿瘤也可用支架等定位辅助器材固定体位，激光灯摆位。

2. 定位（靶区）

对于发生在肢体的骨肿瘤，可以用模拟定位机定位，但是推荐采用CT模拟定位，对病灶区进行连续扫描。放疗靶区基于与放疗体位相同的CT图像。使用静脉造影剂以利于更好地勾画靶区。照射野的设置应考虑不贯穿肢体横径，尽可能留出2～3cm条形区不受照射，以利于体液回流，防止病变远端肢体的水肿和紧缩型纤维化及提高患肢的功能，同时，照射野设置时也应考虑到骨与关节的保护，勾画出靶区和周围敏感器官，根据肿瘤的不同病理类型和治疗时机决定放疗范围。

骨肿瘤主要以局部浸润和髓腔蔓延为主，因此放疗不考虑淋巴引流区。

放射治疗的射线一般选择光子射线（X线、$^{60}Co\gamma$线、质子线），应当根据肿瘤的解剖部位和光束角度进行个体化的设定。一般术前和术后放疗常常采用4～6MV或更高能量的光子射线，或与适宜权重的电子线相辅应用，危险的皮下表浅部位或已受侵犯的皮肤表层应有足够的剂量照射。术中放疗常使用$^{192}I\gamma$源。手术残存微小病灶时可采用带有限光筒的高能射线放疗。术中植入放射性粒子也是目前研究的热点，并且取得了相当不错的疗效。调强放疗（IMRT）能够提高肿瘤靶区的治疗剂量和减低周围正常组织的受照剂量。当肿瘤发生在躯干、周围危及器官容易受到高剂量照射时，应考虑应用调强放疗。有研究表明，与三维适形放疗相比，IMRT能够减少周围危及器官剂量达20%，因此能够显著降低并发症的发生并且改善患者的生活质量。

脊椎或椎旁骨与软组织肿瘤如骨肉瘤、尤文瘤、软骨肉瘤、骨巨细胞瘤等由于病变部位近邻脊髓，常规放疗受脊髓最大耐受量的限制，难以达到诸如切缘阳性、肉眼残留或无法手术的肿瘤的根治剂量，此时可选择质子治疗。质子治疗由于其剂量学方面的独特优势，可以给予肿瘤区域或靶区高剂量的同时很好地保护脊髓和周围的邻近重要器官如心脏、肝脏、肾脏、肠道等。有报道，47 例躯干部位的骨肉瘤、软骨肉瘤、骨巨细胞瘤和骨与软骨母细胞肉瘤患者采用兆伏级 X 线和质子混合治疗，结果显示，5 年局部控制率和总生存率：软骨肉瘤为 100% 和 100%，骨巨细胞瘤和骨与软骨母细胞肉瘤为 76% 和 80%，骨肉瘤的 5 年局部控制率为 59%。

剂量限值：没有肿瘤侵犯的承重骨 50% 体积小于 50Gy，50% 股骨头、颈剂量小于 60Gy，50% 任何关节剂量小于 50Gy，肺 V_{20} 小于/等于 37%，肛门和女性外阴剂量小于 30Gy，睾丸剂量小于 3Gy。

3. 治疗计划

（1）骨肉瘤　50%~60% 的骨肉瘤位于股骨远端（膝关节周围），其次为股骨近端，75%~80% 发生在管状长骨的干骺端，发病高峰年龄为 10~20 岁的青少年。其标准治疗是术前化疗、手术、术后化疗。放疗用于手术切缘阳性、切除边缘不够以及无法完整切除或者用于有远处转移患者的姑息性止痛治疗。

单纯放疗仅用于拒绝手术的老年患者以及手术不能切除的部位。射野开始应设大野对病变行全骨照射，近端关节应包括在内，剂量为 40~45Gy，2Gy/次，5 次/周，然后缩野至病灶局部加量至 66~75Gy。姑息性止痛治疗时，放射剂量为 40~50Gy。

骨肉瘤保肢手术前可以进行术前放疗。术前放疗的治疗体积定义为：大体肿瘤靶区（GTV），临床靶区（CTV）为 GTV 轴向外放 1.5cm，纵向外放 5~10cm，不跨过骨骺。计划靶区（PTV）为 CTV 外放 0.5cm。三维适形放疗（3D-CRT）可采用 2 野或 3 野照射，辅以楔形板和组织补偿物。IMRT 可采用 5 野共面照射技术，尽量减少周围正常组织受量。剂量选择为 35Gy，3.5Gy/次或 46~50Gy，2Gy/次，5 次/周。

术后放疗一般在术后 2~4 周进行，照射范围为全部手术区域加手术瘢痕再外放 2cm，剂量应达到 50Gy，应用缩野技术术后残存病灶或者阳性患者切缘需提高剂量至 65~70Gy。

骨肉瘤治疗失败的主要原因为肺转移。为了提高生存率，术后应用辅助性治疗以减少肺转移的发生。辅助性治疗以新辅助化疗为主，但全肺预防照射疗效与化疗接近，且毒性反应小，出现肺转移后转移病灶的数目减少，手术切除的可能性增大，因此骨肉瘤患者原发灶对术前化疗反应不佳者，可首选全肺预防照射，照射剂量 26~30Gy。

（2）软骨肉瘤　软骨肉瘤是起源于软骨细胞的肿瘤，占原发恶性骨肿瘤的 25%~30%，仅次于骨肉瘤和多发性骨髓瘤，好发年龄为中老年，好发部位以股骨近端、肱骨近端和骨盆多见，80% 的软骨肉瘤病理为低至中分化。软骨肉瘤的治疗原则是以手术为主，可根据肿瘤的范围和侵及周围软组织范围、肿瘤部位、分化程度等来决定手术方式。

放疗用于不能切除的肿瘤或者切缘阳性以及复发及高度恶性肿瘤患者，推荐剂量不低于 65Gy。应用 IMRT 或质子治疗颅底软骨肉瘤局部控制率可达 90%。治疗完成后 5 年内，NCCN 指南要求每 3~6 个月行原发部位影像学检查以及胸片检查，以后每年至少 1 次全面检查进行疗效评估。

放疗应用质子线或 IMRT 技术，切缘邻近肿瘤或肿瘤切缘阳性，累及颅底、脊柱或骶骨部位需行放疗。对亚临床病灶，可行 50Gy 放疗，对镜下病灶放射剂量应达 70Gy。放疗时注意对周围危及器官的保护，脊髓和脑干的剂量不能大于 54Gy。

（3）尤文瘤　尤文瘤是发生在青少年的第二常见的恶性骨肿瘤，约 30% 的患者小于 10 岁，另外 5% 的患者大于 20 岁，男性多于女性，常发生在长骨和骨盆，经常侵犯骨干，以下肢多见。尤文瘤的治疗原则是综合治疗，包括多药联合化疗和手术治疗与局部放疗以提高生存率和局部控制率，尽量保全器官功能和减少治疗的并发症。2010 年 NCCN 治疗指南提示在局部治疗之前多药联合化疗至少进行 12~24 周，然后对病变进行再分期决定下一步治疗。

尤文瘤对放射线敏感，放疗可作为治疗首选。尤文瘤单纯放疗局部控制率可达 50%~73%，放疗失败的主要原因是远地转移、肺转移。但由于目前保全功能的手术疗法配合化疗的效果明显优于单纯放疗（有报道局部失败率是手术的 3 倍）以及放疗相关并发症的考虑，放疗在治疗尤文瘤的作用逐渐减低。局部放疗主要用于手术不能切除的肿瘤，如发生在盆腔和椎体的肿瘤；手术切除不彻底、切缘阳性或切缘邻近肿瘤；切缘净但术前化疗后组织病理学提示肿瘤细胞坏死率小于 90% 的患者。

单纯放疗时的范围包括受侵骨全部骨髓腔及肿瘤邻近的软组织，MRI 所见异常为 GTV，外放 1.5~2.0cm 作为 CTV，根据摆位和患者移动情况确定 PTV。剂量为：PTV 45Gy，肉眼可见肿瘤 COG 推荐剂量为 55.8Gy，显微镜下残存病灶为 50.4Gy。原发椎体的肿瘤为 45Gy，1.8Gy/次，每日 1 次。如果肿瘤位于长骨骨骺端或者接近骨骺端时，另一端的干骺板应受到保护而在照射野之外。

术后放疗可以在术后 10~20 天开始。对于发生在肢体的肿瘤，常采用前后对穿野，和其他肿瘤肢体照射一样，要避免全周性照射，以减少四肢水肿和功能障碍。对发生在体部的肿瘤可采用 3D-CRT 或者 IMRT，注意对周围危及器官的保护，儿童椎体照射剂量应该均匀。质子治疗对发生在颅底和骶骨的肿瘤有明显的优越性。

治疗时注意剂量限值：大于 20Gy 可过早地关闭骨骺板；大于 40Gy 可损伤骨髓；骨皮质照射剂量大于或等于 50Gy 时，骨折危险增加，治疗前应向患者及家属告知。

（4）脊索瘤　脊索瘤是起源于胚胎残留脊索组织的恶性肿瘤。50% 发生在骶尾部，35% 发生在颅底斜坡，15% 发生在椎体。一般为单发，发病缓慢。颅底病变好发年龄为 30~40 岁，椎体和骶骨病变好发于 40~70 岁。手术是治疗脊索瘤的主要方法，对无法切除的肿瘤、术后复发、术后残留时应进行放疗。放疗剂量为 50~60Gy。采用光子或质子治疗。目前 ^{125}I 粒子植入在临床上已经取得良好的效果。

（5）骨巨细胞瘤　骨巨细胞瘤好发于女性，一般在骨骺发育成熟之后发病，年龄在 20~40 岁多见。约 3/4 的病变发生在长骨的干骺端，常扩展到关节软骨，仅 3% 发生在椎体。手术是骨巨细胞瘤的主要治疗方法。放疗用于Ⅲ级以上的骨巨细胞瘤的治疗。手术不彻底、不能手术或者术后复发者应行放射治疗。照射范围应包含肿瘤外 2cm，照射剂量为 40~50Gy，单次为 1.8~2Gy。IMRT 能很好地保护周围正常组织和包括骨组织在内的正常器官，因此推荐使用。

4. 验证

物理师完成治疗计划后，主管医师、副主任以上医师评价并确认计划。物理师、医师均需在计划上签字。

首次治疗时，主管医师应与物理师及技师共同参与摆位并进行加速器上的治疗验证，拍摄并留取验证片，保证治疗的准确进行。以后每周拍摄验证片。IMRT 治疗物理师还需行剂量验证。

5. 质量评估

放射治疗实施中，医师每周检查患者，并核查放射治疗单，监测血常规及观察治疗反应，及时对症处理。

6. 操作注意事项

治疗发生在肢体的骨肿瘤时放疗不能贯穿肢体全径，注意补偿物的应用，热点不能在表皮。正常骨组织尽量避免全径照射，配合皮肤防护剂应用能减轻皮肤反应。

每周进行位置和剂量验证。

青少年照射时注意对晶状体、生殖器和骨骺的保护。

胫骨前皮肤血运差，应尽量置于照射野外。

放射治疗开始后可请康复科介入，协助进行功能康复。

【疗效及毒性】

1. 疗效评估

随访时根据病史、体格检查、血液检查、影像检查等对治疗疗效进行评估。由于骨肿瘤常常为综合治疗，建议评估时应用 WHO 评价标准。

2. 毒性作用

（1）急性反应　皮肤及皮下组织的放射性红斑、水肿、干性或湿性放射性皮炎、伤口不愈、感染和坏死、皮瓣脱落、局部感觉异常或者疼痛。发热性嗜中性粒细胞减少症，血液毒性（中性粒细胞减少，贫血）。女性患者一过性的月经不调等。

（2）晚期反应　皮肤和软组织纤维化或溃疡、血管损伤引起的症状、外周神经损伤和部分功能的丧失、放射性骨髓炎、异常骨或软组织增生、照射后的骨组织持续性脆弱导致易发骨折、关节功能障碍和淋巴水肿、皮肤变色或毛细血管扩张、放射性骨坏死。大于 60Gy 照射时有可能诱发骨肉瘤。

（3）少见的毒性反应　有肾毒性、耳毒性、肝毒性、神经毒性；罕见为肾衰、肺水肿。

（4）并发症的发生率为 10%～30%

【随访】

1. 随访时间

治疗后随访的频率和时间还没有可用的随机化数据。国际常用的随访方案一般是：疗效随访开始时间从放疗结束后开始，首次放疗后 1 个月，此后每 6 周～3 个月随访 1 次（2 年内）；第 3～4 年每 2～4 个月全身评价 1 次；第 5～10 年，每 6 个月随访一次；之后每 6～12 个月随访 1 次。骨肿瘤的晚期转移灶可能在诊断 10 年后出现，目前还没有一个广泛接受的随访终止点，但可以考虑患者死亡为终止点。推荐在 4 年内每 4 个月做 1 次原发灶的 X 线片。

2. 随访项目

病史、体格检查、血常规、生化（含乳酸脱氢酶、碱性磷酸酶）、相关肿瘤标志物；ECG、脑增强 CT 或 MR、胸部 CT、腹部 B 超或 CT，骨扫描（间隔 6 个月，如果已做PET，则可不选择），如有条件 PET – CT 可选择。

第二节　软组织肉瘤

软组织肉瘤（soft tissue sarcoma，STS）是来源于间叶组织和周围神经组织的恶性肿瘤，包括起源于黏液、纤维、脂肪、平滑肌、横纹肌、间皮、滑膜、淋巴管、间叶等组织，也包括外周神经组织。

软组织肉瘤发病率在 2/10 万之内，约占成人恶性肿瘤的 0.7%，儿童恶性肿瘤的 6.5%，却占所有癌症相关死亡率的 2%，广泛分布于全身各处，好发于躯干和四肢近心端［四肢（53%）、躯干（26%）、头颈（7%）及腹膜后（1%）］。病理类型以恶性纤维组织细胞瘤最多（35%），其次为滑膜肉瘤（17%）、脂肪肉瘤（16%）、平滑肌肉瘤（12.7%）、纤维肉瘤（5.7%）、恶性神经纤维瘤（3.2%）、透明细胞肉瘤（2.7%）。

【诊断标准】

根据病史和临床表现，软组织肿瘤是不难与非肿瘤性肿块相鉴别的，其诊断要点如下。

1. 临床表现

患者在几周或几个月的时间后才觉察到无痛性进行性增大的肿块，发热、体重下降及一般的不适等全身性症状则少见。临床上较少发生但很重要的肿瘤引起的综合征是低血糖症，常伴发于纤维肉瘤。

2. X 线摄片检查

X 线摄片有助于进一步了解软组织肿瘤的范围、透明度以及其与邻近骨质的关系。如边界清晰，常提示为良性肿瘤；如边界欠清楚并见有钙化，则提示为高度恶性肉瘤，该情况多发生于滑膜肉瘤、横纹肌肉瘤等。

3. 超声显像检查

本法可检查肿瘤的体积范围、包膜边界和瘤体内部肿瘤组织的回声，从而区别良性还是恶性。恶性者体大而边界不清，回声模糊，如横纹肌肉瘤、滑膜肉瘤、恶性纤维组织细胞瘤等。超声检查还能引导做深部肿瘤的针刺吸取细胞学检查。本检查方法确是一种经济、方便而又无损于人体的好方法。

4. CT 检查

由于 CT 具有对软组织肿瘤的密度分辨力和空间分辨力的特点，用来诊断软组织肿瘤也是近年常用的一种方法。

5. MRI 检查

用它诊断软组织肿瘤可以弥补 X 线、CT 的不足，它从纵切面把各种组织的层次同肿瘤的全部范围显示出来，对于腹膜后软组织肿瘤、盆腔向臀部或大腿根部伸展的肿瘤、腘窝部的肿瘤以及肿瘤对骨质或骨髓有侵袭者其图像更为清晰，是制定治疗计划的很好依据。

6. 病理学检查

（1）细胞学检查　是一种简单、快速、准确的病理学检查方法。最适用于以下几种情况：

①已破溃的软组织肿瘤，用涂片或刮片的采集方法取得细胞，镜检确诊。

②软组织肉瘤引起的胸腹水，必须用刚取到的新鲜标本，立即离心沉淀浓集，然后涂片。

③穿刺涂片检查适用于瘤体较大、较深而又拟行放疗或化疗的肿瘤，也适用于转移病灶及复发病灶。

（2）钳取活检　软组织肿瘤已破溃，细胞学涂片又不能确诊时，可做钳取活检。

（3）切取活检　多在手术中采取此法。如较大的肢体肿瘤，需截肢时，在截肢前做切取活检，以便得到确切的病理诊断。肿瘤位于胸、腹或腹膜后时，不能彻底切除，可做切取活检，确诊后采用放疗或化疗。

（4）切除活检　适用体积较小的软组织肿瘤，可连同肿瘤周围部分正常组织整块切除送病理检查。

【治疗原则】

合适、足够的外科手术切缘是防止局部复发的关键，切缘应包括正常组织中的筋膜或肌肉，再切除的复发病例同样要包括足够的切缘。在最大限度切除肿瘤的同时，要尽量保留功能，保肢手术同样可得到良好疗效。假如不适合外科手术治疗，术前可应用化疗或放疗控制病灶，再决定进一步治疗。病理切片要由有经验的病理专家审核报告，尤其是首次病理分类。病理报告应包括标本的上下、左右切缘及基底切缘，诊断困难的肉瘤需要免疫组化及分子生物学诊断。

1. 可切除的原发肿瘤

（1）T1a～1bN0M0 期的肿瘤（表浅、小、低度恶性）可以考虑大于 2～3cm 的切缘，如果有足够的切缘和病理学检查无肿瘤残留，可以不放疗。

（2）T2a～bN0M0 期肿瘤（低度恶性，表浅或深在）推荐肿瘤广泛切除术，<5cm 肿瘤不需术前放射，术后切缘 >3cm，也不必行放射治疗。

（3）Ⅱ～Ⅲ期病例（高度恶性）可以直接行外科广泛切除术，如果肿瘤位于关节部位难以保证切缘者，可以行术前或术后放疗，化疗要根据患者全身情况、病理类型决定。对于低度恶性肉瘤，化疗常不敏感。

2. 可切除肿瘤的辅助治疗

术后是否行辅助治疗常依赖于外科手术切除是否足够，以及病理科医生确定切缘是否仍有肿瘤残留。表浅及中小肿瘤，切缘阴性则不需进一步辅助治疗，如果肿瘤紧邻重要血管、神经结构，易复发，危险性高，则需放疗。如果标本切缘阳性，则建议应再次补充手术，补充手术原则在 1 个月内完成，如超过 3 个月，则宜采取其他治疗方法。如果某些部位手术难以完成根治，或不能保证干净切缘，显微镜下有残留者，也可以考虑补充放疗。

术前放疗剂量可达 50Gy，某些区域肿瘤残瘤者，可用高剂量^{192}Iγ 或粒子内照射，术前放疗易产生切口并发症，有时需整形科修复。手术中发现肿瘤邻血管、神经，难以保证切缘者，应在四周放置银夹标记，以便术后放疗，也可在术中置管，按巴黎系统排列，管距 1cm，要求平直，术后几天内行高剂量^{192}Iγ 内照射，肿瘤剂量为 12～16Gy。术后放疗瘤床剂量为 45～50Gy。还可以根据切缘情况，再考虑增加 10～20Gy

剂量。

【放疗原则】

（1）肢体软组织肉瘤倾向于沿长轴方向扩散，照射野的上、下缘必须远离肿瘤边缘，但不一定要包括受累肌肉的起止端。肿瘤小、分化好的照射野超出病变上、下缘各 5cm，肿瘤大或分化差的则应超出 10cm 或更多。只有在瘤床接近关节时才应考虑照射关节。

（2）肢体软组织肉瘤在早期一般不沿横向扩散，放疗时不必照射肢体的全部周径，至少应留出 2~3cm 宽的正常组织不受照射，这对预防肢体水肿，保持良好的功能是至关重要的。放疗时也应尽力保护部分骨皮质以减少病理性骨折发生。总之，肢体受照射的长度及横径应在充分包括瘤床的前提下尽可能缩小照射范围。

（3）软组织肉瘤区域淋巴结转移率低，仅为 8.4%。因此，不需要常规地对淋巴引流区行预防照射。但横纹肌肉瘤、滑膜肉瘤和上皮样肉瘤淋巴结转移率可达 14%~20%，对这些肿瘤可考虑行淋巴引流区预防性照射。

（4）采用多次缩野技术 初始时用大野照射，剂量达 45~50Gy 及 60Gy 时各缩野 1 次，使高剂量照射局限在原发肿瘤区，总量达 64~70Gy，这可减轻放疗的后期并发症。

（5）照射野的设计要个别对待，按不同解剖部位采用不同照射技术。

（6）选择合适的射线能量 软组织肉瘤易累及肢体浅表组织，不宜用很高能量的 X 线照射。当射线能量高于 6MV X 线时在肢体浅层组织内产生低量区，影响疗效。射线垂直照射时应在手术疤痕处加填充物提高皮肤剂量。

（7）选择合适的时间 – 剂量因子 目前大多数作者仍主张用常规分割方法治疗，每次剂量以 1.8~2.0Gy 为宜，原发病变区总量以 64~70Gy 为宜。

【外照射治疗计划的设计】

（1）首先对照射范围内危险组织的放射耐受性进行仔细评估，尽量应用较小的照射体积。其次要对照射部位进行很好的体位固定，确保照射体位的可重复性。

（2）目前市场上用于体位固定的装置有很多种，如热塑膜、真空垫等，肢体固定重点要固定手、脚、肘、膝的位置。

（3）照射大腿肌肉常用大腿蛙形位，屈曲外旋外翻，保护前部肌肉腔隙，照射中间和后部肌肉腔隙；抬高一侧大腿，可以很好地保护对侧大腿免受照射；对于上肢的病变，常用屈曲外展位，治疗肱三头肌而保护了肱二头肌。放疗中还要固定病灶上下关节，以防止放疗中肢体旋转，然后根据如下原则制定软组织肉瘤外照射的治疗计划。

①根据病变部位、患者特殊情况、需要照射的范围及需要避开的重要组织设计体位固定装置。

②对治疗区域进行 CT 扫描，由于肢体软组织肉瘤放射治疗需要特殊的体位固定，定位 CT 常采用大孔径 CT 机，使扫描范围足够大，以免肢体部分组织落在扫描野以外。

③定义照射靶区，如 GTV、CTV、PTV。照射靶区应在每层 CT 图像上分别勾画，有时要借助磁共振检查确定靶区位置。

④定义重要组织的范围，特别是放射敏感组织的位置。

⑤对靶区内肿瘤/肿瘤细胞的分布情况进行评估，设计一系列靶体积用于治疗中缩

野技术。

⑥选择合适的放射治疗技术，包括设计复杂的照射野，每个射束的入射方向，以及应用楔形滤过板、组织补偿物等技术，使靶区获得好的适形度。

⑦避免将整个关节包括在射野内。

⑧尽量使相邻骨组织在处方剂量线以外，减少骨组织照射剂量，避免晚期病理性骨折的发生。

⑨应用楔形板及组织补偿物降低靶区剂量分布的不均匀性，在 CT 图像上逐层检查照射范围内的剂量分布情况，避免靶区及周围正常组织内出现放射剂量的冷区和热区，使放射剂量均匀分布。

（4）有时原瘤床太大，一个照射野很难包全，这时应分成 2 个或更多的照射野进行照射，此时需注意的是，两照射野之间的衔接向同一个方向每周移动一次，防止热点和冷点的出现。手术瘢痕应给予全量照射，如采用切线照射，瘢痕处不用组织补偿；垂直照射的应给予组织补偿，以提高局部皮肤剂量。

（5）照射肢体时，应至少保留一部分正常组织，以免晚期发生水肿。术前放疗一般采用单野照射或三维适形放疗/调强放疗，对于术后切缘阳性的给予补量照射。

（6）对于头颈部的软组织肉瘤，治疗计划较为复杂，普通治疗较为困难，为了达到较好的治疗效果，通常可以采用三维适形放疗/调强放疗。

【靶区和剂量】

放射治疗的靶区为在近端和远端采用 5cm 边界（术前放疗为 GTV +5cm，术后放疗为手术面 +5cm），在周围采用 2cm 的边界。术前放疗剂量为 50Gy/5 周，3 ~ 5 周行保守性手术。如果切缘阴性，没用预后不良因素，手术中没有发现肿瘤破裂或卫星病灶，对于大部分患者 50Gy 足以保证较高的局部控制率；如果切缘阳性，当伤口愈合后，采用近距离治疗或外照射技术给予瘤床追加 16 ~ 18Gy 照射，总剂量 66 ~ 68Gy；如果肿瘤肉眼残留，采用缩野技术，残留肿瘤追加剂量可达 75Gy。

术后放疗一般在术后 14 ~ 20 天开始进行，这时手术伤口已经愈合。

对于较大的肿瘤要等 3 ~ 4 周后，给予血肿足够的吸收时间。开始的照射野应包括全部手术创面和引流管部位，一般为手术创面近端和远端外放 5cm，周围外放 2cm，给予 50Gy 剂量；然后缩野到瘤床，给予 10 ~ 15Gy 的剂量；如果切缘阳性或肿瘤肉眼残留，再次缩野给予 66 ~ 68Gy 或 75Gy 剂量。对于肢体肿瘤，肢体功能保护很重要，照射范围只能是横断面的一部分，绝对不能全周照射，以保证保留淋巴引流通道。大腿中部较大的肿瘤（ >10cm），由于切除范围很大，即使照射范围只是横断面的一部分，患者可能出现持续的下肢水肿，需要长期应用弹力袜缓解症状。当术后放疗同时合并化疗时，每次照射剂量应从 2Gy 减少到 1.8Gy。阿霉素不应与放疗同时应用，阿霉素应用与放疗应间隔 2 ~ 3 天。术前放疗与化疗同时进行时应适当降低术前放疗剂量。

【效果及预后】

G1 级软组织肉瘤的术前或术后放疗的局部控制率都很高，在 NCI 的一系列研究中显示，外照射可以明显地减少局部复发率，特别是对于切缘阳性的患者（切缘阳性的患者术后观察有 3/4 复发，而放疗组则有 1/10 复发）。但 Sloan - Kettering 癌症中心对术后患者行近距离治疗并不提高局部控制率。低度恶性肉瘤与高度和中度恶性肉瘤不同，很少发生远处转移，所以局部控制好了，患者有可能治愈。对于不可切除的软组织肉瘤有时也是可以治愈的，Cade 等人的早期研究结果显示，单纯放疗可以治愈软组织肉瘤。

虽然软组织肉瘤理想治疗是以手术为主，但对于不能手术切除的患者，高剂量的放疗也可以增加治愈的机会。

【随访】

Ⅰ期病例3~6个月随访复查，持续3年，包括 B 超、常规体检、X 线胸片，可以在6~12个月内检查1次，CT、MRI 检查酌情应用。

高度恶性及复发危险病例，建议治疗后3年内，第1年，每3~4个月体检1次，以后2年中每6个月复查1次 B 超，每年进行 CT 或 MRI 检查。10 年以内，一般复发可能性较小，但仍需长期随访，包括定期 X 线胸片、B 超或 CT 等检查。

第十二章　儿童肿瘤

第一节　全身放射治疗（TBI）规范

加速器和^{60}Co治疗机产生的（4～10MV）X线及γ射线适于白血病等多种疾病在造血干细胞移植前的大剂量全身放疗（TBI），如急性骨髓母细胞白血病（AML）、急性淋巴母细胞白血病（ALL）、慢性骨髓性白血病（CML）、急性非淋巴细胞白血病（AN-LL）、急性淋巴细胞白血病及其他诸如骨髓纤维变性、骨髓发育不良综合征及合并免疫缺损、再生障碍性贫血等病症的治疗。

【照射方式和治疗方案】

1. 照射方式

照射方式需根据患者具体病情和医院所具备条件选取。使用^{60}Co机进行TBI照射时，需要在机头上附加场均整板，加速器则可以免去。单野照射需机架旋转90°，延长源皮距离至3～5m，准直器旋转45°角，射野对角线与患者人体长轴方向一致，形成水平照射。患者可单独采用仰卧或侧卧位形成的一组对穿照射野，也可使用仰、侧卧位相结合形成的几组对穿照射野以达到均匀照射目的。

由于TBI照射时皮肤、皮下组织、肋骨、锁骨及表浅淋巴处于低剂量建成区，需在射线入射方向上紧贴患者身体表面放置能达到一定建成厚度的有机玻璃散射屏以提高剂量。

（1）四野照射方法　患者取仰、侧卧位，组成两对平行对穿照射野。侧卧位照射（AP/PA）时，前野（AP）两手在胸前交叉，用双手屏蔽肺部。仰卧位照射（LR/RL）时，射线分别从患者身体两侧入射，双手置于胸前，用两上臂屏蔽部分肺部受量（图12-1），对头、颈、踝等几何尺寸较小部位，加挡模板或人体组织等效材料制成的米袋等。在两小腿之间用一个填实的圆锥形米袋（锥底直径11～12cm，长40～45cm），大头朝下，对膝至踝之间几何尺寸的变化进行补偿。

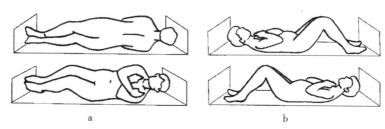

a　　　　　　　　　　　　　　b

图12-1　四野照射方法的体位示意图

（2）双侧位照射方法　患者取仰卧位，射线分别从身体两侧（R/L、L/R）入射形成一对平行对穿的照射野（图12-1b），头、颈及踝等部位由于几何尺寸较小而受量较高则需用模板或等效材料制成的米袋进行屏蔽；对于肺部受量的控制，可使患者双手置于胸前，用两上臂屏蔽其部分受量；在两小腿之间用圆锥形米袋对膝至踝之间几何尺寸的变化进行补偿。该照射方法的特点，一是体位舒适，二是在长时间的照射中体位易于保持不变。

使用加速器进行 TBI，在机头上不做任何均整的条件下，应用双侧位法：一方面，患者取仰卧位时的头颈和踝部相对胸腹横径小，受量较高，但其分别处于接近射野边缘的区域，而该区域则属于低剂量分布区域，这样为获得人体纵轴方向的均匀照射提供互补。另一方面，双侧位法使用自身（上臂）的屏蔽可控制肺部受量从而获得很好的效果。缺点是纵隔亦受量较低，在 TBI 完成后需对其进行补量。

（3）前后两野对穿照射方法　患者取侧卧位，射线分别从前面（A/P）和后面（P/A）入射形成一对平行对穿的照射野，其体位略不同于图 12-1a 所示，两上肢自然下垂置于身体两侧，造成肺部受量较高，这样在照射前，则需定位、测算并使用低熔点铅制作肺挡块对肺部进行屏蔽，但由于治疗时间较长，患者治疗体位不易保持，易引起肺部在皮肤上的轮廓与屏蔽铅的位置产生偏离。

具体的 AP/PA 照射方法：①患者半坐立在一个木制可升降的圆凳上，仅使用前野照射 TBI 总剂量的一部分，照射中用挡铅屏蔽肺部，铅块用高强度两面胶固定在有机玻璃散射屏上。②将患者移至 TBI 治疗床上取侧卧位，使用后野完成与半坐立前野相同剂量的照射，余下剂量仍采用侧卧分前后野等剂量对穿照射。本方法可准确计算肺部受量以防止过量照射和减少放射性肺炎的发生率。使用前后两野照射方法更适于分次 TBI，有条件的医院，使用分次全身照射治疗，其剂量计算和操作要简单得多。

2. 治疗方案

TBI 治疗方案分为单次全身放射治疗（STBI）和分次全身放射治疗（FTBI），后者在国内外被广泛采用，是 TBI 技术发展的方向，FTBI 与 STBI 相比，优势明显，主要体现了放射生物学的特点。在 STBI 照射中，以 7Gy/（次·日）；8Gy/（次·日）；9Gy/（次·日）的照射方案较多，其体中面剂量率要求在 5cGy/min 左右；在 FTBI 照射中，其体中面剂量率在 10~20cGy/min，并以 12Gy 分 3 天照射的方案较多。

吸收剂量的测量与处方剂量的计算：

（1）TBI 患者处方剂量的归一点，定在腹脐水平的体中点，该点剂量的测算，在完全模拟 TBI 照射的条件下，使用 30cm×30cm 的固体水，分别测算出深度为 5~20cm 处的每个 cGy 对应的加速器上剂量监测系统的读数 MU 数值。

（2）TBI 吸收剂量测量与处方剂量计算分为四个步骤。①在标称条件下，对加速器进行剂量刻度。②在第一步工作完成之后马上进行第二步，即在完全模拟 TBI 条件下，测算出模体中不同深度的单位 cGy 对应的加速器上的 MU 数值。③对测量结果进行全散射的修正。④TBI 患者处方剂量 D_W 的计算：$D_W = D_T \times MU/cGy$。式中 D_T 为组织剂量；MU/cGy 为患者腹脐体中点的每个 cGy 对应的 MU 数值。

（3）TBI 照射不同于标准源皮距的常规治疗，在人体中平面处射野面积远大于人体许多，而常规治疗一般射野面积小，周围体模可提供充分的旁散射，因此对 TBI 输出量的确定，需采用全散射系数进行修正，将面积为 30cm×30cm 的固体水模块中测算的结果，经过有关的各种大照射野条件系数修正，转换成全散射条件下 TBI 照射的重要数据。

另外一种对 TBI 输出剂量确定的方法是在测量时尽量模拟实际照射条件，即在所用的固体水模块 30cm × 30cm × 30cm 的两侧摆放长度、厚度与人体组织类似的等效材料，这样做的结果使其更接近于实际。

【肺组织和眼晶体的剂量估算】

1. 肺组织剂量的估算

间质性肺炎发生率与肺组织剂量的关系具有一定的阈值，约为 7.5~8.0Gy，另外与剂量率的大小也有直接关系，尤其是 STBI 治疗，当采用低剂量率时，可有效降低辐射对肺组织的不良反应，肺部剂量主要由未屏蔽时的照射剂量、屏蔽期间的漏射剂量及组织不均匀性的校正系数三部分组成。其计算公式：

$$D_{肺} = \left[(D_{总} - D_{屏}) + D_{漏} \right] \times F_{校正}$$

2. 眼晶体的损伤及剂量估算

白内障是 TBI 患者常见的眼部并发症，与照射总剂量以及剂量率有关。引起白内障的阈值剂量：单次照射剂量为 2Gy；3 周~3 个月分次照射其累积剂量为 4Gy，若总剂量达到 14Gy，则无论照射次数和间隔时间长短，均可导致白内障，眼晶体照射剂量估算的公式：

$$D_{晶体} = D_{AP} + D_{PA}$$
$$D_{AP} = D_{总1/2} \times D_{漏射}/PDD_{半颅}$$
$$D_{PA} = D_{总1/2} \times PDD_{全颅}/PDD_{半颅}$$

【TBI 治疗的质量控制与保证】

作为 TBI 治疗的质量控制与保证，在其照射过程中必须进行实时剂量监测，其目的：①监测加速器和 ^{60}Co 治疗机长时间运行的稳定性。②监测患者照射中各部位受照剂量的准确性和均匀性。电离室只适于使用水模体或固体水对加速器和 ^{60}Co 治疗机的绝对剂量测量，而不适合于全身照射的剂量监测。多通道半导体探头和热释光剂量计 TLD 是 TBI 照射中剂量监测的主要手段，是 TBI 治疗必不可少的质量控制和保证。

在 TBI 照射中，从头至踝的人体体中面的剂量监测（D_M）是通过半导体探头或 TLD 对体表入射量 D_A 和相应出射量 D_P 的实时剂量监测结果，并使用下列公式推算出来的，即对入射和出射剂量的平均值，加以 F_c 的修正：

$$D_M = \left[(D_A + D_P)/2 \right] \times F_c$$

其中，F_c 为修正系数，依赖辐射能量和患者的体厚。

修正系数 F_c 的测算：①将数块均匀的人体组织等效模板（如：固体水）靠紧，立于 TBI 治疗床面上，并把经国家标准实验室比对过的 0.6cm³ 指型电离室插入固体水模板中，在完全模拟 TBI 治疗条件下，即机架旋转 90°，射线呈水平入射；准直器开至最大，并在射线入射方向上距固体水模体表面 10cm 内，放置一定厚有机玻璃散射屏。②调整源至固体水模板中电离室探头中心的距离，即 SAD = 350~400cm。③使用非氧化锌成分的胶带，分别将一对体外（In-Vivo）半导体探头固定在固体水模体的入射和出射的表面，同样，将两个探头的中心均置于射束的中心轴上，并在测量中，总是保持射线入射和出射的模体表面距电离室中心等距离。④启动加速器，出束，依次对叠加不同厚度的模板进行照射，最后测算出不同厚度模板的值 F_c，其计算公式：

$$F_c = 2D_M/(D_A + D_P)$$

对于 TBI 照射中的实时剂量监控，无论采用 TLD 还是半导体探头，只要将其监测到的 D_A 与 D_P 的平均值乘以相应体厚的 F_c 即可推算出该部位体中面的受量及人体长轴方向上的均匀性。

第二节　儿童白血病

白血病是一类造血干细胞的克隆性疾病，克隆中的白血病细胞失去进一步分化成熟的能力而停滞在细胞成熟的不同阶段。在骨髓和其他造血组织中的白血病细胞大量增殖聚集，并浸润其他器官组织，使正常造血受到抑制。根据细胞成熟程度可分为急性和慢性白血病。急性白血病与慢性白血病之比约为 7：1。儿童白血病是儿童最常见的恶性肿瘤，在儿童和青少年恶性肿瘤中占首位，其中以急性淋巴细胞白血病最为多见。

【诊断标准】

1. 临床表现

（1）贫血　贫血往往是首起表现，呈进行性发展，半数患者就诊时已是重度贫血。

（2）发热　半数患者以发热为早期表现。可低热，亦可高达 39～40℃ 以上。白血病本身可以发热，但较高发热提示继发感染，常见部位有口腔、咽峡、肛周等部位。

（3）出血　急性白血病以出血为早期表现的占 40%，以皮肤瘀点、瘀斑、鼻出血等多见。颅内出血也不少见。资料显示急性白血病死于出血者占 62.24%，其中 87% 为颅内出血。

（4）器官和组织浸润的表现　如淋巴结和肝脾肿大，骨关节疼痛，眼球突出、复视、头痛、呕吐，睾丸无痛性肿大等。

2. 实验室检查

（1）血常规　多数患者白细胞增多，最高者可超过 100×10^9/L，血片分类检查原始和（或）幼稚细胞可占到 30%～90%，白血病患者往往存在不同程度的红细胞和血小板下降等血象表现。

（2）骨髓象　多数患者核细胞显著增多，主要是白血病性原始细胞，而中间阶段细胞确如，形成所谓裂孔现象。

3. 诊断

根据临床表现、血象和骨髓象等，白血病诊断一般不难。诊断成立后，应进一步分型。最常见的急性淋巴细胞白血病常分为两型：高危组和标准危险组，具备以下任何一项或多项危险因素者为高危，否则为标准危险：

（1）＜12 个月的婴儿白血病患者。

（2）诊断时已发生中枢神经白血病或者睾丸白血病患者。

（3）＜45 条染色体的低二倍体。

（4）诊断时外周血白细胞计数≥50×10^9/L。

（5）染色体核型为 t（4；11）或 t（9；22）。

（6）泼尼松诱导实验不良效应的患者。

（7）标准危险急性淋巴细胞白血病诱导化疗 6 周期未见缓解者。

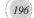

中枢神经系统白血病的诊断：小儿中枢神经系统白血病发病率极高，以急性淋巴细胞白血病最多见，完全缓解 3 个月后急性淋巴细胞白血病上升，2 年后有所下降。通常累及蛛网膜或硬脑膜和脑实质，临床表现主要为头痛、恶心、呕吐等颅内高压症状，脑脊液检查可见颅内压增高，细胞数增多，且可检出原、幼淋巴细胞。

睾丸白血病的诊断：睾丸白血病表现为单侧或者双侧睾丸肿大，可无痛，质地硬，可呈局限性结节或者是弥漫性肿大。缺乏弹性，睾丸透光试验阴性，穿刺或者活检可见到白血病细胞而成立诊断。

【治疗原则】

1. 一般治疗

主要包括防治感染、纠正贫血、控制出血、维持营养等。

2. 化疗

化疗的策略是完全缓解并延长生存，即白血病所有症状、体征消失，血象、骨髓象恢复。常采用作用于不同细胞周期的联合化疗，分为诱导缓解，强化巩固和维持治疗等阶段。

3. 中枢神经系统白血病的治疗

中枢神经系统白血病常为髓外白血病治疗后复发的根源。可以考虑采用甲氨蝶呤或者阿糖胞苷鞘内注射或中枢神经系统放射治疗。

4. 睾丸白血病

因为血 - 睾屏障的原因，药物对睾丸白血病治疗效果不佳，需要行放射治疗，即使一侧睾丸肿大，也需要照射两侧睾丸。

5. 骨髓移植

对于难治性白血病和化疗后估计很可能复发的白血病，都要尽早采取自体或者异体骨髓移植。骨髓移植提高了白血病患者的生存率。

【适应证及禁忌证】

1. 适应证

（1）CNS 未受累的预防性放疗和 CNS 受累或复发后的放射治疗。

（2）脾照射。

（3）睾丸放疗。

（4）骨髓移植前全身放射治疗（TBI）。

2. 禁忌证

（1）全身情况差，不能耐受放疗者。

（2）严重血象下降者。

（3）患者依从性差，不能配合放疗定位。

【放疗方法及实施】

1. 固定定位

对大多数儿童来说，顺利完成定位和后续的治疗难度较大，所以在定位前需要充分与患儿交流，取得其信任，消除其恐惧，对于难以配合以及年龄较小的患儿，需要辅以麻醉。放疗定位时需要采用固定面网提高摆位的可重复性，推荐采用 CT 定位系统定位。

2. 靶区确定

脑部放疗时注意务必充分包括蛛网膜下隙，照射野下界应包括第 2 颈椎下缘水平，眼眶处的前界注意包括视神经。中枢神经系统白血病进行全脑全脊髓放疗时需要控制脑部照射野与脊髓垂直射野衔接处的剂量，需要在衔接处留出 0.5～1.0cm 左右间隙，并且在治疗过程中不断变换此衔接部位（同一方向），以避免脊髓超量照射和欠量照射。

3. 放疗剂量

中枢神经系统（CNS）未受累的预防性放疗放疗剂量为 18Gy/（9～10）f，脊髓则采用鞘内注射化疗的办法。最近的研究提示：在有效全身及鞘内化疗保证下，放疗剂量降低到 12Gy/6f，不会增加 CNS 复发危险。CNS 受累或复发后的放射治疗时，在保证有效化疗同时推荐脑部放疗 18～24Gy/10～12f，脊髓放疗剂量为 10～15Gy。

（1）脾照射　脾肿大多见于慢性白血病，不同于以往的姑息性治疗的观点，目前脾的照射应该更加积极。脾照射往往采用前后对穿的照射野，单次剂量为 0.5～1.0Gy，每天 1 次或一周 2～3 次，视患者血象变化而定。治疗期间密切监测血象，往往需要每周多次验血。最常用的放疗剂量是 4～10Gy，最多不超过 20Gy。单纯的脾区的照射需要 CT 定位，固定技术同其他体部照射固定相同，可以采用固定体模或者负压真空气垫。多采用三维适形放疗计划或调强放疗设计。

（2）睾丸放疗　化学药物难以穿过血-睾屏障。放疗可以进一步控制该处癌细胞，显著降低局部复发率。随着中等剂量以及大剂量化疗的应用，放疗应用于睾丸白血病浸润的情况逐渐减少。对于睾丸复发的患者，（24～26）Gy/（2.5～3.5）周，推荐为标准剂量。一侧睾丸受累，对侧睾丸的活检往往提示双侧病变，需同时放疗。

（3）全身放射治疗　主要应用于白血病等病症患者在造血干细胞移植前的预处理。全身照射靶区包括整个人体，不需要对任何部位进行完全屏蔽，以免漏照。TBI 治疗方案可分为单次 TBI（single TBI，STBI）和多次 TBI（fractional TBI，FTBI）两种治疗形式，后者应用逐渐增多。全身放疗的剂量常采用 2Gy/f，每日 2 次，达 12Gy；MSKCC 的方案是 1.2Gy，每日 3 次，总剂量 13.2Gy。

4. 疗效及不良反应

白血病放射治疗的副作用取决于放疗部位、放疗剂量等，如中枢神经系统照射会发生继发脑肿瘤的发生、内分泌系统疾病、生长发育缺陷、认知功能障碍、神经系统毒性等，脾区照射引起的血象下降，睾丸照射引起的不育，全身照射引起的白内障、肺损伤等在放疗开始时均需予以考虑。

第三节　神经母细胞瘤

神经母细胞瘤（NB）是儿童最常见的原发于颅外的实体肿瘤，发病率在白血病、中枢神经系统肿瘤及淋巴瘤之后位居儿童肿瘤第 4 位，占小儿恶性实体瘤的 10%。确诊时 90%＜10 岁，发病高峰为 2 岁。最常见的部位是肾上腺髓质（约占到 30%～40%），腹部、盆腔的椎旁神经节（25%），胸部 15% 和头颈部 5%。

【诊断标准】

1. 临床表现

临床表现取决于原发肿瘤所在交感神经节的部位以及发生转移部位。最常见是腹部，如肾上腺和脊柱旁。症状最常表现为疼痛，常常由骨转移、肝转移、骨髓转移以及肿瘤局部侵犯引起；肿瘤发生在颈部肿块可以引起 Horner' 征和脊髓压迫；儿茶酚胺增加可以引起潮红、多汗、苍白、头痛、高血压等。

2. 实验室检查

主要包括尿中儿茶酚胺及其代谢产物的水平，主要有高香草酸（HVA）和香草扁桃酸（VMA），90%以上患者尿中 HVA、VMA 有所升高。

3. 影像学检查

影像学检查在辅助诊断、分期及之后的放射治疗等方面起到很大作用。CT 可以获得有关淋巴结转移、肝转移、病变是否可切除等信息。磁共振可以更清晰显示血管、椎管侵犯（哑铃征）、肝脏以及骨髓浸润等。全身骨显像对转移灶的发现有较高敏感性。

NB 最终确诊需要获得病理。无论是原发肿瘤切除、穿刺活检还是转移性淋巴结切取活检，或者是骨髓穿刺活检均可获得。骨髓活检也用于神经母细胞瘤的分期诊断。

4. 分期

目前公认的最低诊断标准至少具备下列之一：

（1）光镜下获肿瘤组织的肯定病理诊断。儿茶酚胺或代谢产物升高，包括多巴胺、高香草酸、香草扁桃酸，被认为升高标准必须是＞3.0 秒/相应年龄平均每毫克肌酸酐，并且至少检测 2 次。

（2）骨髓针吸或环钻活检均获得确定的肿瘤细胞（瘤体或免疫细胞学阳性的细胞簇）及尿、血浆中儿茶酚胺或代谢产物升高。

目前 NB 的分期系统多采用国际神经母细胞瘤分期系统（INSS，1993 年）：

Ⅰ期：肿瘤局限于原发部灶，可被完全切除，有或无微小残留病变，无淋巴结转移。

ⅡA 期、局限性肿瘤不能被完全切除，无典型淋巴结受累。

ⅡB 期、局限性肿瘤可以或不能完全切除，附近淋巴结浸润，对侧淋巴结不受累。

Ⅲ期、不能被完全切除的肿瘤超过中线，伴或不伴邻近淋巴结受累，肿瘤（或）浸润生长或通过累及淋巴结向中线两边扩散，有对侧淋巴结转移。

Ⅳ期、播散性生长肿瘤侵袭远处淋巴结、骨髓、肝、皮肤和（或）其他部位（排除Ⅳs 期）。

Ⅳs 期、肿瘤局限于原发灶，转移局限于皮肤、肝和（或）骨髓（年龄＜1 岁的婴儿，肿瘤细胞＜骨髓有核细胞 10%，^{131}I - MIGB 扫描显示骨髓阴性，否则列为 4 期）。

【治疗原则】

按危险程度将患儿分为低危、中危和高危组，各组治疗原则有所不同。

1. 低危组

低危组治疗常采用单纯手术切除，主要包括所有Ⅰ期（INSS 分期）患者，预后好的无 MYCN 扩增的异倍体Ⅳs 期、能够完全切除的Ⅱ期、Ⅲ期患者。术后辅助性放疗、化疗不被常规推荐。对于部分难以完全切除的Ⅰ期、Ⅱ期或Ⅲ期患者，可以采用新辅助化疗或者放疗使肿瘤缩小，提高手术切除率。

2. 中危组

包括所有ⅡA期、ⅡB期患者，但预后不良、MYCN扩增、年龄大于1岁者除外。这部分患者多数局部进展或是区域淋巴结转移，往往需要联合治疗。手术除了尽可能切除病灶以外还可以起到确立诊断、判断预后、明确分期作用。环磷酰胺、阿霉素、卡铂和依托泊苷是主要采用的化疗药物。对于大于1岁、区域淋巴结转移的患者，术后辅助性放疗可以提高局部控制率和总体生存率。

3. 高危组

主要包括Ⅱ期～Ⅲ期患者当中年龄较大者、或病理提示预后不良者、或MYCN扩增者以及所有Ⅳ期患者（不包括Ⅳs期）。强化化疗方案、全身或局部放疗、骨髓移植是常用的治疗方法。放射治疗在晚期NB治疗中起着很好的缓解骨转移或内脏转移引起疼痛的作用。

【适应证及禁忌证】

1. 适应证

（1）不能手术或术后残留者。

（2）化疗效果差的局限性肿瘤。

（3）骨髓移植前全身照射。

（4）晚期患者的姑息治疗。

2. 禁忌证

（1）全身情况差，不能耐受放疗。

（2）严重血象下降。

（3）患者依从性差，不能配合放疗定位。

【放疗方法及实施】

1. 定位和固定

定位前应该充分与患儿沟通，获得信任，消除恐惧。对于不合作和年龄更小的孩子往往需要麻醉辅助。固定装置需要有便捷、安全、重复性好等特点，如负压真空气垫等。定位过程中需要将熟睡的小孩子捆在定位床上，以免坠落。推荐CT定位。

2. 靶区确定

放疗区域确定一般需要CT或者MR明确。照射野一般包括肿瘤周边2cm范围。无论影像学还是病理证实区域淋巴结存在转移者均应包括在照射野之内。关于淋巴结预防照射尚存在争议。POG研究表明POG分期Ⅲ期NB，区域淋巴结预防放疗有优势。而Halperin研究中不做淋巴结预防照射，只进行肿瘤区的照射，结果显示7例复发的患者当中只有2例位于邻近的淋巴结区域，不建议进行淋巴结区域的预防照射。

3. 布野和治疗计划

前后对穿平行照射是常用的布野方向，这样可以充分覆盖脊柱附近的肿瘤并且可以保证脊柱得到均匀剂量照射。有些肿瘤体积较大，与周围危及器官关系紧密，三维适形放疗和调强放疗可以保证正常组织少受照射。也有报道采用质子放疗可以得到优于光子放疗的效果。

4. 转移灶的放疗

对于 NB 转移灶的放疗，照射的范围应适当扩大。骨转移照射的范围应该比平片显示的范围大；眼眶转移时需要包括整个眼眶；肝转移虽然不需要包括全肝，但应该留出足够的 margin。过于复杂的设计和过长治疗周期对于Ⅳ期患者是没有必要的。但应注意特殊情况，即Ⅳs 期患儿，他们预后往往很好，应该采用精确的治疗尽量保护正常组织。

5. 放疗剂量

NB 标准的放疗剂量仍然存在争议，有研究显示控制肿瘤的放射治疗剂量可能呈现年龄依赖特点。小于 1 岁婴儿 12Gy 的剂量即可，1 ~ 4 岁儿童大约需要 24Gy，而 4 岁以上的儿童即使大于 25Gy 也难以奏效。MSKCC 的研究表明 21Gy 超分割放疗得到了 90% 的 5 年生存率。我们推荐对于镜下残留或者微小病变给予 22 ~ 24Gy 照射，分次剂量可给予 1.5/1.8Gy 或 2Gy，视肿瘤的大小和正常组织受量而定。也可以采用超分割方案，单次量 1.2 ~ 1.5Gy，总量 21Gy 左右。而对于肿瘤负荷较大者应给予更高剂量的照射，美国儿童肿瘤协作组正在进行总量 36Gy 的增量研究。

术中放疗在神经母细胞瘤治疗中也有报道。Haas – Kogan 报道的术中放疗的剂量为 7 ~ 16Gy，局部控制率为 100%。

对于预期寿命不超过 6 ~ 12 个月的患者，可以缩短疗程，降低总量并且采用大分割放疗方式进行。如采用 5 ~ 20Gy，分 1 ~ 5 次完成的分割模式，以利于尽快缓解症状。

6. 疗效及不良反应

（1）早期并发症　急性期反应的发生取决于肿瘤位置和照射野情况的不同。需要注意的一点是急性反应中如黏膜溃疡以及皮肤反应等发生的严重程度会受到是否采用超分割放疗以及是否合并化疗的影响。

（2）晚期并发症　晚期反应的发生取决于放疗部位、放疗剂量以及化疗剂量等。接受放疗时年龄决定着骨骼异常的严重程度。年纪越小越容易受到放疗的影响，化疗的加入会降低放疗耐受性，增加放疗的风险。

第四节　肝母细胞瘤

肝母细胞瘤（hepatoblastoma，HB）是小儿最常见的肝脏原发性恶性肿瘤，在儿童肝脏原发性恶性肿瘤中占 50%~60%，占所有的肝脏肿瘤病变的 25%~45%。多见于婴幼儿，尤以生后 1 ~ 2 年发病最多见，其中 60% 为 <1 岁婴儿，<3 岁者占 85%~90%。男女之比为 3：2 ~ 2：1，男性明显多于女性。东南亚地区的发病率高于欧洲及北美地区。

【诊断标准】

根据患者临床表现、实验室以及影像检查和最终的病理可以明确诊断。

1. 临床表现

HB 多以无意中发现上腹部肿块或体检时发现肝脏占位性病变为首诊，有的出现腹痛、发热，有的出现急腹症，可能提示肿瘤破裂、腹腔积血，也有出现贫血和血小板增多为表现的副癌综合征。

2. 影像学表现

B超、CT、磁共振显像检查确诊率高，其中B超为首选方法，CT与磁共振显像对HB有很好的定性、定位价值，尤其可判断门脉系统受侵情况、肿瘤形态和是否多灶发病等情况。

（1）实验室检查　90%~100%的患儿血清甲胎蛋白明显增高，对本病的诊断有特异性的价值，并与肿瘤的增长呈正相关关系，是临床上作为诊断和手术后随访检测的重要指标。

（2）病理诊断　经典的活检是通过开腹肝脏楔形活检，也有建议B超或CT引导下穿刺的，但由于肝源性肿瘤质脆易出血，该方法受到不少质疑。大多数学者认为可分为两型：上皮细胞型和混合型（同时含有上皮细胞和间叶组织细胞2种成分）。

3. 分期系统

目前仍然没有统一的分期标准，国际上常用的有美国儿童肿瘤研究组（Chidren Cancer Study Group，CCSG）的分期如下。

Ⅰ期：手术完全切除

Ⅰa期：预后良好的组织学分型（纯胎儿型）肝母细胞瘤；

Ⅰb期：预后不良的组织学分型（胚胎型）肝母细胞瘤和肝癌。

Ⅱ期：镜下肿瘤残留

Ⅱa期：肝内肿瘤残留；

Ⅱb期：肝外肿瘤残留。

Ⅲ期：肉眼肿瘤残留或淋巴结受累

Ⅲa期：肿瘤完全切除但有播散肿瘤和（或）有肉眼可见淋巴结残留病变；

Ⅲb期：肉眼可见肿瘤残留、未被完全切除淋巴结受累或手术时肿瘤破裂。

Ⅳ期：远处转移

Ⅳa期：原发肿瘤完全切除；

Ⅳb期：原发肿瘤未完全切除。

【治疗原则】

手术是肝母细胞瘤首选和最有效的治疗手段，只有能够完全切除的肿瘤才有可能治愈，所以要尽可能创造机会手术切除。通常肿瘤不能完全切除与下列因素有关：①巨大肿瘤可能引起大出血。②肝脏左右叶均受累。③肿瘤侵犯肝静脉或下腔静脉。④肝内弥漫性多病灶。由于肝母细胞瘤确诊时大多数肿瘤在10~12cm，在应用新辅助化疗之前，只有30%~50%病例确诊时可以被完整切除，严重影响了疗效。近20年来，由于采取了手术结合化疗，大大提高了疗效和手术切除率。肝母细胞瘤是一种对化疗高度敏感的肿瘤，化疗的有效率达到80%~90%，采用新辅助化疗可以大大提高肿瘤的切除率。新辅助化疗使75%不能手术的患者获得延期手术的机会。由于全身静脉化疗的副作用较大，随着影像学和介入技术的不断发展，越来越多应用肝动脉栓塞化疗（TACE）治疗无法手术切除的肝母细胞瘤，使巨大肿瘤缩小，再进行手术切除。但是在某些病例，尽管采用了术前化疗和（或）TACE，手术仍然无法完全切除肿瘤时，原位肝移植可以使局部肿瘤得到有效控制。但由于供肝来源困难，经费昂贵，所以肝移植有一定的限制。

在北美的一些国家，肝母细胞瘤的标准治疗是完全切除肿瘤之后再予以化疗，如果术中发现肿瘤不能被完全切除，则先进行 1~2 个疗程化疗，待肿瘤缩小后再进行手术切除，再化疗，酌情配合放疗、免疫治疗等综合治疗。

【适应证及禁忌证】

1. 适应证

（1）术前放疗使肿瘤缩小，以利手术。

（2）术后切缘阳性或术后残留者的辅助性放疗。

2. 禁忌证

（1）全身情况差，不能耐受放疗者。

（2）严重血象下降者。

（3）依从性差，不能配合放疗定位者。

【放疗方法和实施】

1. 固定和定位

采用负压真空气垫或固定体模固定患儿以提高治疗的可重复性，但是同其他儿童肿瘤放疗固定过程中遇到的最大难题相同的是小儿难以配合，往往需要反复沟通，取得配合，甚至麻醉后再行固定和定位。推荐 CT 定位，层厚 5mm，扫描范围至少包括膈顶以上至肝脏下缘以下的区域。考虑到呼吸对肝脏运动的影响，有条件的单位在定位时可以尝试采用呼吸门控或者 4DCT 等先进技术。

2. 靶区确定

放射治疗医生应该仔细研究患者影像学资料、手术记录和病理报告，对肿瘤的位置了然于胸后勾画靶区，GTV 主要包括 CT、MR 所见肿瘤区域或术后残留区域，CTV 在 GTV 基础上外放 1~2cm，再放出 0.5~2.5cm 的呼吸边界（依呼吸运动对肝脏位置影响大小而定），最终在此基础上放出 1cm 左右的摆位误差得到 PTV。肝脏、脊髓、胃、小肠等正常组织也应勾画出。

3. 治疗技术

三维适形放疗和调强放疗等精确的治疗技术应该尽量用于治疗，从而尽量减少周围正常组织尤其是正常肝脏少受照射。

4. 放疗剂量

在保证肝脏耐受的前提下，对于术后辅助放疗，如果镜下残存可给予 45Gy，肉眼残存肿瘤可照射 50~60Gy，术前放疗的应用已显著减少，仅用于个别术前化疗后肿瘤缩小不理想的部分患者。对于姑息性全肝照射（20~25）Gy/（2~2.5）周已足够。

5. 治疗验证

电子射野影像系统（EPID）或锥形束 CT（CBCT）验证，以确保治疗准确实施。

【疗效】

早期肝母细胞瘤治疗后预后较好，长期生存率可达 70%~100%，而进展期只有 20%~60%。治疗后复发的患儿不足 1/3 生存超过 3 年。

第五节　肾母细胞瘤

肾母细胞瘤（Wilms 瘤）是小儿最常见的腹部恶性肿瘤，由后肾胚基发展而来，肿瘤由类似肾母细胞的成分组成，患儿多见于5岁以内。左右两侧发病数相近，4%~8%呈双侧性，或同时或相继发生，偶可发生于肾外。肾母细胞瘤常与先天畸形并发，如先天性虹膜缺如、先天性单侧肢体肥大、Beckwith-Wiedermann综合征，泌尿生殖器畸形等。与肾母细胞瘤相关的基因主要有WT1基因（11p13）、WT2基因（11p15）等。

【诊断标准】

1. 临床表现

（1）90%患儿以腹部肿块或局限性膨隆就诊，肿块位于一侧上腹部，表面光滑，硬度中等，无压痛，活动度不大，肿块巨大时可越过中线。约有半数患者仅有腹部肿块这一表现。当肿块迅速增大，同时伴有贫血、高血压、发热以及急腹症表现时，往往提示肿瘤发生囊内出血、自发破裂。在少数情况下，可出现呕吐、食欲减退、甚至体重减轻。约1/3肾母细胞瘤患者可有腹痛，多在腹部钝性外伤后出现。半数患者在诊断时可有镜下血尿，亦可出现肉眼血尿。当肿瘤推挤或侵及邻近器官时，可出现相应的临床症状。

（2）应详细询问病史，包括腹痛类型、治疗史、家族史等。体格检查明确腹部情况和了解有无相关先天性疾患，如有无虹膜症、偏身肥大症、泌尿生殖系统异常等。

（3）常用检查方法 静脉肾盂造影、腹部B超、腹部CT，目前静脉肾盂造影基本被腹部B超代替。肺部是Wilms瘤最好发的转移部位，所以需常规行胸部X线或胸部CT检查。

（4）化验检查 血、尿常规及肝、肾功能，若并发先天畸形，应行染色体检查。

2. 临床分期

根据肿瘤组织分型与预后的关系，NWTS（National Wilms Tumor Study 美国国家肾母细胞瘤研究组）将肾母细胞瘤分为两大类：

（1）组织结构良好型（favorable histology，FH） 无间变的肾母细胞瘤，此型预后良好，包括上皮型、间叶型、胚芽型和混合型。

（2）组织结构不良型（unfavorable histology，UH） 肿瘤细胞具有间变表现，肿瘤细胞核比邻近同类细胞核增大3倍，核染色加深，有多极和分类相，或母细胞的幼稚细胞组成定性团块，以及有多倍体着丝点图像，此型预后差，包括间变型和肾脏透明细胞肉瘤。

根据NWTS-5的分期标准，将肾母细胞瘤分为五期：

（1）Ⅰ期 肿瘤局限于肾内完整切除；肾包膜完整，未被肿瘤穿破或在切除前未行活检（细针穿刺吸取检查不在此限制内）；肾窦血管未受侵，切缘阴性。

（2）Ⅱ期 肿瘤已扩散到肾包膜外，如肾周软组织（肾外血管有浸润或肾静脉内有瘤栓存在），但能完整切除；曾做活体组织检查（不包括细针穿刺针吸活检），或在手术中有瘤组织逸出但局限于肾窝，切缘阴性。

（3）Ⅲ期 术后腹部残留有非血源性肿瘤，并有下列一种或多种情况：

①腹部或盆腔有淋巴结转移。

②腹膜有肿瘤种植、肿瘤穿透腹膜表面、腹膜后有肿瘤种植。

③切除后镜下或肉眼有肿瘤残留。

④由于局部浸润粘连，肿瘤无法被完整切除。

⑤弥漫性腹腔播散，术前或术中肿瘤散落。

⑥肿瘤在不同部位被取出。

（4）Ⅳ期　有血源性转移（如肺、肝、骨和脑）或淋巴结转移至腹盆腔外（如胸腔）。

（5）Ⅴ期　诊断时双侧肾均有肿瘤，每侧按照上述标准分期。

3. 鉴别诊断

肾母细胞瘤需与神经母细胞瘤和腹膜后畸胎瘤鉴别，可做尿儿茶酚胺代谢产物、骨髓涂片穿刺及血清甲胎蛋白检查，有时也要注意与儿童腹腔淋巴瘤鉴别。

【治疗原则】

肾母细胞瘤的治疗包括手术、化疗及放疗。诊断明确后应尽早手术，90% ~95%病例可行手术治疗。不能手术的病例主要是由于肿瘤直接侵犯肝脏和（或）腹膜组织。手术一般采用经腹途径，取患侧上腹部横切口，必要时可过中线，长度以有利于肿瘤取出为宜，切口长度过小容易造成肿瘤破溃。在肾切除前应当充分了解对侧肾脏情况，或进行必要的探查，探查时需要对肾脏的各个方向进行触诊，手术同时常规取腹膜后淋巴结活检。手术时需要注意，在切除肾母细胞瘤的同时，应当尽可能避免术中肿瘤破溃。根据手术确定的病期和组织病理学再确定放疗和化疗的时机。NWTS - 5 推荐的治疗方案见表 12 - 1、表 12 - 2。

表 12 - 1　组织结构良好型（FH）Wilms 肿瘤

危险分组	治疗方案
极低危组	
<2 岁，Ⅰ期，肿瘤重量小于 550g	肾切除术
低危组	
≥等 2 岁，Ⅰ期，肿瘤重量大于等 550g	肾切除术，不放疗，EE4A 方案化疗
Ⅱ期无 1p16q 杂合性丢失	
中危组	
Ⅰ、Ⅱ期合并 1p16q 杂合性丢失	肾切除术，不放疗，DD4A 方案化疗
Ⅲ期无 1p16q 杂合性丢失	肾切除术，放疗，DD4A 方案化疗
Ⅳ期：DD4A 方案化疗 6 周后肺转移灶快速缩小	肾切除术，放疗，DD4A 方案化疗；不做全肺放疗
高危组	
Ⅲ期合并 1p16q 杂合性丢失	肾切除术，放疗，M 方案化疗
Ⅳ期：肺转移灶缩小缓慢和非肺转移	肾切除术，放疗，M 方案化疗，全肺放疗及转移灶放疗

表 12 - 2　组织结构不良型（UH 型）肾肿瘤

危险分组	治疗方案
高危 UH 型肾肿瘤	
Ⅰ ~ Ⅳ期局灶间变型	肾切除术，放疗，DD4A 方案化疗
Ⅰ期浸润间变型	
Ⅰ ~ Ⅲ期肾透明细胞肉瘤	肾切除术，放疗，I 方案化疗
Ⅱ ~ Ⅳ期浸润间变型	
Ⅳ期肾透明细胞肉瘤	肾切除术，放疗，UH1 方案化疗，所有转移灶区放疗
Ⅰ ~ Ⅳ期肾杆状细胞瘤	

①M 方案化疗：长春新碱、放线菌素 D、阿霉素/环磷酰胺、依托泊苷；

②I 方案化疗：交替长春新碱、阿霉素、环磷酰胺/环磷酰胺、依托泊苷；

③UH1 方案：交替长春新碱、阿霉素、环磷酰胺/环磷酰胺、卡铂、依托泊苷。

【适应证】

放疗的重要性体现在有效提高了肿瘤的局部控制率，减少局部复发。关于放疗与手术间隔时间，NWTS-1 的资料显示术后 10 天内放疗能够显著降低复发率，但根据 NWTS-3 和及 NWTS-4 的研究，放疗晚于术后 10 天，未显著影响腹部肿瘤的复发率。

NWTS-5 推荐的放疗适应证及剂量见表 12-3。

表 12-3　放疗适应证及剂量

分期	治疗原则
Ⅰ~Ⅱ期，FH 型；Ⅰ期，UH 型	不需要放疗
Ⅲ~Ⅳ期，FH 型；Ⅱ~Ⅳ期，UH 型	腹部野放疗 DT 10.8Gy/6f，术后残留病灶 >3cm 者加量 10.8Gy/6f
Ⅳ期肺转移	全肺放疗 DT 12Gy/(8~10)f
肝转移	肝放疗 DT 19.8Gy/11f
脑转移	全脑放疗 DT 30.6Gy/20f
骨转移	骨病灶外 3cm，DT 30.6Gy/20f

放疗单次剂量 1.2~1.8Gy。对于复发患者，如既往盆腔剂量≤10.8Gy，<1 岁患儿再放射 12.6~18.0Gy，≥1 岁患儿为 21.6Gy，然后缩野照射术后残留病灶，加量 9Gy。盆腔总量 <1 岁患儿不超过 30.6Gy，≥1 岁患儿不超过 39.5Gy。

【放疗方法及实施】

外照射最好采用 4~6MeV 的 X 线，这样既可保护皮肤又可以满足靶区剂量的均匀性，还可以使邻近器官得到较好的保护。目前认为在高强度化疗配合下，应力求达到缩小放射野范围、尽可能多野照射及减少放射剂量的目的。可充分利用现代放疗技术如 SBRT、IMRT、3DCRT 等。儿童肾母细胞瘤靶区勾画原则和成人一样，照射体积尽可能缩小，但照射野内有椎体时应包括其整个椎体，而且剂量要求均匀，这样可以避免治疗后的不对称发育导致侧弯畸形。

（1）体位固定　需做固定式的模型以保证治疗质量。年龄稍大的儿童经解释及父母配合下可顺利完成照射。对年龄较小或不合作的患儿必要时用镇静剂如水合氯醛、氯胺酮等，用量按个体不同而定，使患儿能入睡并进行治疗。

（2）放射布野　照射野应以包括整个瘤床为目的。若肿瘤位于肾下极，照射野上界应包括肾上极，下界包括肾下极。肿瘤位于右肾时，部分肝脏可包括在照射野内。照射野内界一般过中线，包括整个脊柱和整个腹主动脉旁淋巴结，但需严格保护对侧肾脏。照射野外界要求到达患侧腹壁边缘。

术前或术中发生肿瘤破裂、腹膜种植、巨大肿块的患儿，需行全腹腔照射。射野上至膈肌，下至闭孔下端，应注意保护髋臼和股骨头。全肺照射时上界达锁骨上，下界达 L_1，确保两侧肺上叶和下叶后基底段均在照射野内，两侧肩关节遮挡保护，同时注意保护对侧肾脏。

【疗效及不良反应】

Wilms 瘤 4 年生存率，预后良好组Ⅰ期为 97%，Ⅱ期为 92%，Ⅲ期为 76%，Ⅳ期为

82%；预后不良组，Ⅰ～Ⅲ期为68%，Ⅳ期55%。预后除与肿瘤组织学类型相关外，其他相关因素还包括年龄、淋巴结转移及腹部原发病灶的生长程度。

由射线引起的正常组织损伤，尤其后期损伤会影响患儿存活质量。如发育早期的骨和软组织受到照射，会出现生长阻滞和不对称，因此治疗中应尽量避免重要组织超量照射。放化疗综合治疗时，必须适当降低放疗和化疗的剂量，否则会有不良反应相加。儿童正常组织的放射线耐受剂量见表12-4。

表12-4 儿童正常组织的放射线耐受剂量

组织、器官	儿童耐受剂量（cGy）
骨干骺端	1000～2000
肾	1000～2000
全肺	1200～2000
全脑	3500～4000
脊髓	3000～4000
小肠	2500

1. 早期急性反应

根据不同的照射部位出现相应的放疗反应。

晚期放射性损伤：

（1）脑 脑坏死与智力障碍。

（2）眼 白内障、眼球内陷、睫毛脱落、乱生。

（3）颌骨 发育不全、坏死。

（4）颈部 甲状腺功能低下、继发癌。

（5）脊柱 侧弯、变形。

（6）卵巢 不育。

（7）四肢 发育不全、短缩、变形。

（8）脊髓 放射性脊髓炎。

2. 放疗后继发肿瘤

根据资料表明儿童肿瘤放疗后出现第2个恶性肿瘤为正常儿童发病率的4.64倍，潜伏期15～20年，好发于甲状腺、脑和乳腺。

第六节 视网膜母细胞瘤

视网膜母细胞瘤是儿童最常见的眶内恶性肿瘤，20%～30%为双侧发病，40%为遗传性病例。在新诊断的病例中，约10%有家族史，通常为双侧发病。发现时的平均年龄为2～4岁，很少超过6岁。

【诊断标准】

1. 症状体征

常见白瞳症和斜视，白瞳症俗称"猫眼"，为瞳孔后有特殊的黄白反光，如肿瘤较大或有视网膜剥离，用带闪光灯的相机给患儿照相时，反射回来的光线使照片上的瞳孔呈白色。肿瘤长到一定程度会出现视力减退、眼部疼痛、突眼、眼底出血、视网膜剥离等，眼底镜检查可发现视网膜肿块，呈淡红色或淡白色，伴有新生血管。

2. 辅助检查

（1）视网膜图示和照片，是诊断和描述肿瘤单发或多灶及肿瘤位置最常用的方法。

（2）B 超　对判断肿瘤的位置和大小非常有用。

（3）影像学检查　CT/MRI 检查可明确肿瘤在眼内和眼外的侵犯范围以及中枢神经受侵情况。

（4）不常规行脑脊液、骨髓穿刺和全身骨显像检查，除非有症状或体征提示有眼球外扩散。

3. 分期

目前最常用的分期系统是 Reese – Ellsworth 分期：Ⅰ期预后非常好，其中ⅠA 期为单个肿瘤，直径小于 4 个视盘直径，或肿瘤位于赤道后方；ⅠB 期为多个肿瘤，直径均小于 4 个视盘直径，肿瘤均位于赤道或赤道后方。Ⅱ期预后较好，ⅡA 期为单个肿瘤，直径为 4 ~ 10 个视盘直径，肿瘤位于赤道上或赤道后方；ⅡB 为多个肿瘤，直径为 4 ~ 10 个视盘直径，肿瘤位于赤道上或赤道后方。Ⅲ期预后欠佳，ⅢA 期为任何赤道前方肿瘤，ⅢB 期为单个肿瘤，直径大于 10 个视盘直径，肿瘤位于赤道后方。Ⅳ期预后不好，ⅣA 期为多个肿瘤，部分直径大于 10 个视盘直径，ⅣB 期为任何超过视网膜齿状缘的肿瘤。Ⅴ期预后极差，ⅤA 期为侵犯超过一半视网膜，ⅤB 期为玻璃体种植。

2003 年提出的国际分期（IRC）、AJCC 分期和 SJCRH 分期反映了肿瘤侵犯范围及预后。

【治疗原则】

视网膜母细胞瘤治疗的目的是根治肿瘤，保存视力。

对单眼病变，传统治疗方法为早期摘除患侧眼球，严密监测健侧眼；对于双眼病变，传统方法为摘除病变较严重的眼球，较轻侧应用放射治疗；有些病例双侧病变都较晚，没有保留视力的希望，需摘除双侧眼球。也有人采用对双眼进行放疗，眼球摘除作为放疗失败的挽救手段。随着化疗的发展，对于 Reese – Ellsworth 分期Ⅰ ~ Ⅳ期病例进行诱导化疗可使其降期。常用药物主要包括卡铂、VP – 16、长春新碱。化疗周期多为 6 个，部分患者可以免于眼球摘除，但对于Ⅴ期患者，多数仍需摘除眼球。

（1）眼球摘除术　用于无论单眼、双眼受累，只用在已失明的患眼或其他治疗手段不能保视力的情况，或不适宜保守治疗的复发肿瘤。

（2）眶内容剜除术　用于局部广泛浸润的病变，之后给予放化疗。

（3）外照射　外照射对多发病灶或较大的肿瘤以及有玻璃体种植的病例效果好，对于接近黄斑区或接近视神经乳头的病灶，为了保留视力，可应用外照射。

（4）多药联合方案化疗 + 局部治疗（放射性核素敷贴、激光、冷冻等）　目前可尝试用于除Ⅴ期外的各期肿瘤。

【适应证及禁忌证】

1. 适应证

（1）单纯放疗　多灶性病变及病变接近黄斑区或视神经乳头时，为了保留视力，可行放疗。Ⅲ期以上病变也可采用放疗。如肿瘤已侵犯中枢系统可行全脑全脊髓放疗。

（2）术后放疗　眼球摘除术后，病理提示肿瘤侵犯视神经断端、球外结构时需行术后放疗；眶内容剜除术后需辅以术后放射治疗。

（3）复发肿瘤的放射治疗。

2. 禁忌证

已有全身广泛转移的、有明显恶病质的，均属放疗禁忌证。

【放疗方法及实施】

（1）体位固定　多数患儿年龄较小，需麻醉后进行定位和治疗，可选用热塑膜做成面罩进行体位固定。

（2）放射源　选用高能 X 线或联合应用电子线进行治疗。

（3）照射范围　根据 CT、MRI 显示的肿瘤大小及侵犯范围确定照射野，靶区应包括整个视网膜原基和玻璃体及相应病变侵犯及预防范围。

（4）剂量　单次剂量 1.8~2.0Gy，Ⅰ~Ⅲ期总剂量为 40~45Gy，Ⅳ~Ⅴ期为 45~60Gy。在有效的诱导化疗后可采用 35~40Gy 的总剂量。术后放疗剂量为 35~40Gy。

（5）射野选择　常规放疗采用一前一侧两野照射，Ⅰ期、Ⅱ期应用铅挡晶体，可保存几乎所有患者视力，而Ⅲ期、Ⅳ期、Ⅴ期视力保存率分别为 79%、70% 和 20%。应用三维适形放射治疗，采用侧野、前斜野结合照射可给予靶区较为均一的剂量分布，并可很好地保护晶体和眶骨生发中心。有条件的单位也可应用调强放射治疗。

【疗效及不良反应】

（1）Schlienger 报道了 111 例患者，5 年、10 年、20 年和 30 年生存率分别为 75%、70%、63% 和 55%。Abramson 报道了 63 例 Reese-Ellsworth ⅤB 期患者，首次治疗为外照射，49.2% 患者肿瘤得到了控制，41.3% 复发，12.7% 出现第 2 肿瘤，52.4% 有视觉并发症。1 年和 10 年视力保存率分别为 81.4% 和 53.4%。

（2）放疗可引起第 2 原发肿瘤、白内障、眼眶和面骨发育畸形、视野缺损、泪腺萎缩和角膜炎等并发症。

【操作注意事项】

治疗中尽量减少晶体、角膜受量，如采用前野照射，需撑开眼皮，用胶布固定。要注意避免健侧眼受照。

大多数患儿年龄较小，需行麻醉，氯胺酮可引起眼球水平震颤，如晶体或角膜需要遮挡时不要采用氯胺酮麻醉。

（1）用热塑膜进行体位固定时应在眼球处开窗，以观察设野范围。

（2）侧野要有足够前界，如有铅块遮挡时注意靶区要包括全部视网膜，单前野需包括整个眼球。

第七节　髓母细胞瘤

髓母细胞瘤是儿童常见中枢神经系统肿瘤之一，占 20%，多发生小脑蚓部和小脑半球，占所有后颅凹肿瘤的 40%，男女比例为 2∶1，儿童发生髓母细胞瘤的中位年龄是 5~6 岁。

【诊断标准】

结合临床表现和影像学检查，经手术病理确诊。

1. 临床表现

常见恶心、呕吐，共济失调，头痛，视乳头水肿，脑神经麻痹和乏力。

2. 影像学表现

脑 MRI 可以更好提供解剖信息和肿瘤范围，脊髓 MRI 可以除外脑膜播散。

3. 实验室检查

脑脊液检查瘤细胞除外脑脊液播散。

4. 手术病理

光镜下肿瘤细胞的核质比高，细胞圆形，常见分裂象，也可见凋亡小体。免疫组化用来鉴别胶质和神经元来源肿瘤。

【分期】

1. 采用 Chang – Harisiadis 肿瘤分期系统

T1 期：肿瘤直径 <3cm；

T2 期：肿瘤直径 ≥3cm；

T3a 期：肿瘤 >3cm 伴外侵；

T3b 期：肿瘤 >3cm 伴脑干侵犯；

T4 期：肿瘤 >3cm 外侵超过中脑导水管和（或）超过枕大孔。

M0 期：无蛛网膜下隙或血液系统转移；

M1 期：脑脊液发现肿瘤细胞；

M2 期：颅内原发灶外肿瘤；

M3 期：脊髓蛛网膜下隙可见结节样种植；

M4 期：脑脊髓外转移。

2. 最大程度安全切除术后危险度分组

（1）标准危险组　年龄 ≥3 岁和 M0 或术后 MRI 上 <1.5cm^2 肿瘤残留。

（2）高危组　年龄 <3 岁或 M1 ~ 4 期，或术后 MRI 上 >1.5cm^2 肿瘤残留。

【治疗原则】

脑水肿和颅内高压患儿，术前给予激素和脑室 – 腹腔分流处理。手术全切仍是髓母细胞瘤的首选治疗，术后给予放化疗，根据危险分组如下。

（1）标准危险组　术后全中枢放疗 23.4Gy（单次量 1.8Gy）加上后颅凹补量到 54Gy，同步每周 1 次 VCR 化疗（1.5mg/m^2），同步放化疗后 6 周开始 PCV 方案化疗。

（2）高危组　术后全中枢放疗 36 ~ 39Gy（单次量 1.8Gy），整个后颅凹和大于 1cm 转移灶补量到 54Gy，同步每周 1 次 VCR 化疗（1.5mg/m^2），同步放疗化疗后 6 周开始 PCV 方案化疗。

（3）<3 岁婴儿　术后高强度化疗，放疗用于挽救治疗。

【适应证及禁忌证】

1. 适应证

所有 ≥3 岁患儿，术后均需放疗。

2. 禁忌证

（1）全身情况差，不能耐受放疗。

（2）严重血象下降。

（3）患者依从性差，不能配合放疗定位。

【放疗方法和实施】

1. 固定

全中枢照射采用俯卧位或仰卧位，俯卧位采用俯卧头架和面网固定头部。仰卧位采用头颈肩面网固定。后颅凹照射可以采用俯卧位或仰卧位面罩固定。

2. 定位

推荐 CT 定位，层厚 5mm，扫描范围从头顶扫描到骶骨下缘。

3. 传统照射野

包括：全脑野、脊髓野、后颅凹补量野。

（1）全脑野 除脑组织外向前应包括整个额窦和筛板区。

（2）脊髓野 整个椎体外放 1cm 并包括椎体深部，下界应包括 MRI 显示的硬膜下腔的末端，可以低于硬膜下腔下 2cm（至少 S_2 底面），但也可达 S_4 底面。脊髓转移时，照射野应包括可见病变上下至少一个椎体。

（3）后颅凹补量野 上界：枕骨大孔和头顶中点上 1cm，下界在 C_1~C_2 间隙，前界（包括后床突）采用后斜野以减少内耳受照。

4. 适形照射靶区

（1）GTV 原发肿瘤的术前范围和术后任何残留病变。

（2）CTV1 全脑和全脊髓。

（3）CTV2 后颅凹或 GTV+1cm 边界，PTV=CTV+（3~5）mm。

5. 治疗计划

全脑采用两侧对穿照射野，脊髓采用垂直单野，后颅凹补量野采用三维适形放疗或调强放疗。

6. 剂量

推荐高危患儿全中枢剂量 36~39Gy，低危患儿合并化疗时全中枢剂量 23.4Gy。明确脑膜播散总剂量可达 39.6Gy，结节样脑膜转移病变总剂量为 45~50Gy，后颅凹补量可到 54~55.8Gy。

7. 剂量限制

晶体 D_{max} < 10Gy，内耳 < 30Gy，脊髓 < 45Gy，视神经或视交叉 < 54Gy，脑干 < 54Gy

8. 治疗验证

EPID、kV X 线或 CBCT 验证全脑照射野或脊髓野。

【疗效及不良反应】

1. 疗效

联合放疗的综合治疗 5 年无复发生存率，在标准危险组约为 80%，高危组约为 60%，在 <3 岁患儿，放疗作为手术和化疗后的挽救治疗，5 年无复发生存率为 30%~40%。

2. 不良反应

（1）急性放射反应　恶心、呕吐，血象下降。

（2）晚期反应　认知障碍、垂体和甲状腺功能丧失、放射诱发肿瘤、感音神经性耳聋、Moya 病（颅内颈动脉进行性阻塞）。

3. 操作注意事项

（1）全脑野和脊髓野，脊髓和脊髓野的衔接处，每照射 5～6 次或全中枢照射中至少 2 次移动 1～2cm（同一方向移动）。

（2）每周定期查血常规，如下降每周至少查 2 次。

第八节　尤　文　瘤

尤文瘤已归入尤文家族肿瘤（EFT）中，EFT 除了包括骨尤文瘤（87%）还包括骨外尤文肉瘤（8%），外周性原始神经外胚叶肿瘤（5%）和胸肺恶性小细胞肿瘤（Askin 瘤）。其中骨尤文瘤在儿童中仅次于骨肉瘤，是最常见的原发骨肿瘤，占儿童肿瘤的 2%；男女比例为（1.5～2.0）:1，中位发病年龄为 14 岁（8～25 岁）；多发生于白人儿童，黑人和亚裔儿童少见。

【诊断标准】

结合临床表现和影像学检查，依据组织活检病理来确诊。

1. 临床表现

尤文家族肿瘤可发生在任何骨或软组织，典型表现为持续几周或几个月的局部疼痛或肿胀，有时可见明显软组织块，肋骨病变常表现为肿块伴胸腔积液，脊柱或骶骨受累可伴相关神经症状。

2. 影像学表现

用来分期和评估原发肿瘤，骨骼系统和肺或胸膜。原发肿瘤推荐采用 MRI 来进行分期，CT 可以用于发现微小病理骨折或皮质破损。骨骼系统：FDG－PET 在评估骨转移方面比骨扫描敏感。MRI 更多用于脊髓压迫或颅骨转移。螺旋 CT 在检测肺转移方面优于 FDG－PET，但 FDG－PET 可以帮助确认胸部 CT 发现的异常。PET/CT 可以精确地发现病变和提高分期水平。

3. 实验室检查

包括 LDH，如果升高预后差。

4. 活检

应在影像后谨慎进行，推荐原发灶切取活检以得到足够组织用于生物学研究，分子学研究应用新鲜组织。可从周围受侵软组织活检而不必得到骨组织，骨活检可增加病理性骨折。活检标本应行免疫组化检查以除外其他疾病。骨髓活检和骨髓穿刺应来自于远离原发灶或已知转移灶的至少两个部位（要求双侧骨髓取样）。

5. 病理

光镜下为蓝色小圆细胞，病理需要与神经母细胞瘤、横纹肌肉瘤、淋巴母细胞淋巴瘤、组织细胞增多症和小细胞骨肉瘤来鉴别。免疫组化：95% EFT 表达 CD99（MIC2 基因）。尤文家族肿瘤分子学特征：非随机染色体转位，90% 以上涉及到 22 染色上

EWS 基因，最常见两种转位是 t（11；22）（q24；q12）和 t（21；22）（q22；q12），可采用 RT – PCR 或 FISH 来检查转位。

6. 分期

目前尚无被广泛接受的尤文瘤分期系统，多采用 AJCC 的骨和软组织肉瘤分期系统。

【治疗原则】

1. 总治疗原则

尤文瘤是一个全身性疾病，20%～25% 病例在诊断就已发生转移，几乎所有的患者在诊断时都有微转移，所以无论病期如何，化疗都是必须的。

2. 局限病变

联合化疗和手术和（或）放疗可以提高 5 年生存率。活检后开始化疗 3～6 周期然后行手术或放疗的局部治疗，间隔 3 周后再行 6～10 周期化疗。治疗时间为 8～12 个月。化疗方案较多，美国多采用 VACA – IE 方案，欧洲多采用 VIDE、VAI 方案。手术仍被认为是最好的局部控制手段，放疗用于不能手术肿瘤，或部分切除，或手术标本中组织学反应差等情况。

3. 转移或复发病变

转移性病变治疗与局限病变类似，转移灶局部治疗常需要放疗，肺转移化疗后可以采用手术切除残留灶或全肺照射。骨或骨髓转移或复发病变预后差，5 年生存率小于 20%，无标准治疗方案。

【适应证及禁忌证】

1. 适应证

（1）根治量放疗　原发颅面骨、脊椎或盆骨等不能手术的肿瘤或受累淋巴结。

（2）术前放疗　诱导化疗后肿瘤缩小不明显。

（3）术后放疗　切除不全肿瘤或部分切除肿瘤或肉眼全切肿瘤切缘足够，但组织学反应差（≥10% 残留肿瘤细胞）。

（4）姑息放疗　肺转移或其他部位转移导致疼痛，神经症状或疼痛性淋巴结转移。

2. 禁忌证

（1）全身情况差、不能耐受放疗。

（2）严重血象下降。

（3）患者依从性差，不能配合放疗定位。

【放疗方法和实施】

放疗是尤文家族肿瘤综合治疗中重要的局部治疗手段。

1. 固定

体位采用仰卧位、俯卧位或侧卧，负压成型气垫固定。

2. 定位

推荐 CT 定位。

3. 治疗计划

三维适形放疗或调强放射治疗计划。

4. 剂量限制

长骨 V_{40} <64%，平均骨剂量 <37Gy，D_{max} <59Gy，肢体纵向 2～5cm 皮缘剂量 <15Gy，

脑或脊髓的照射剂量不超过30Gy。

5. 放疗方法

依照射部位分为原发灶区放疗、淋巴结放疗、肺转移放疗和肺外转移姑息放疗。

6. 原发灶放疗

（1）儿童肿瘤研究组前瞻性研究显示：受累野照射与全骨照射的局部控制率无差别。INT－0091采用联合VACA－IE方案化疗的受累野照射，局部失败率为11%。因此推荐原发灶放疗采用受累野照射。

（2）靶区 ①GTV1（原发灶区）：由体检或影像学（推荐MRI）定义的疗前可见或可触到的骨或软组织病变。②GTV2（不能手术肿瘤）：疗前骨病变经诱导化疗后残留软组织病变。③GTV2（切除不全肿瘤）：镜下残留病变或切缘距离不够。④GTV2（部分切除）：诱导化疗残留软组织和骨病变经外科减瘤术后肿瘤；CTV1 = GTV1 + 1.5cm，CTV2 = GTV2 + 1cm。

7. 剂量

（1）根治量放疗 不能手术肿瘤（累及骨和软组织）GTV1（原发灶区）剂量45Gy后GTV2（切除不全或部分切除）补量10.8Gy（肿瘤≤8cm）或补量16.2Gy（肿瘤＞8cm）；不能手术肿瘤（只累及骨）GTV1（原发灶区）剂量为55.8Gy。

（2）术前放疗 GTV1（原发灶区）剂量45Gy后GTV2（化疗后残留病变）补量5.4Gy。

（3）术后放疗 部分切除但组织学反应好或肉眼全切切缘足够但组织学反应差：GTV1（原发灶区）剂量为45Gy（单次量1.8Gy）；切除不全或部分切除但组织学反应差：GTV1（原发灶区）剂量45Gy后GTV2（切除不全或部分切除）补量10.8Gy（肿瘤≤8cm）或补量16.2Gy（肿瘤＞8cm）。

8. 淋巴结放疗

（1）淋巴结转移 手术切除后照射淋巴结瘤床50.4Gy，不能手术，淋巴结照射剂量达55.8Gy。

（2）肺转移全肺放疗 除非化疗方案中含有白消安，否则尤文家族肿瘤出现肺转移，推荐全肺放疗。

（3）靶区 GTV1为从膈肌到肺尖的整个肺，CTV1 = GTV1 + 1cm。

（4）剂量 年龄小于14岁GTV1剂量为15Gy（单次量1.5Gy）年龄大于14岁GTV1剂量为18Gy（单次量1.5Gy），如果残留肺病变可考虑补量到45Gy。

（5）肺外转移姑息放疗 照射采用局部野照射，剂量依症状缓解而定。

【治疗验证】

根据不同照射部位可以选用EPID、kV X线（OBI）线或CBCT验证。

【疗效及不良反应】

1. 疗效

单独放疗的局部控制率为53%～86%，联合放化疗的局部控制率达58%～93%，剂量小于40Gy，局部控制率明显降低。原发部位和肿瘤大小影响局部失败率，肢体原发与盆腔原发的局部失败率分别为5%～10%、15%～70%。肿瘤小于8cm与大于8cm的局部失败率分别为10%和20%。

2. 不良反应

（1）急性反应　放射性皮炎，采用阿霉素或放线菌素后可出现记忆反应。

（2）晚期反应包括：

①肢体生长延缓　骨生长延缓多发生在股骨远端和胫骨近端，如果两侧下肢长度差异在 2～6cm，可以通过增高鞋来调整，否则就需手术干预。

②肌肉萎缩和软组织关节纤维化　导致肢体运动幅度减少。

③受累骨永久性脆弱　放疗后 18 个月内发生骨折风险最高，避免触碰或高强度运动。

④继发恶性肿瘤　20 年累积继发肿瘤和肉瘤率分别为 9.2% 和 6.5%，继发肉瘤发生率为剂量依赖，剂量小于 48Gy，未出现继发肉瘤，但 Paulino 等报道 45Gy 出现放射诱导骨肉瘤。

⑤病理性骨折　需要注意可能是继发骨恶性肿瘤的先兆。此外还伴有皮肤脱色素或淋巴水肿等。

【操作注意事项】

1. 原发灶放疗注意事项

（1）活检或肿瘤切除瘢痕应包括在照射野内。

（2）骨干病变，应尽可能避开受累骨的一侧或两侧骨骺端。

（3）如果按照推荐治疗边界要求照射邻近骨的骨骺但病变没有超过关节腔，应采用更小边界以便可以避免照射邻近的骨骺。

（4）骨骺板尽可能避免照射。

（5）应保留足够皮肤和皮下组织（1～2cm）以避免出现照射后缩窄性肢体纤维化或淋巴回流受阻，如果必须照射肢体全周，剂量控制在 20～30Gy。

（6）假肢植入后术后照射应包括假肢及外放 2cm 安全边界。

（7）除非绝对要求覆盖肿瘤，否则照射野不应当跨过关节，如果包括关节，剂量不超过 45Gy。

（8）某些情况可推荐三维适形放疗，另外三维适形放疗可减少接受 48Gy 体积，V_{48} 与继发肉瘤风险相关。

（9）特殊情况下照射要个体化考虑。

2. 肺照射注意事项

白消安用药前后全肺照射可能导致严重的肺纤维化，因此接受白消安治疗患者应避免肺部大野照射。

第十三章 肿瘤急症

第一节 脊髓压迫症

【诊断标准】

（1）有近期原发癌病史，临床有新出现的明显背痛、腰痛、颈痛，或根性神经痛，或肢体感觉运动障碍，或膀胱直肠括约肌功能障碍者，经 X 线片示椎体骨质破坏、椎体压缩及椎旁软组织肿物，或全身骨扫描示脊椎核素浓聚或脊髓 MRI（CT）证实为肿瘤转移至脊髓和（或）脊神经根受压者。

（2）症状 95% 以上的患者首先出现中央背部疼痛，随体位改变而加剧，疼痛通常与受累脊髓的部位一致。随着病变的继续发展，出现运动障碍、感觉障碍、膀胱直肠括约肌功能障碍，症状可迅速加剧以至截瘫。

（3）影像学诊断 MRI 是首选的诊断手段，有研究表明 MRI 改变了 40% 患者的放疗计划，脊髓压迫往往是多发病变，其他影像学手段很难行全脊柱的整体扫描。

【治疗原则】

根据神经系统受累和椎体破坏的程度对恶性肿瘤转移共分 5 级（表 13-1）首先放疗的主要是 1~3 级。

表 13-1 Harrington 分期

分期	分级标准
Ⅰ级	没有神经系统症状表现
Ⅱ级	有椎体骨转移，但没有椎骨塌陷和不稳定
Ⅲ级	有明显的神经症状，但没有椎体骨受累表现
Ⅳ级	疼痛、椎体塌陷和不稳定，但没有明显的神经系统症状
Ⅴ级	疼痛、椎体塌陷和不稳定，有明显的神经系统症状

1. 激素治疗

激素的使用尽可能在肿瘤患者出现体征或临床症状的初期，即使没有影像学资料支持脊髓压迫的诊断，首程单次大剂量的激素并不产生明显的副作用，相反，对于确有脊髓压迫的患者可以使其及时缓解症状，避免长期压迫导致的不可逆性神经损伤，为随后的放疗或手术治疗赢得时间。

放疗过程中应用脱水剂和激素可减轻或预防脊髓水肿，改善临床症状，减少放疗产生的不良反应，缩短疗程提高疗效，帮助功能恢复。激素和脱水剂应用剂量的大小应当因人而异，对临床症状较重、放疗产生的不良反应较大者，地塞米松剂量可适当加大至 10~20mg/次，或少量多次，对缓解临床症状、减少不良反应有较大帮助，具体的剂量、用法及疗效有待进一步探讨和观察。有研究报道地塞米松初始剂量适当提高比低剂量的激素方案配合放疗有更好的症状缓解率（Zaidat，Ruff，2002 年）。

2. 放射治疗

（1）CRT 迄今为止，虽然放疗和外科手术在脊髓压迫症治疗的疗效上平分秋色，但是接受放疗的患者往往有更好的生活质量，所以放射治疗依旧占据脊髓压迫症治疗中的主导地位。但是，到目前为止并没有统一的治疗方案。30Gy/10f/2 周的方案，甚至 40Gy/20f/4 周的长疗程方案与 8Gy/1f、16Gy/2f/6d、20Gy/5f/1 周等短疗程方案相比在症状缓解、OS 上没有明显差别，但是短疗程在局部控制率、PFS 上明显逊色于长疗程方案。因此放射治疗计划的实施要因人而异，对于预后较好、预计生存期较长的患者可以采取较长的疗程，对于预后较差、预计生存期较短的患者可以采取较短的疗程，以期在最短的时间内使患者最大获益（Kevin Shiue，2010 年）。但是目前也有国内学者推崇单次大剂量的短疗程放疗（向东华，2000 年；杨毅，2005 年）。

再程放疗中有 40% 的患者可以获得运动功能的改善，放疗的方案对预后影响不大，而且累计生物学剂量在 120Gy 以下都是安全的（Rades D，2008 年）。

（2）SBRT SBRT 在脊髓压迫症治疗中的应用方兴未艾，目前尚缺乏足够的研究数据，相关的放疗实施方案也大相径庭，而且由于脊髓压迫症中肿瘤压迫神经系统，肿瘤与脊髓位置关系颇为紧密，所以在 SBRT 的治疗过程中，对放射精度和位置验证的要求极高，否则极易出现严重的放射性脊髓损伤。而为避免上述情况出现，过于保守的治疗方案又极易出现漏照的情况。所以，目前关于 SBRT 的研究虽然显示出良好的疗效，但是其安全性和有效性仍然尚待验证。

（3）术中放疗（IORT） IORT 显示出良好的应用前景，但是目前还缺乏研究，尤其是与放疗和手术治疗的对照研究、安全性和有效性有待进一步研究。

3. 手术治疗

（1）减压治疗 众多研究证明，在脊髓压迫症后 6~8 小时内行减压术，可以缓解坏死的进程，是治疗脊髓压迫症的关键。减压的入路主要有前方入路和后方入路。

（2）内固定术 内固定的目的是复位和重建脊柱的稳定性，防止脊髓的继发损害。目前多采用钢丝、椎弓根螺钉和钢板固定。术后脊髓损伤均有好转，达到骨性融合，内固定物无松动和脱落。

并发症：①手术伤口限制患者活动，导致卧床时间延长。②不能完整切除肿瘤。

【适应证及禁忌证】

（1）患者无法耐受手术、多发转移、肿瘤放射敏感性高、预计生存期 3~6 个月、无脊椎不稳定性者，首选放射治疗。

（2）虽已累及脊柱及附件，但无脊柱不稳定性或有神经损伤但已手术固定或术后放疗。

（3）预计生存期大于 3~6 个月，肿瘤放射敏感性差或脊柱稳定性差的患者可考虑手术治疗而后给予术后放疗。

【放疗方法及实施】

患者平卧位或俯卧位行定位，尽可能根据 MRI 影像勾画 GTV，CTV 外扩 2mm，PTV 外扩 3mm，照射野包括病灶的上下半个正常椎体，野宽 5~8cm。保护脊髓在 45Gy

安全照射范围内，颈椎两侧对穿照射，胸、腰、骶部病灶行双侧后斜野照射或后野单野源皮距照射，目前多主张单次中高剂量的放疗，放疗剂量一般为 30～50Gy，2～5 周。

【疗效及不良反应】

早发现、早治疗是改善脊髓压迫症预后的关键。疾病进展速度、肿瘤的组织学类型、治疗前是否出现瘫痪、ECOG 评分、椎体被累及的数目、病灶的间距都是脊髓压迫症的预后因素。放疗前运动功能障碍的恶化速度与疾病预后和生存时间呈负相关；放疗开始 48 小时内的运动功能障碍进展往往提示不良预后（Zaidat Ruff，2002 年）；患者失去行走功能 12 小时以内开始放疗的有可能在治疗后恢复行走功能，多发的病灶导致的瘫痪往往是不可逆的。而放疗后运动功能的恢复提示较好的一年生存率（Rades D，2007 年）。

在接受放射治疗的患者中，60%～70% 的患者的疼痛症状可以得到缓解，25%～40% 患者的运动功能可得到改善，25%～35% 的患者获得重新行走的能力，已经出现瘫痪的患者有 10% 重新获得行走的能力，只有 9% 的患者出现瘫痪。急性的放射性反应没有出现，迟发的 RIM 极为罕见。

【操作注意事项】

放射治疗搬运患者时保持平卧位，治疗前后使用外科专用支具，务必保护脊髓受损部位不受外力造成二次损伤。

第二节　上腔静脉综合征

【诊断标准】

（1）上腔静脉综合征（SVCS）的临床表现和影像学表现是诊断的关键。临床表现取决于起病缓急、压迫部位与压迫程度及侧支循环形成情况。

（2）症状　头面部发胀、颈部肿胀、轻度气短、咳嗽胸痛、肩部肿胀、哮喘、发绀、头痛。

（3）体征　头颈部或胸部静脉扩张，面部肿胀，偶伴发绀、上肢水肿，也可见Horner 综合征。

（4）影像学诊断　X 线片表现纵隔增宽、上纵隔肿块或肺门肿物，少数出现胸腔积液、右肺塌陷、肋骨凹陷等。

（5）必要时行增强 CT 及 MR 检查可以明确肿瘤与血管的关系、梗阻部位等。

【治疗原则】

SVCS 是较为常见的肿瘤危象，也是临床常见的肿瘤急症之一，发生时病情急剧、危险，临床上必须紧急处理，应给予有效的治疗迅速缓解症状。SVCS 的治疗目标是缩小肿块，缓解阻塞，恢复正常的静脉血流。采用放疗、化疗及手术治疗 SVCS 均有报道。

1. 放射治疗

多数学者认为应首选放疗。放射治疗能有效缓解其症状取得良好的疗效，前程大剂量放射治疗症状缓解较快，增加的毒性作用经加强支持及对症治疗可控制。常规放疗多采用每天 3Gy 或 4Gy 照射或大野 2Gy 套小野 1Gy 照射 4～5 天，后改为常规放疗至根治量。三维适形放疗多采用 *GTV* 2.2~2.5Gy，CTV、PTV 1.8~2.0Gy 的治疗方案。放射剂量多综合考虑治疗目的（根治或姑息）、肿瘤的病理类型及病变范围等因素。姑息治疗可以采取短疗程大分割，1~2 周疗程，单次 3~5Gy。例如：20Gy/5 次或 30Gy/10 次，其目的在于尽快缓解症状。

2. 化学治疗

对于化疗敏感的肿瘤患者，因为放射部位易出现反应性水肿，放射治疗初期可使上腔静脉阻塞加重，导致呼吸困难加重，甚至发生意外，故化疗可能比放射治疗更有效及安全、迅速；瘤块过大时可先行化疗后行放射治疗，以期及时缓解症状，尽早结合放疗可以提高疗效。纵隔放射治疗已足量时化疗为主要疗法。恶性淋巴瘤和小细胞肺癌化疗疗效显著，与放射治疗相比，疗效相差不大，且可避免放射治疗初期反应性水肿所致的上腔静脉阻塞症状的加重。

SVCS 的化疗静脉滴注部位应选择下肢静脉避免使用上肢，尤其是右上肢，否则药液缓慢流经不够通畅的静脉，容易刺激其内膜，促进静脉血栓形成，不利病情恢复。

3. 手术治疗

手术一般针对良性病变或对放化疗不敏感且预计生存期大于 6 个月的患者。手术治疗仅在以上方法不满意的病例方可考虑使用，但难度较大，并发症和死亡率均高。

4. 血管内支架

近年来，随着介入放射学的进展，支架的出现为血管狭窄及闭塞性病变的治疗提供了一种全新的治疗方法，血管内支架置入术在治疗肿瘤并 SCVS 方面甚至优于放射治疗和化疗。对于病理提示放化疗不敏感、原发灶病理不明或既往应用过放疗、化疗效果欠佳的患者，往往由于对治疗反应差、局部水肿等原因，造成临床症状加重，一般状况恶化而失去进一步治疗机会，对于这部分病例，上腔静脉支架成形术可以作为首选的治疗方法，具有安全、创伤小、恢复快、疗效显著、易耐受、并发症少的特点，适于一般状况较差的患者，有助于改善患者的生存质量。但是为防止上腔静脉成形术后支架内发生血栓性闭塞，充分的抗凝或抗血小板聚集治疗是必不可少的。

5. 一般处理

加强辅助治疗是处理 SCVS 的必要手段。头高位卧床休息，必要时吸氧，下肢输液。在放化疗期间给予利尿剂和激素减轻水肿。卧床、头抬高、吸氧可减少心输出量和静脉压力；利尿剂可减少液体潴留和消除水肿；皮质类固醇能暂时减轻呼吸困难，缓解与肿瘤坏死和放射治疗有关的水肿及炎症反应，进而改善阻塞情况，而且对非霍奇金淋巴瘤和小细胞肺癌有协同作用。解除患者的紧张情绪和心理压力，避免出现恐惧、焦虑、悲观、失望的心理，有助于患者的治疗。

【禁忌证】

（1）同一部位曾经做过放疗。

（2）确诊因结缔组织等非肿瘤疾病引起的压迫。

（3）病理类型确诊为放射抗拒性肿瘤。

（4）极其严重的压迫时，放射后组织水肿会造成巨大风险。

【放疗方法及实施】

患者平卧位行定位，根据 CT 影像勾画 GTV，CT 外扩 2mm，PTV 外扩 3mm，照射野包括全部病灶。多采取 3D - CRT，有条件患者可使用 IMRT，保护照射野内肺、脊髓等。

目前推荐前程单次大剂量 3~4Gy，后程常规分割至放疗结束，根据具体病理类型选择治疗剂量，对于姑息治疗的患者可尽量缩短疗程。

【疗效及不良反应】

根据不同的病理类型，缓解率也不同，大约 3/4 的 SCLC 患者和 2/3 的 NSCLC 患者可以在 7~15 天得到症状的缓解，72 小时后大多数患者都会有症状的改善。虽然静脉连续造影术显示 SCVS 的 PR 为 23%，CR 为 31%，总缓解率高达 54%，但是患者主观评价的实际缓解率往往低于此数据，而且影像学的缓解与临床的缓解往往差距较大。

【操作注意事项】

放疗前期可能因组织的水肿，加重上腔静脉压迫的症状，所以，对于压迫严重的患者应谨慎选择放疗。需要静脉药物治疗的患者务必选择下肢输液，避免输液加重症状。

第十四章 良 性 病

第一节 概 论

良性病中有些会出现侵袭性生长或浸润性生长，破坏美容或造成功能缺失，严重者威胁生命，如纤维瘤、瘢痕瘤、内分泌性突眼、肝血管瘤、颅内动静脉畸形（AVM）等。有些影响生存质量，引起疼痛、功能障碍，如异位骨化等。

尽管放射肿瘤学者认为放疗主要治疗恶性肿瘤，但放疗也对很多良性病有治疗作用。由于疾病不治疗的自然病程长，更应严格掌握放疗的适应证，注意放疗的长期不良反应以及诱发癌症可能。将疗效及副作用告知患者，签署知情同意书，并长期随访。

【放疗的技术要求】

应当选择能量合适的射线，使之符合病理应得到的深度，尽量"宁浅勿深"，选择放射剂量尽量"宁少勿多"。分次剂量应当考虑病灶病理性质及周围正常组织耐受程度，注意观察不良反应；适当选择填充物，校正剂量分布。治疗前，必须考虑射线质量、总剂量、全部治疗时间、相邻的要害器官及保护因素。婴幼儿病例只有很特殊且在谨慎评估比较可能的危害和与得到的好处之后，才能放疗。必须避免直接照射特别容易出现晚期作用的器官，如甲状腺、眼、生殖腺、骨髓和乳腺。全部病例均应使用细致的放射防护措施，包括视锥和铅罩等。目前使用的良性病放疗，分为"可接受治疗"和"不能接受治疗"两类。

【循证医学】

良性病放射治疗缺乏循证医学依据，多数是经验回顾性分析总结或Ⅲ期研究结果。少有大型组织的协作研究。

【放射生物学研究】

良性病放疗的放射生物学内容，是借鉴恶性肿瘤治疗的内容，单次剂量0.5~1.0Gy，总剂量5~10Gy，不会诱使细胞死亡。

放疗的作用机制较复杂，创伤或感染之后，几个细胞系统会进行有序修复，在生长因子刺激下，细胞高度增殖并分化。疾病的病理过程包括过度增生、纤维母细胞过度反应等。放疗可以抑制细胞增殖，抑制纤维化形成。良性病放疗的基础改变是血管内皮的改变，放疗诱导产生ICAM-1，调节白细胞-内皮细胞系统，并使单个核细胞渗透到组织间隙，促使内皮细胞释放前列腺素，调节细胞膜的功能。大的单次剂量或总剂量引起血管内皮细胞损伤，导致血管硬化、闭塞。高放射剂量引起血管的病理改变，如治疗AVM、椎体血管瘤；低单次剂量或总剂量有抗炎作用，可以治疗关节炎症。其机制是促使免疫系统的单个核细胞（淋巴细胞、巨噬细胞、单核细胞）黏着并通过毛细血管进入炎症组织，传递炎症前细胞因子（IL-1，IL-6）及坏死因子（肿瘤坏死因子），补充连锁反应和炎症反应的酶。IL-1刺激前列腺素的释放，通过巨噬细胞功能改变，调整免疫反应。低营养组织包括肌腱、韧带、关节等，出现慢性炎症时会引起疼痛，进而影响功能。上述机制和射线直接作用可以影响细胞功能，减轻疼痛。低剂量放疗可以减轻炎症过程，甚至使炎症过程停止，缓解疼痛，改善功能。

【放射物理基础】

参照治疗恶性肿瘤的放射物理原则和技术，按照 ICRU50/62 报告制定物理计划。不同深度病灶处方剂量参考点：

（1）表面病灶　常压 X 线，≤300kV 光子，距离皮肤表面 20 ~ 40cm，最大剂量在皮肤，可以用限光筒、滤过板、填充物等调节射线硬度，或用≤9MeV 电子线照射。皮肤剂量低于最大剂量的 90% 时就要用 5 ~ 10mm 填充物。

（2）深部病灶　用直线加速器光子，等中心对穿野或单野。

（3）颅内病灶　γ 刀或 X 线 SRS，单次或分次治疗。

第二节　头颈部良性病

头颈部良性病包括脑（脊）膜瘤、垂体腺瘤、颅咽管瘤、听神经鞘瘤（许旺瘤）、动静脉畸形（AVM）、脊索瘤、血管球瘤/化学感受组织瘤、非嗜铬性副神经节瘤、鼻咽血管纤维瘤等。

一、脑膜瘤

脑膜瘤占原发脑肿瘤的 15% ~ 20%，40 ~ 60 岁好发，女：男 = 1.8：1，起源于覆盖在蛛网膜上的细胞，在颅内任何地方，大多为 WHO Ⅰ级，约 10% 有侵袭性（WHO Ⅳ），广泛播散，甚至转移。症状有头痛、恶心、视乳头水肿，灶性痉挛发作。

【治疗原则】

无症状或进展缓慢，老年患者，可等待与观察，每 6 个月检查一次；有症状的局部肿瘤，手术切除，完全切除后复发率很低，次全切除后 + 放疗；全切除后 5 年和 10 年无复发生存率分别为 93% 和 80%；次全切除则分别为 63% 和 45%。

【放疗适应证】

（1）次全切除后有残余肿瘤，因为复发后控制更困难，次全切除 + 放疗，10 年无进展生存率为 90%。

（2）术后肿瘤复发，首选放疗。

（3）邻近重要脑组织不能手术者首选放疗，可以抑制大部分脑膜瘤，并有缓慢消退，神经功能维持或改进。

（4）WHO Ⅱ级、Ⅲ级的脑膜瘤，需要术后辅助放疗。

【注意事项】

脑膜瘤放疗时，照射野安全边界为 1cm，总剂量为 54Gy，单次量 1.8 ~ 2.0Gy；侵袭性肿瘤安全边界为 2 ~ 3cm，总剂量为 68Gy；3D - CRT、IMRT 有较好的剂量分布。较小病灶，SBRT 有效，γ 刀或 X 刀，单次剂量 12 ~ 15Gy，不超过 18Gy。

二、垂体瘤

垂体瘤占颅内肿瘤的 10% ~ 12%，起源于腺垂体，生长缓慢，70% 具内分泌活性，大部分是催乳素，占内分泌活性垂体瘤的 50%，女性表现为闭经，溢乳综合征；男性表现为性功能障碍，不育；两性均有性欲缺失和骨质疏松。还有促肾上腺皮质激素或促类固醇激素增加的垂体瘤，罕见促甲状腺素和促性腺激素增加。大腺瘤压迫视交叉，引起视力减退（双颞侧偏盲），20% 病例有头痛。肿瘤向侧方压迫血管引起海绵窦综合征及眼肌麻痹，向下引起垂体功能减退。垂体瘤治疗首选经鼻腔切除的手术治疗，但泌乳素瘤除外。微腺瘤 ≤10mm，根治切除，不需术后放疗。小腺瘤 >10mm，因有压迫视神经的危险，应手术。有内分泌活性肿瘤，具手术指征。泌乳素瘤可用多巴胺激动剂，24 小时内肿瘤缩小。

【放疗适应证】

（1）次全切除术后，无内分泌性肿瘤，20%~40% 为不全切除。

（2）持续分泌激素。

（3）术后肿瘤复发。

（4）不能手术的部位（丘脑下部）。

放疗后肿瘤控制率在 90% 以上。

【放疗技术】

3D – CRT，6~18MV X 线，总剂量 45~50Gy，单次量 1.8~2.0Gy，照射野安全边界 2~10mm。常规面罩不精确性为 5~7mm，用 SRS 可避免分次照射误差。但距重要器官组织较近的垂体瘤，分次照射较好。垂体瘤不同放疗方法的剂量限制见表 14 – 1。

表 14 – 1　垂体瘤不同放疗方法剂量限制

方法	靶体积（Gy）	视交叉（Gy）	CN（Ⅲ~Ⅵ）（Gy）	脑（Gy）	垂体、下丘脑（Gy）
SRS	≥12~13	≤8	V≤12，其他≤15		≤20
分次	45.0~50.4	≤50	≤60	脑干≤50	≤50

三、颅咽管瘤

颅咽管瘤是胚胎发育不良的中线肿瘤，占 5~15 岁儿童 CNS 肿瘤的 6%~10%，位置接近蝶鞍，视力减退或视力损伤，内分泌紊乱（侏儒症、脂肪紊乱、肾上腺皮质功能不全），颅内压迫症状，蝶鞍扩大，典型钙化、囊性变等。

【治疗】

（1）全切除　根治，但有较高后遗症：视力损伤 20%，垂体功能减退 ≤95%。

（2）次全切除　3 年进展率为 90%。

（3）手术 + 放疗　5~20 年控制率为 80%~95%。

【放疗适应证】

（1）不能手术者。

（2）次全切除者。

总剂量 50~54Gy，单次量 1.8~2.0Gy。3D – CRT 治疗后视力减退不超过 10%，坏死、认知改变、继发肿瘤 <2%，10 年控制率为 100%，且无副作用，但垂体激素分泌减少 30%。

四、听神经鞘瘤

听神经鞘瘤（许旺瘤）是良性神经外胚层肿瘤，起源于前庭耳蜗神经（CNⅣ）的神经鞘许旺细胞，在小脑丘脑角生长，压迫前庭和耳神经，听力损伤；耳鸣、眩晕，晚期面瘫（CNⅦ）、三叉神经病（CNⅤ）及脑干综合征。

【标准治疗】

听神经鞘瘤治疗的标准治疗为肿瘤全切除，>25mm 的大肿瘤部分切除。手术仅能使 40% 病例保护听力，10% 病例有瘘，6% 病例颅神经麻痹，2% 病例脑积水，1% 病例脑膜炎轻偏瘫。

【放疗适应证】

原发或复发，进展和有症状，25mm 以上。以 SRS 部控制、单次大剂量疗效好，杀伤肿瘤细胞，血管闭塞，40%~80% 的肿瘤消退，维持残余听力。单次剂量：肿瘤边缘 12~14Gy，局部控制率为 95% 以上。分次大剂量 FSRT：5Gy×5，3Gy×10，2Gy×25，1.8Gy×30。听神经瘤手术与放疗比较：单纯观察 3 年内 50% 的病例肿瘤进展，20% 病例需手术；首选手术，2% 复发，3% 功能受损。SRT，3 年复发率为 8%，5% 病例需手术。

五、动静脉畸形

80% 的动静脉畸形（AVMs）在幕上，诊断年龄 20~40 岁，每年 2%~5% 发展成动脉瘤或破裂，痉挛性头痛，出血，突然死亡。每年出血危险为 2%~4%，破裂后为 2%~18%。深动脉大 AVM 位于基底节及丘脑，出血危险增加。第 1 次出血致死率为 30%，生存者 10%~20% 有神经缺损。

【治疗原则】

可以完全切除，特别是表浅、小的 AVM。血管栓塞术很少能治愈，但可作为术前或放疗前处理。

【放疗适应证】

γ 刀或 X 刀，单次剂量 15~25Gy，完全梗阻前仍有出血危险。FSRT，总剂量 60Gy，梗阻率为 65%~95%。SRT 后副作用为放射性坏死或白质脑病，SRT 后 9~36 个月出现。脑放疗 >10Gy 的体积是重要的预后因子。

六、脊索瘤

起源于颅底斜坡、骶尾、脊柱的胚胎脊索，各占 35%、50% 及 15%。中线，缓慢生长，属于低度恶性软骨肉瘤。

首选手术完全切除，但 50% 复发。预后不利因素：肿瘤坏死、女性。

脊索瘤放疗适应证：不能手术及不全切除术后。总剂量 65Gy 以上，明显提高局部控制率。FSRT 有益。常规分次剂量 60Gy，5 年局部控制率为 17%~33%；66.6Gy，5 年局部控制率为 50%；SRT 65~85Gy（等效生物剂量），5 年局部控制率为 73%。质子 + 光子，60~80Gy（等效生物剂量），3 年局部控制率为 70%。

七、血管球瘤/化学感受组织瘤、非嗜铬性副神经节瘤

好发部位：颈动脉血管球分叉，颈动脉球，鼓室、喉、主动脉、肺动脉、眶内。大多数接近颅底、颈动脉窝。高峰发作年龄为 45 岁，无性别差异，10%～20% 双侧或多发。5%～10% 有内分泌活性，或恶变侵入周围组织。症状：头痛、CN Ⅴ～Ⅻ障碍，吞咽困难，耳鸣、眩晕、听力减退，颈部搏动性肿物。

血管球瘤的治疗：栓塞术后肿瘤切除，颅底、鼓室的手术风险大。

放疗适应证：不能手术及术后复发者。分次，总剂量 45～55Gy，局部控制率为 88%～93%。≤40Gy 的复发率 22%。>40Gy 的复发率 1.4%。SRT 可提高疗效。

八、鼻咽血管纤维瘤

鼻咽血管纤维瘤（JNA）主要发生在青春期男性，部位在蝶骨、筛骨缝，从鼻腔播散到蝶骨、腭孔，进入翼腭窝或到鼻窦、眼窝、颞内及中颅窝。颅内播散 15%。

青春期后可自行缓解。手术与血管栓塞联合治疗，Ⅰ～Ⅲ期局控率 100%。

放疗适应证：颅内播散，术后肿瘤残存或复发、不能手术者。FSR 或 IMRT 有利于保护正常组织。总剂量 30～55Gy，单次量 1.8～2.0Gy，局部控制率 80%～100%。JNA 消退缓慢。

第三节　眼及眶内疾病

眼及眶内疾病包括翼状胬肉、脉络膜血管瘤、黄斑变性、内分泌突眼（Graves病）、反应性淋巴样增生/眶内炎性假瘤。

一、翼状胬肉

翼状胬肉是鼻侧眼角结膜增生覆盖角膜，好发在沙漠、灰尘燥热地区，影响视力。手术切除，局部控制率 50%～80%，复发可局部用细胞毒药物，但副作用大。放疗用于局部切除或复发病例，^{90}Sγ 贴敷治疗，局部控制率 90%（表 14-2）。

放疗总剂量不统一，为 20～60Gy，每次 8～10Gy，3～6 次，每周 1 次，优于每周 2 次或以上的治疗。有报道外照射 6×10Gy，每周 1 次，复发率为 1.7%。失败病例可行再次手术及术后放疗，80% 病例获成功。

放疗副作用有巩膜软化症、巩膜萎缩、角膜溃疡、毛细血管扩张、视力减退、肉芽组织形成、白内障。

术后放疗时间应尽早开始，手术切除后 1～8 小时内开始放疗，有很高局部控制率，优于术后 16～24 小时才开始放疗的患者。

机制：放疗区域有活性纤维屏障，抑制成纤维细胞和血管过度增生。角膜表面出现新生血管，提示复发。放疗的美容率 67%～96%。

表 14-2　翼状胬肉放射治疗结果

作者	病灶数	单次量×次数	复发
Lentino	256	2.5×2	9/256（3.6%）
Vanden	1300	（8~10）×3	22/1300（1.7%）
Cooper	272	10×3	32/272（11.8%）
Alaniz-Camino	485	（7~8）×4	21/485（4.3%）
Morselise	258	8×3	33/258（12.8%）
Paryani	825	10×6	14/825（1.7%）

二、脉络膜血管瘤

脉络膜血管瘤是非视斑及乳头部病灶，可用热凝固术，但复发率为40%~52%，常有视网膜脱离，还可用光动力学治疗。黄斑及视乳头病灶可用放疗，总剂量局限型18~20Gy，弥漫型30Gy，单次量1.8~2.0Gy。视网膜再次附着，视力改进70%。

三、黄斑变性

（1）与年龄相关，70~80岁占20%，80岁以上占35%，单眼发病后，每年对侧眼受累7%~12%。危险因素有尼古丁滥用。典型症状：脉络膜小疣（黄斑细胞碎片沉着）；脉络膜新生血管，部分形成瘢痕；视网膜色素上皮改变；视网膜上皮脱离。分干燥和湿性两型。尖锐视力损伤（80%），湿性20%视力损伤，最终致盲。新生血管90%与水肿、出血一起出现。

（2）治疗　放疗价值不能充分确定。光凝固治疗有一定疗效。新生血管抑制剂有较好的疗效

四、格雷夫斯眼病

格雷夫斯眼病（Graves'眼病）即内分泌突眼或炎性纤维化眼病。与甲亢及少见的毒性甲状腺肿、甲状腺炎有关，属自身免疫疾病。自身抗体作用于眼肌促甲状腺激素受体，发生眼肌和眶内间隙炎症和纤维化，引起水肿和眼球突出。按 NOSPECS 系统，分为6个疾病症状分级和3个严重程度分级，得出眼病的参考总分指引。

（1）发病机制　多伴有甲亢，有10%病例甲状腺功能正常，或甲状腺功能减退。自身反应性T淋巴细胞与一个或多个甲状腺和眼眶共有的抗原发生反应，分泌细胞因子，刺激眼眶成纤维细胞增殖，脂肪组织膨胀，从成纤维细胞分泌亲水性糖胺聚糖（黏多糖）。B细胞也参与发病，产生自身抗体及呈递抗原。促甲状腺受体和胰岛素样生长因子-1受体是共享自身抗原。

（2）发病原因　环境因素以及自身遗传因子。

（3）临床症状分类　50%的病例临床上可识别；20%~30%眼病有临床相关性；3%~5%眼病危及视力（甲状腺功能障碍型视神经病或角膜穿孔）。影像学多数有眼眶改变。

（4）常见症状　复视、畏光、流泪（23%）、异物感、疼痛（30%）；角膜暴露，

眼睑回缩（91%），突眼（62%）；眼外肌功能障碍（43%）；视神经功能障碍（6%）；容貌改变。

（5）病程　自然病史多变，包括发展、不变、自然好转。初始炎症阶段（活动期）持续1~2年；稳定阶段（平台期）；缓解（静止期），但不完全。有25%病例的轻度眼病在3~6个月内进展到中、重度（表14-3）。

（6）诊断　双侧多见，也可单侧发病。可与甲亢同时发病，也可在甲亢前、后发病。CT/MRI表现：眼外肌增厚，但肌腱不受累；眼眶纤维脂肪组织增多；肌肉增厚导致视神经压迫，发生在眶尖部位，称为尖端拥挤（apical crowding）。测定促甲状腺激素受体抗体：对本病有高度特异性和敏感性。甲状腺功能障碍型视神经病，视敏度下降、视野缺损、感色灵敏度降低。CT/MRI：肌肉增厚压迫视神经，视盘水肿，色觉受损。

（7）临床活动性评分（mourits）　自发性球后疼痛，眼球活动时疼痛，眼睑发红，结膜充血，眼睑肿胀，泪阜肿胀，黏膜水肿。以上每项1分，3~7为活动期，0~2为静止期。

表14-3　Graves' 眼病特征（Bartalena）

项目	轻度	中、重度
眼睑回缩（mm）	<2	≥2
突眼（mm）	<3	≥3
软组织受累	轻	中到重
眼外肌受累（复视）	无或间歇	非持续或持续
角膜受累	无或轻	中度

（8）治疗策略　活动期，免疫抑制治疗有效。甲状腺功能障碍型视神经病和角膜穿孔需立即治疗。疾病早期应行专科评估，发病12~18个月内治疗转归最好。静止期免疫抑制治疗效果差。

（9）治疗　去除诱因，戒烟使突眼和复视发生危险下降。纠正甲状腺功能障碍。抗甲状腺药物不影响眼病病程。

①放射性碘治疗　有15%患者眼病会出现进展。放射性碘使眼病进展的危险因素：吸烟、甲亢严重，促甲状腺素受体抗体升高，不受控制的甲状腺功能减退。放射性碘治疗后1~3天，泼尼松口服一次0.3~0.5mg/kg，逐渐减量，3个月后停药。

②糖皮质激素治疗　重度或立即治疗首选大剂量静脉或口服激素，甲泼尼龙500mg，静脉注射×3天，1~2周无效者，进行手术。有效者，甲泼尼龙500mg，静脉注射×3天，间隔4周一次，共4个周期；泼尼松龙≥40mg，口服，每日1次连用4~6个月。静脉用药优于口服。大剂量用药，有严重副作用。建议激素方案，甲泼尼松500mg/周×6，250mg/周×6。

③放疗　放疗适应证为眼肌功能障碍、角膜受累、视力缺失者。颞侧平行野，6~10MV X线，向后倾斜5~10°，照射野5~6cm，总剂量10×2Gy。放疗可与激素治疗联合，放疗疗效缓慢，眶内放疗，有效率60%，DT 20Gy/10次/2周，同时口服激素，疗效好。禁忌：35岁以下、糖尿病性视网膜病、严重高血压患者。

五、眶内炎性假瘤（淋巴样增生）

病因不明，可能的原因有：感染（副鼻窦炎症播散），自身免疫，纤维增殖过程；特发性眼眶内炎症，单或双侧。病理包括感染和纤维化。症状：突眼（65%～95%），双侧占50%。眼肌肥厚（80%）。眼神经粗大（40%）。尖锐视力差，视力丧失。局部切除后常复发，激素治疗仅50%病例有反应。

有1/4～1/3NHL：放疗，4～6MV X线，晶体后切线野，20Gy/10次2周。预后：局控率73%～100%，但有29%的病例发展为全身淋巴瘤。放疗前可辅助用皮质激素。

放疗适应证：复发，不能手术，药物难治性病例。

放疗：长期CR达70%～100%，总剂量20～35Gy，单次量1.8～2.0Gy。4～6MV X线。前野：侧野＝1∶3，前野用6～9MeV电子线及挡晶体铅块（1cm直径），用20MeV电子线治疗深部病灶。

第四节　关节和肌腱疾病

包括变性骨关节炎、肌腱炎和滑囊炎、关节周围炎（回旋肌套综合征）、网球肘/高尔夫肘、跟痛/跟腱痛等。

放疗治疗关节和肌腱疼痛，目前仍有争议。非侵袭性治疗失败后，手术治疗之前，放疗可能是有效的治疗方法。

放疗方法：急性炎症，每天1次，单次量0.5～3.0Gy，总量6Gy；慢性炎症，每周2～3次，每次0.5～1.0Gy，总量6Gy。如未改善或改进不满意，6周后重复一程。

一、变性骨关节炎

表现为关节疼痛、软骨变形、骨变形、关节囊和滑膜结构改变。疼痛与滑膜炎症有关。病因与劳损、创伤、代谢紊乱有关。治疗包括关节灌洗、清除炎性滑液、平整修复软骨表面、关节置换等。放疗适应证：非侵袭治疗失败者，可缓解疼痛及疼痛有关的功能障碍，不能改变病理。放疗全关节，以关节中心为剂量参考点，可使疼痛长期缓解，5%～75%病例保存功能。预后不利因素：疼痛超过2年；有关节磨损、变形。

二、肌腱炎和滑囊炎

急、慢性劳损引起肌腱和其附着部位急、慢性炎症，疼痛并放射到附近部位。治疗包括急性期的理疗，保护关节功能，服用消炎、止痛剂，注射激素及止痛剂等。慢性复发是手术适应证。

（1）关节周围炎（回旋肌套综合征）　肩关节周围疼痛和功能丧失，慢性时有钙化或骨化。首选保守治疗，也可放疗。放疗方法：单野或平行相对野，剂量参考点为受累关节中心。照射野大小10cm×10cm或10cm×15cm。80%病例疼痛缓解功能改善。放疗初有疼痛加重者预后好。肩关节周围炎放疗止痛有效率为79%～88%。

（2）网球肘/高尔夫肘　疼痛性炎症。病因运动过度，创伤。高发年龄45岁。症状：休息及起床后疼痛，可自行缓解。急性期固定，消炎，止痛，理疗。非侵袭治疗失败可放疗。慢性疼痛病例80%止痛有效。放疗罕见复发（5%）。术后再次疼痛，放疗有效率50%。病史1年以上，长期固定及各种治疗无效者，放疗效果不好。

（3）足跟痛/跟腱痛　跟骨区域的疼痛综合征。病因：畸形、创伤、过重负荷，突发运动，骨刺等。可自行缓解。理疗或用消炎、止痛药可减轻症状。手术切除疼痛筋膜。保守治疗失败可用放疗。照射野 6cm×6cm 或 8cm×8cm，$0.5 \sim 1.0$Gy × （$3 \sim 6$）次。有效率65% ~ 100%。50% CR。

第五节　结缔组织和皮肤病

包括硬纤维瘤（侵袭性纤维瘤病）、阴茎海绵体硬结症、杜波伊特伦挛缩病、瘢痕瘤等。

正常皮肤和常见皮肤疾病的厚度。

皮肤良性病治疗作用机制：①抑制组织增生：瘢痕瘤、肥大性瘢痕增生、鸡眼、寻常疣等。②脱毛作用：头癣、须疮、毛囊炎、多毛症。③抑制分泌作用：多汗症、臭汗症、色汗症、痤疮、腮腺瘘等。④止痒：神经性皮炎、慢性湿疹、外阴皮肤瘙痒。⑤消炎：疖、痈、丹毒、甲沟炎。

一、硬纤维瘤

硬纤维瘤是结缔组织深部肌肉 – 腱膜结构的肿瘤。病理：相似于高分化（G1）纤维肉瘤，边缘弥散。手术切除，边界 $2 \sim 5$cm 为"金标准"。术后50%复发。术后 TAM 和孕酮可抑制生长。硬纤维瘤特点之一是其临床进程的不可预知性：充分切除可能复发，未经治疗可能稳定。推测肿瘤预后与其潜在生物学特性及所处微环境有关。

1. 临床特征

单克隆增生，极少转移或恶变。流行病学：发病率为 $2.4 \sim 4.3$/百万。初诊平均年龄：30 岁；男：女 ~ 1：2。

2. 发病部位

最常见于肢体及肢带区，多为单发。年轻女性的孕期或孕后易发病。常伴有Beta – catenin（β – 链蛋白）变异或伴随 FAP（家族性腺瘤性息肉病）（APC 基因突变）。约8%的单发病变患者其家族有散发的结直肠癌病例。浸润性生长为特点。

3. 病理鉴别

低度恶性纤维黏液样肉瘤、纤维肉瘤。β – 连环素变异检测有助于明确诊断。

4. 手术治疗

近10年报道的术后5年的局部复发率为25% ~ 60%。10年前标准术式为切缘阴性的广泛切除，因为肿瘤为星状，切除范围比同体积的肉瘤更大。某些报道中切缘阳性并非复发的危险因素，提示肿瘤的预后可能与其不同亚型的生物学特性有关。

5. 对手术的质疑

目前已有学者开始质疑手术及其他侵入性治疗是否应作为硬纤维瘤（包括可切除的病变）治疗的一线方案，截肢不能作为局部硬纤维瘤患者的首选治疗，而根治性切除所带来的后果有可能甚于疾病本身。法国的一项研究报道了对腹外原发纤维瘤病进行非侵入性治疗，超过一半的肿瘤在初始生长后不再进展。该研究被应用于一个更大规模的多中心研究，约 2/3 的原发硬纤维瘤患者避免了手术切除，其中一半未行任何治疗，该研究尚在随访中。约有 50% 的硬纤维瘤患者在观察期间表现为继续进展。89% 的肿瘤进展发生于观察前 2 年内，几乎所有进展都发生于前 5 年内。前 2 年内病情稳定的患者之后很少出现进展。肿瘤进展可能是一些未知生物因素的体现，事实上可能约有一半的患者被过度治疗或治疗不足。当前的迫切任务就是遴选出需要积极治疗的病例，保留功能和结构的手术应当是首要目的。由于 R1 切除使得一部分变异细胞暴露在软组织修复机制的刺激下，手术本身可能会成为肿瘤的促发因素，因此有学者提出期待观察。

6. 期待观察

期待观察最早应用于复发但稳定的病变，Rock 报道了 68 例术后残存或复发的硬纤维瘤患者，均采取了期待观察，平均随访 6.3 年，60 例患者疾病稳定。Lewis 报道了 15 例复发患者，均未采取再次手术，其中 6 例未予其他任何治疗，随访过程中并没有患者截肢或死亡。在此之后，期待观察开始取代放疗被尝试用于手术无法切除的原发肿瘤患者。Philipps（2004 年）报道了 23 例手术无法切除的肿瘤患者，采取期待观察而非放疗，在平均 35 个月随访中病变保持稳定。

7. 放射治疗

被用于治疗腹部以外的病变，可作为切缘阳性术后的辅助治疗，也可作为无法手术患者的治疗选择，很多文献报道有效，但放疗对正常组织产生的伤害，以及潜在的辐射后效应如继发恶性肿瘤等均应引起重视。在 Guadangolo 的报道中，单纯放疗与手术 + 放疗在局部控制率上无显著差异；放疗剂量超过 56Gy 对局部控制率无显著提高却明显提高了放疗相关并发症的风险；放疗相关并发症的平均出现时间为 33 个月，包括软组织坏死、骨折、水肿、纤维化、血管病变（导致截肢）以及神经病变。Nuyttens 等分析了 1983～1998 年关于硬纤维瘤治疗的所有英文文献（局部控制率），结果见表 14－4。

表 14－4　硬纤维瘤治疗结果（1983～1998 年，英文文献）

项目	切缘阴性（%）	切缘阳性（%）	所有病例（%）
单纯手术组	72	41	61
手术 + 放疗组	94	75	75
单纯放疗组	—	—	78

8. 药物治疗

Lev 将 M. D. Anderson 癌症中心 1995～2005 年收治的 189 例硬纤维瘤病例与该中心 1965～1994 年收治的病例相比较，全身性治疗明显增多，对手术的依赖近年来有所下降，两组外科切缘阳性率持平，肉眼残余肿瘤率近期组更高，5 年局部复发率早期组为 30%，近期组为 20%。作者认为新辅助治疗的应用有助于改善患者预后。Memorial Sloan - Kettering 癌症中心的 De Camargo 等研究了该中心接受全身性治疗的硬纤维瘤患者，根据 RECIST 标准，蒽环类药物及激素治疗有效率最高，单药达卡巴嗪（DTIC）

或酪氨酸激酶抑制剂（伊马替尼）有效率最低。同其他药物相比，蒽环类药与抗雌激素药似乎能提高肿瘤对放疗的反应率。激素治疗中，他莫昔芬是最常用药物，有观点认为大剂量他莫昔芬（120mg/d）联合非甾体抗炎药较他莫昔芬单药有效。Deyrup等证实腹腔外纤维瘤病不表达 ER - α，但基本均表达 ER - β，这一发现为抗雌激素治疗在硬纤维瘤治疗中的应用提供了理论依据。非甾体抗炎药：硬纤维瘤表现为 Wnt 信号通路异常造成 COX - 2 介导的 PDGFR（血小板衍生生长因子受体）激活，COX - 2 与 β - 链蛋白变异有关，已在生长活跃的硬纤维瘤病例中发现 COX - 2 表达增高，PDGFR 参与多个肿瘤相关的过程，包括肿瘤细胞自泌性生长刺激、肿瘤血管生成、肿瘤成纤维细胞的补充和调节、c - KIT 高表达等。特异性 COX - 2 抑制剂双脱氧氟尿苷（DFU）或非特异性 COX 抑制剂均可抑制肿瘤细胞的繁殖。非甾体抗炎药与酪氨酸激酶抑制剂联合用药可能对治疗硬纤维瘤有效。细胞毒药物：最早由 Patel 提出，9 例患者接受了阿霉素（60 ~ 90mg/m²）+ 达卡巴嗪（750 ~ 1000mg/m²）治疗，平均 5 周期，其中 6 例对化疗有反应。Gega 在阿霉素、达卡巴嗪的基础上加用了 COX - 2 抑制剂美洛昔康，7 例患者的肿瘤均有减小。酪氨酸激酶抑制剂：Heinrich 报道了 19 例硬纤维瘤患者，采用伊马替尼（800mg/d）治疗，3 例患者部分缓解，4 例患者病情稳定超过一年，1 年内总控制率 36.8%。16 例患者发现 Wnt 信号通路的突变，未发现 c - KIT、PDGFR A/B 的突变，然而目前并无用伊马替尼治疗 Wnt 信号通路突变的直接依据。

9. 灌注治疗

Bonvalot 认为当局部切除会带来严重的功能缺失时，可尝试局部隔离灌注肿瘤坏死因子 α（TNF - α）及美法仑（苯丙氨酸氮芥），根据作者的经验，除一位患者外，其余患者均达到了部分缓解或稳定。

10. 分子学研究

Domont 等发现存在 β - 链蛋白变异的硬纤维瘤病例 5 年的无复发生存率较野生型肿瘤低（49% 对 75%），Lazar 等研究了 β - 链蛋白基因（CTNNB1）在单发硬纤维瘤病例中的变异情况，85% 的病例（117/138）发生变异，变异主要发生在第 3 外显子上的 41A（59%）、45F（33%）和 45P（8%，因样本量小被排除）位点。5 年无复发生存率 45F（23%）、与 41A（57%）及无变异病例（65%）有显著差异。β - 链蛋白变异可发生在约 80% 的硬纤维瘤病例中，而近 50% 的患者病情可趋于稳定，因此它可能不是与本病预后有关的惟一生物学因素。当前对硬纤维瘤的研究应进一步明确其发生的分子学机制，寻找对肿瘤复发或进展有提示意义的标记，最终实现肿瘤治疗的个体化，从而使患者在最佳时间得到最佳治疗。

11. 结论

由于近一半的硬纤维瘤都会在初始生长后停止进展，这些患者都可通过一线非侵入性治疗获益，从而避免手术带来的功能丧失以及放疗引起的晚期并发症。对处于进展的肿瘤，何时该进行手术目前尚无定论。建立详细周密的随访计划，特别是在肿瘤邻近重要解剖结构时。对硬纤维瘤的治疗策略应当是一个包含初始观察、必要时化疗、最后手术和（或）放疗的阶梯式综合治疗方案。

12. 硬纤维瘤放疗适应证

不能手术者，术后辅助治疗、复发病例。总剂量：不能手术或复发 60 ~ 65Gy，术后 50~55Gy。>50Gy，复发率从 60%~80% 降至 10%~30%，70% 得到长期控制。单次量均为 1.8~2.0Gy。

二、阴茎海绵体硬结症与杜波伊特伦挛缩症

阴茎海绵体硬结症是阴茎白膜慢性炎症组织增生，大多数进展。40~60 岁高发，形成硬斑、肿块及索条。症状：阴茎弯曲 80%，性交疼痛 80%，性功能障碍 30%~50%。无可选择的保守治疗方法，可自行缓解。

放疗：早期纤维母细胞和炎细胞对放射敏感。方法：2Gy×10 次，每天 1 次，或 2~4Gy，每周 2~4 次，总剂量 12~15Gy。3Gy×6 次，每周 2 次。6~12 周后可重复。1~2 年内，症状改善，75% 疼痛缓解；但阴茎弯曲（25%~30%）和功能障碍（30%~50%）改善较少。

杜波伊特伦挛缩症（MD）：掌或趾面腱膜结缔组织病，40~80 岁高发，增加患病的因素有酒精、糖尿病、癫痫等。症状有掌、趾面纤维硬结挛缩。保守及手术治疗不满意。放疗，早期疗效好，20~30Gy，每次 2~3Gy，70%~80% 有效，20%~30% 硬结消退。

三、皮肤瘢痕

发病率：真正的发病率不清楚，黑人皮肤 > 白人皮肤。年龄：一般超过 10~30 岁。常见部位：耳垂、三角肌区、胸骨区、背。少见部位：眼睑、会阴、手掌及足底。病因不明，研究领域包括细胞因子、生长因子、炎症介质、β 型转化生长因子、结缔组织生长因子、血小板原性生长因子、内皮细胞生长因子、纤溶酶原激活物抑制剂、前列腺素 E_2 等。可能的机制包括瘢痕纤维母细胞代谢活性、紧张机制及黏着斑合成，异常的伤口蛋白愈合过程，p53、p63、p73 基因突变，继发凋亡调节异常，瘢痕的上皮质-间质信号系统。皮肤伤口愈合时，生理性伤口愈合，纤维母细胞和胶原过量产生，并有细胞外的结合，形成瘢痕，伤口自然愈合；纤维母细胞和胶原过度增生，超过生理需要及生理平衡，形成增生性瘢痕和瘢痕瘤（表 14-5）。

表 14-5　增生性瘢痕与瘢痕瘤的区别

项目	增生性瘢痕	瘢痕瘤
范围	在最初创伤区域	在原始伤口之外生长
发生	常在术后几周出现	可能在操作后几个月出现
萎缩	有	无
消退	常在 1~2 年内有部分消退	罕有
红斑	有	有
瘢痕范围	与开始组织损伤的深度有关	能超出开始组织操作的范围很远
对手术的反应	很好，特别是用辅助治疗	不好，经常恶化
结缔组织	增加	增加
胶原结构	或多或少束状分离，细纤维	较大的纤维，紧密堆积的原纤维
纤维方向	波状，与上皮平行	与上皮任何方向

续表

项目	增生性瘢痕	瘢痕瘤
成纤维细胞	有	无
α - 平滑肌蛋白	有	无
胶原结构	或多或少束状分离，细纤维	较大的纤维，紧密堆积的原纤维

预防：瘢痕体质应避免损伤或切口，有瘢痕倾向的部位避免切口，沿松弛的皮肤张力线选择切口，精确的手术技术，好的伤口护理，促进迅速愈合。

治疗：增生性瘢痕可自然消退，对治疗反应好；瘢痕瘤很少消退，有时进展，对治疗反应不好，复发率高。综合治疗方法有手术切除、放疗、弹力绷带、病灶内类固醇注射、冷冻治疗、硅凝胶贴敷、激光。

已经成型、"老化"的瘢痕，已成熟的胶原细胞和纤维细胞对放射线不敏感，单放疗效果不好，可能仅有止痒作用，效果仅几个月。

手术切除（±植皮）+ 术后放疗，有效率80% ~ 90%。手术后24小时内开始，胶原纤维母细胞增生之初开始放疗，此时期，纤维母细胞对放疗敏感，且纤维母细胞在24小时内成为纤维细胞，不能等拆线再放疗。

放疗方法：4 ~ 12MeV 电子线，3 ~ 5Gy/f，3 ~ 5 次，总量 15 ~ 20Gy。

放疗时要注意正常组织的保护，照射野范围应尽量小，避免照射关节、干骺端，眼睑病变注意保护眼角膜和晶体，保护睾丸、卵巢、生殖腺、甲状腺、乳腺，保护脑和垂体。

瘢痕瘤术后放疗局部控制率见表 14 - 6。

表14 - 6   瘢痕瘤术后放疗局部控制率

作者	总剂量/分次或时间	控制/治疗例数	控制/治疗%
Enhamre	10 ~ 15Gy/3 次	15/17	88
	12 ~ 18Gy/3 次	25/28	89
Borok	(4 ~ 16)Gy/(7 ~ 10)天	364/373	97.6
Edsmyr	(14 ~ 16)Gy/(1 ~ 3)天	14/14	100
Ollstein	15Gy/ (7 ~ 8)天	54/68	79
Levy	(15 ~ 18) Gy/(10 ~ 12)天	31/37	84
Romakrishnan	16Gy/ (2 ~ 3)次	35/36	97
Edsmyr	(16 ~ 18)Gy/(7 ~ 14)天	2/2	100
	(20 ~ 24)Gy/(7 ~ 14)天	2/2	100

四、足底疣

（1）手术、水杨酸外用、激光、冷冻，有效率为62% ~ 91%。

（2）放疗   100kV X 线，1 次 10Gy，HVL 4.3mm。一般在 3 ~ 4 周后脱落，有效率87%。若大于3cm，用分次照射，总量 12 ~ 15Gy。

五、角化棘皮瘤

好发于面部，很少在躯干、四肢，生长迅速，局部受累。根治手术后复发率87.5%（14/16）。

放疗用电子线或浅 X 线，剂量 20～30Gy（小病灶）或 40～60Gy（大病灶）。每次3.5～5.0Gy 与每次 2～3Gy，后者美容效果更好。照射野比病灶扩大 0.5～2.5cm，平均 1cm。Caccialanza 常规治疗 55 例，放疗后 1 个月，病灶均完全消退。Goldschmidt 治疗 52 例，每周 2 次，每次 4Gy，总量 40Gy，治疗后 1 个月完全消失，5～20 年无复发。

六、嗜酸性肉芽肿

病因不明，可能受刺激后反应性增生。好发于婴幼儿及青少年，成年人罕见。部位多见于骨、肺，3/4 为多发，1/4 为单发。多发者伴发热、贫血、消瘦；单发无症状。镜下可见大量嗜酸细胞，不同程度出血坏死，有泡沫细胞。多发者疗效差，单发者可自发消退。

放疗 5～8Gy。用嗜酸细胞直接计数评估疗效及预后。

Kimura'病：又名木村病，嗜酸粒细胞增生性淋巴肉芽肿。放疗：电子线，25～30Gy，90% 有效，DT < 20Gy 会复发，> 30Gy 无益。激素治疗大多数患者有效，但减量常易复发，需长期应用。手术有局限性，毁容。术后一般 2 年复发，肿块呈浸润性生长，病灶多发，多伴相邻淋巴结肿大。

第六节　骨组织疾病

包括动脉瘤性骨囊肿、弥漫型巨细胞瘤、脊柱椎体血管瘤、异位骨化、类风湿关节炎。

一、动脉瘤性骨囊肿

动脉瘤性骨囊肿是骨血管囊性病灶，引起骨和周围组织结构破坏，低度恶性。50% 的患者年龄为 10～19 岁。手术刮除，术后复发 6.3%～71.0%（40% 左右），完全切除不会复发。放疗适应证为术后或不能手术切除的病例。无禁忌证。剂量（10～20）Gy/（1～2）周。低能高剂量，最容易诱发骨肉瘤。30Gy 以上易产生继发骨肉瘤。动脉瘤性骨囊肿不同治疗方法比较见表 14-7。

表 14-7　动脉瘤性骨囊肿不同治疗方法比较

治疗	治疗例数	复发数	复发/治疗%
单刮除（用或不用骨移植）	44	26	59
放射治疗	11	1	9
刮除或部分刮除，冰冻手术	51	9	18

二、弥漫型巨细胞瘤

弥漫型巨细胞瘤是 WHO 新分类名称，原名弥漫型色素沉着性绒毛结节性滑膜炎

（diffuse pigmented villonodular synovits，DPVNS），又名良性髓样肉瘤（benign myeloid sorcoma），是关节滑膜增殖性疾病，滑膜弥漫病变和局部狭窄，可播散到肌肉，大都在一个关节发病。手术切除，但罕有完全切除，复发率在 45% 以上。术后应放疗，（30 ~ 50）Gy/（10 ~ 20）次，每次 1.8 ~ 2.5Gy。复发率极低。

三、脊柱椎体血管瘤（VHs）

尸解发病率 11%，受累骨骨质吸收，40 ~ 50 岁出现背腰痛症状，女性多于男性。手术成形、固定，但很少减轻疼痛。放疗：40Gy/20 次，疼痛缓解 82%。

四、风湿性关节炎

严重风湿性关节炎，非类固醇药治疗无效。Stanford 大学用斗篷野 20Gy/10 次/2 周，再倒 Y 野 20Gy/13 次/3 周。3 个月内症状改进。改进率 75%，持续 4 年。副作用：恶心、疲劳、咽下困难，口干、食管炎、带状疱疹。

五、异位骨化

髋外伤或手术后，10% ~ 80% 出现异位骨化。病因：可能是创伤后 32 小时内关节周围多能间质干细胞出现异位骨化。创伤包括全髋手术（高危组 90% ~ 100%）；骨盆或股骨的骨赘 >1cm（50%，中危组）；髋或骨盆骨折，50% ~ 90%；颅骨和脊髓损伤 11% ~ 76%；CNS 损伤、急性呼吸窘迫综合征等，均可引起异位骨化。

治疗：手术，术前或术后放疗，剂量范围从 1 次 7 ~ 8Gy，到 4 ~ 5 次 10Gy。术前 1 ~ 4 小时内，异位骨化区域一次性放疗 7 ~ 8Gy，有效率 90% 以上。术前放疗疗效优于术后放疗。

第七节　其他良性病

一、脾放疗

适应证：巨脾，如慢性粒细胞白血病、真性红细胞增多症等。放疗部位：前、左侧腹，用垂直或水平野放疗。每次 0.5 ~ 1.5Gy，每周 3 次，总剂量 15Gy。每次放疗前测白细胞及血小板，并重新勾画放疗野，随脾缩小而缩小。注意保护左肾、脊髓。

二、男性乳腺女性化

用雌激素或缓退瘤（Flutamide）的男性 90% 发病，睾丸切除者仅 8% 发病。

使用雌激素类药物前应行全乳放疗，9 ~ 12MeV 电子线，放疗野直径 6 ~ 8cm，或用 ^{60}Co、4MV 光子切线野。9Gy/1 次，或 4 ~ 5Gy，每日 1 次，共 3 次。放疗后 2 ~ 3 天可开始内分泌治疗。有疼痛者 20Gy/5 次，90% 以上平均 3.6 个月疼痛缓解。Alfthan 报道 78 例男性，放疗侧 17% 女性化，对照组 90% 女性化。在雌激素治疗之后进行放疗，推荐 20Gy/5 次。

三、腮腺炎

急性术后腮腺炎罕见，典型的是在虚弱的和深度脱水的患者术后 4～6 天发生。伴有腮腺分泌降低和口腔干燥。治疗包括校正脱水，口腔护理，广谱抗生素治疗，如有需要手术引流。

加用放疗可避免切开或引流。放疗起效时间短，开始治疗后 12～14 小时内疼痛、硬结和肿胀改善，典型的患者所有症状会在 3～6 天内消失。推荐用 X 线、^{60}Co 或 9～12MeV 电子线，剂量 7.5～10.0Gy，分 3～5 次。治疗野可直接用侧位照射野，包括全部腮腺，外扩 2cm。

四、急性和慢性炎性疾病

如腋下汗腺脓肿，疖、痈和其他感染，对抗生素没有反应者。推荐放疗剂量 (7.5～10.0)Gy/(3～5)次，用常压 X 线，^{60}Co，或 9～12MeV 电子线。治疗野直接包括恰当的感染范围

五、自身免疫疾病和器官移植的全淋巴系统

4 对全淋巴系统放疗有免疫抑制作用，可以减少循环中淋巴细胞的数目，持续数年，其后逐步有本质上改进。全淋巴系统放疗已用于肾、心、骨髓移植、狼疮性肾炎、多发性硬化症和其他自身免疫疾病。一般最大剂量 20Gy，单次剂量 1.5～2.0Gy。

第十五章　放射性粒子植入治疗前列腺癌

前列腺癌是男性最常见的肿瘤之一，在欧洲，因前列腺癌死亡的男性占所有癌症死亡人数的9%。在美国，前列腺癌发病率在男性恶性肿瘤中居第1位，死亡率仅次于肺癌，占第2位。在我国，随着人均寿命的延长，前列腺癌发病率和致死率也逐年上升，提高前列腺癌的诊断及治疗水平迫在眉睫。前列腺癌治疗方法包括观察等待、根治性手术、放疗、内分泌治疗、化疗及生物免疫治疗等，其中放疗又包括外放疗（远距离）和近距离治疗。近距离治疗（brachytherapy）包括腔内照射、组织间照射等，其原理是将放射源密封后直接放入被治疗的组织内或放入人体天然腔内进行照射。前列腺癌近距离治疗包括短暂插植后装治疗和永久粒子植入治疗，后者也即放射性粒子组织间植入治疗。本章主要讨论粒子植入治疗前列腺癌的规范。

放射粒子植入治疗前列腺癌有近100年历史，1901年Curie发明了能够埋入组织内带有包壳的核素，1909年Pasteau和Degrais在巴黎镭放射生物实验室利用导管将带有包壳的镭置入到前列腺尿道部，完成了第1例前列腺癌近距离治疗，1915年Barringer医师在美国纽约纪念医院肿瘤中心完成了第1例镭针插植治疗前列腺癌，1972年由Whitemore创立了经耻骨后开放手术将^{125}I放射粒子植入前列腺内，1983年Holm等在此基础上进行改进，建立了直肠超声引导经会阴穿刺放射粒子植入前列腺方法，随着计算机三维治疗计划系统及精确定位固定系统的出现，放射性粒子植入治疗前列腺癌方法迅速发展，技术日趋成熟，疗效更加满意。这一技术与外放疗相比有如下优势：前列腺靶体积的局部剂量较高、对周围正常组织损伤小、使用直肠二维超声及治疗计划系统制定治疗计划、肿瘤局部剂量的分布更加适形于肿瘤的大小及形状、实现对肿瘤的三维适形放疗、远期疗效满意。经会阴穿刺微创操作，术后恢复快，并发症发生率低，治疗时间短。

【前列腺癌分级分期】

1. 病理分级

在前列腺癌的病理分级方面，目前最常使用Gleason评分系统。前列腺癌组织被分为主要分级区和次要分级区，每区的Gleason分值为1~5，Gleason评分是把主要分级区和次要分级区的Gleason分值相加，形成癌组织分级常数。

分级标准：

（1）Gleason 1　肿瘤极为罕见，其边界很清楚，膨胀型生长，几乎不侵犯基质，癌腺泡很简单，多为圆形，中度大小，紧密排列在一起，其胞浆和良性上皮细胞胞浆极为相近。

（2）Gleason 2　肿瘤很少见，多发生在前列腺移行区，癌肿边界不很清楚，癌腺泡被基质分开，呈单一圆形，大小可不同，可不规则，疏松排列在一起。

（3）Gleason 3　肿瘤最常见，多发生在前列腺外周区，最重要的特征是浸润性生长，癌腺泡大小不一，形状各异，核仁大而红，胞浆多呈碱性染色。

（4）Gleason 4　肿瘤分化差，浸润性生长，癌腺泡不规则融合在一起，形成微小乳头状或筛状，核仁大而红，胞浆可为碱性或灰色反应。

（5）Gleason 5　肿瘤分化极差，边界可为规则圆形或不规则状，伴有浸润性生长，生长形式为片状单一细胞型或者是粉刺状癌型，伴有坏死，癌细胞核大，核仁大而红，胞浆染色可有变化。

2. 前列腺癌分期

前列腺癌分期的目的是指导选择治疗方法和评价预后。通过 DRE（直肠指诊）、PSA、穿刺活检阳性针数和部位、骨扫描、CT、MRI 以及淋巴结切除来明确分期。AJCC 2002 年的 TNM 分期系统见表 15 - 1。

（1）T 分期表示原发肿瘤的局部情况，主要通过 DRE 和 MRI 来确定，前列腺穿刺阳性活检数目和部位、肿瘤病理分级和 PSA 可协助分期。

（2）N 分期表示淋巴结情况，只有通过淋巴结切除才能准确了解淋巴结转移情况。N 分期对准备采用根治性疗法的患者是重要的，分期低于 T2、PSA <20ng/ml 和 Gleason 评分 <6 的患者淋巴结转移的机会小于 10%，可行保留淋巴结切除手术。

（3）M 分期主要针对骨骼转移，骨扫描、MRI、X 线片是主要的检查方法，尤其对病理分化较差（Gleason 评分 >7）或 PSA >20ng/ml 的患者，应常规行骨扫描检查。

表 15 - 1　前列腺癌 TNM 分期（AJCC，2002 年）

T　原发肿瘤			
临床		病理（pT）*	
Tx	原发肿瘤不能评价	pT2 *	局限于前列腺
T0	无原发肿瘤的证据	pT2a	肿瘤限于单叶 ≤1/2
T1	不能被扪及和影像无法发现的临床隐匿性肿瘤	pT2b	肿瘤超过单叶的 1/2 但限于该单叶
T1a	偶发肿瘤体积 <所切除组织体积的 5%	pT2c	肿瘤侵犯两叶
T1b	偶发肿瘤体积 >所切除组织体积的 5%	pT3	突破前列腺
T1c	穿刺活检发现的肿瘤（如由于 PSA 升高）	pT3a	肿瘤突破前列腺
T2	局限于前列腺内的肿瘤	pT3b	肿瘤侵犯精囊
T2a	肿瘤限于单叶 1/2（≤1/2）	pT4	侵犯膀胱和直肠
T2b	肿瘤超过单叶 1/2，但限于该单叶		
T2c	肿瘤侵犯两叶		
T3	肿瘤突破前列腺包膜**		
T3a	肿瘤侵犯包膜（单侧或双侧）		
T3b	肿瘤侵犯精囊		
T4	肿瘤固定或侵犯除精囊外的其他邻近组织结构，如膀胱颈、尿道外括约肌、直肠、肛提肌和（或）盆壁		
N　区域淋巴结***			
临床		病理	
Nx	区域淋巴结不能评价	pNx	无区域淋巴结取材标本
N0	无区域淋巴结转移	pN0	无区域淋巴结转移

| N1 | 区域淋巴结转移（一个或多个） | pN1 | 区域淋巴结转移（一个或多个） |

M	远处转移＊＊＊＊
Mx	远处转移无法评估
M0	无远处转移
M1	有远处转移
M1a	有区域淋巴结以外的淋巴结转移
M1b	骨转移（单发或多发）
M1c	其他器官及组织转移（伴或不伴骨转移）

注 ＊为穿刺活检发现的单叶或两叶肿癌、但临床无法扪及或影像不能发现的定为 T1c；
＊＊为侵犯前列腺尖部或前列腺包膜但未突破包膜的定为 T2，非 T3；
＊＊＊为不超过 0.2cm 的转移定为 pN1mi；
＊＊＊＊为当转移多于一处，为最晚的分期。

分期

Ⅰ 期	T1a	N0	M0	G1
Ⅱ 期	T1a	N0	M0	G2，3～4
	T1b	N0	M0	任何 G
	T1c	N0	M0	任何 G
	T1	N0	M0	任何 G
	T2	N0	M0	任何 G
Ⅲ	T3	N0	M0	任何 G
Ⅳ	T4	N0	M0	任何 G
	任何 T	N1	M0	任何 G
	任何 T	任何 N	M1	任何 G

病理分级

Gx	病理分级不能评价
G1	分化良好（轻度异形）（Gleason 2～4）
G2	分化中等（中度异形）（Gleason 5～6）
G3～4	分化差或未分化（重度异形）（Gleason 7～10）

3. 前列腺癌危险因素分析

根据血清 PSA、Gleason 评分和临床分期将前列腺癌分为低、中、高危三类，以便指导治疗和判断预后（表 15－2）。

表 15－2　血清 PSA、Gleason 评分、临床分期与预后

项目	低危	中危	高危
PSA（ng/ml）	<10	10～20	>20
Gleason 评分	≤6	7	>8
临床分期	≤T2a	T2b	≥T2c

【治疗原则】

（1）等待观察 等待观察指主动定期检测前列腺癌的进程，在病变出现进展时给予积极的治疗。在密切随访过程中，每 2～3 个月复诊，检查 PSA、DRE，必要时可作影像学检查。等待观察适应于：

①预期寿命低于 10 年，低危前列腺癌患者，等待观察是其标准治疗，对预期寿命大于 10 年的患者，建议行活检以及重新分期评估；

②无症状的高、中等分化肿瘤，预期寿命低于 10 年的患者不愿意接受治疗可能产生的并发症。

（2）根治性手术治疗 根治性手术治疗是局限性前列腺癌的标准治疗，常用的 3 种术式包括经会阴、耻骨后及腹腔镜途径的前列腺癌根治手术。根治性切除手术适应于：

①预期寿命 10 年以上，一般年龄在 75 岁以下的局限性前列腺癌患者，尤其是低分化肿瘤，即临床分期在 T1～T2c，根治性切除手术是其标准治疗。

②预期寿命 10 年以上，T3a 期及局限性高危前列腺癌患者，根治术后可给予其他辅助治疗，或术前新辅助内分泌治疗可降低切缘阳性率。

（3）外放射治疗 前列腺癌放射治疗具有疗效好、适应证广等特点，适用于各期患者。包括常规外放疗、三维适形放疗（3D – CRT）和调强放疗（IMRT）。

①对于早期局限性前列腺癌患者行根治性放疗，局部控制率及 10 年无病生存率与前列腺癌根治术相似。

②对于局部晚期及高危前列腺癌可采用放疗联合辅助内分泌治疗。

③转移性前列腺癌可行姑息性放疗，以减轻症状，改善生活质量。

（4）内分泌治疗 1941 年 Huggins 和 Hodges 首先报道采用手术去势或雌激素治疗晚期前列腺癌可延缓病情的进展，并证实了前列腺癌对雄激素去除的反应性。内分泌治疗虽然有一定的疗效，但一般治疗 2～3 年就转变为激素非依赖性前列腺癌，是一种姑息治疗方法，包括药物或手术去势、最大雄激素阻断。应用方法包括辅助持续内分泌治疗、间歇内分泌治疗、新辅助内分泌治疗。适用于：

①晚期转移性前列腺癌的标准治疗。

②局部晚期前列腺癌放射治疗联合内分泌治疗。

③放射治疗或根治性切除术前的新辅助内分泌治疗。

④放射治疗或根治性切除术后局部复发及远处转移的辅助治疗。

（5）放射性粒子植入治疗。

【适应证及禁忌证】

1. 适应证

目前对于前列腺癌粒子植入的适应证还存在一定的争议，治疗主要参考美国近距离治疗协会（American Brachytherapy Society，ABS）标准。

（1）同时符合以下 3 个条件为单纯近距离治疗的适应证。

①临床分期为 T1～T2a 期。

②Gleason 分级为 2～6。

③PSA <10ng/ml。

（2）符合以下任一条件为近距离治疗联合外放疗的适应证。

①临床分期为 T2b、T2c。

②Gleason 分级 8～10。

③PSA ＞20ng/ml。

④周围神经受侵。

⑤多点活检病理结果为阳性。

⑥双侧活检病理结果为阳性。

⑦MRI 检查明确有前列腺包膜外侵犯。

（3）Gleason 分级为 7，或 PSA 为 10～20ng/ml 者则要根据具体情况决定是否联合外放疗。

（4）近距离治疗联合雄激素阻断治疗的适应证：

①术前前列腺体积＞60ml，可以使用雄激素阻断治疗使前列腺缩小。

②局部晚期及中高危前列腺癌放射粒子治疗联合内分泌治疗。

2. 禁忌证

（1）预计生存期少于 5 年。

（2）TURP（经尿道前列腺切除术）后缺损较大或预后不佳。

（3）一般情况差，不能耐受手术。

（4）明确有远处多发转移。

3. 相对禁忌证

有下列情况可能会出现技术操作困难、剂量分布不满意、术后并发症发生率高等风险，技术操作不熟练者应避免选择此类患者：

（1）腺体大于 60ml，或中叶重度突入膀胱。

（2）既往有 TURP 史。

（3）精囊受侵。

（4）严重糖尿病，未能很好控制。

（5）多次盆腔放疗及手术史。

（6）尿路刺激症状重，前列腺症状评分高。

【治疗剂量】

目前用于粒子治疗的放射性核素常选用 ^{125}I 及 ^{103}Pd 粒子。^{125}I 粒子是 1965 开始进入临床使用，半衰期为 60 天，光子能量为 28kV，初始剂量率为 7cGy/h，最大优势是不需要特殊防护，但是由于其能量最低、穿透距离较短，可引起治疗体积内部分区域不能接受足量照射，因此，临床治疗时需要非常精确种植粒子，确保剂量分布均匀，同时由于其初始剂量率较低，大约为 8～10cGy/h，比较适合分化较好的肿瘤。^{103}Pd 粒子 1986 年用于临床，半衰期为 17 天，光子能量为 21kV，初始剂量率为 18～20cGy/h，由于初始剂量率高，比较适合分化差的肿瘤，其治疗优势与 ^{125}I 粒子相似，临床应用时易于防护和剂量局限，不利方面是剂量衰减过快，ABS 建议对单纯近距离治疗的患者，^{125}I 粒子的处方剂量为 144 戈瑞（Gy），^{103}Pd 为 115～120Gy；联合外放疗者，外放疗的剂量为 40～50Gy，而 ^{125}I 和 ^{103}Pd 的照射剂量分别调整为 100～110Gy 和 80～90Gy。至于外放疗和近距离治疗的次序，ABS 无特别建议。如先用粒子植入治疗，则外照射应在粒子的第 1 个半衰期内开始进行。

【放射性粒子治疗原则】

1. 粒子治疗术前计划

治疗计划实施包括三个基本步骤：根据 CT 或超声影像的立体重建评估前列腺体积；决定源的总活度；决定粒子在前列腺内的空间分布。

（1）前列腺体积测定 经直肠超声从前列腺底部到尖部以 3～5mm 间隔进行横断面扫描，将多层轴向扫描图像在三维空间上重新构建出整个前列腺，之后逐层勾画前列腺轮廓，根据步进装置和连续的体积平均轮廓测定技术，测定前列腺体积。超声的优势是前列腺边界清晰、操作简便、价格低廉，可以保证获得图像时的体位与手术时基本一致。也可以通过 CT 测定前列腺体积，CT 扫描图像提供了一个清晰的骨解剖结构，根据其与模板的关系，对进针的角度进行调整，TRUS 与 CT 测定的前列腺体积有区别，CT 往往过高估计前列腺体积，而 TRUS 测得体积与前列腺手术获得的体积接近。

（2）计算粒子总活度 美国纽约 Memorial Sloan－Kettering Caner Center 曾绘制过^{125}I 和^{103}Pd 粒子的列解图，列解图描述了 MPD（周缘处方剂量），首先求出 3 个轴向的靶尺寸，之后计算平均尺寸，^{125}I 粒子的 MPD 为 160Gy，^{103}Pd 粒子的 MPD 为 110Gy，很显然，靶体积和等剂量曲线体积彼此不能完全吻合，目前这一方法已经被计算机治疗计划系统取代。

（3）决定粒子空间分布 大多数研究组都提出应该降低中心区剂量来减少尿道的并发症，Stock 等建议可在前列腺周边区域种植粒子来达到这一目的。Wallner 提出尿道剂量应限制在 400Gy 以内，直肠剂量限制在 100Gy 以内。

（4）三维粒子植入治疗计划评估 在治疗计划系统上，计算出肿瘤靶体积和周围关键结构实际接受剂量是非常重要的，尤其是肿瘤与关键器官相邻较近时，如直肠和膀胱，此外，剂量－体积－直方图计算表明，靶体积和危险组织和器官的剂量均具有显示体积的功能，由于放射性核素释放的射线在较短的距离内迅速衰减，所以，粒子源在靶体积内的分布十分关键，计算机技术的引入，保证了近距离治疗剂量在靶体积内呈三维空间分布，这样大大提高了近距离治疗的精确度，使临床肿瘤放疗剂量自动计算变得简单易行。

2. 术前准备

（1）完善术前常规检查，合并糖尿病患者给予积极治疗。

（2）术前 3 日半流食，术前清洁灌肠。

（3）制定治疗计划，预定粒子。

3. 手术基本操作

（1）粒子植入的标准模式是依据术中实时计划，在模板和 TRUS 的引导下经会阴进行粒子植入。所需设备包括：前列腺穿刺固定器、模板、步进器、18G 粒子植入针及 Mick 粒子植入枪、高分辨率的双平面直肠超声、三维治疗计划及质量验证系统。也可以在 CT 引导下植入粒子，但应用较少。

（2）麻醉显效后，截石位，置 Foley 尿管，气囊内注水 20ml，有助于超声下显示前列腺部尿道。将前列腺穿刺固定器与手术台、固定步进器、模板及直肠超声探头连接。术中应再次利用 TRUS 获取靶区影像，利用 TPS 做术中治疗计划，根据术中计划放置粒子。同时在粒子种植过程中也应利用经直肠超声来指导操作，移动步进器，B 超采集前列腺基底层至尖部间隔 5mm 层厚的横断面图像，经计算机治疗计划系统，重建前列腺三维形态，手工调整控制尿道周围及直肠周围的剂量，根据超声定位仪上模板的相对位置，将植入针经模板引导系统及会阴部穿刺入前列腺，通过超声纵、横断面观察引导植入针至前列腺准确位置，Mick 植入枪将粒子推至针尖部位，在植入针后退过程中纵向放入粒子，针放置后，统一植入粒子。

4. 术后治疗

（1）抗生素治疗 3 ~ 5 天，选用 a 受体阻滞剂，可改善排尿症状。

（2）术后留置尿管 3 ~ 5 天。

（3）常规摄骨盆、胸部 X 线平片，了解粒子分布情况、有无粒子移位及丢失。

5. 术后剂量的评估

（1）术后剂量评估非常重要，每位患者粒子植入后都必须进行剂量学评估，因为它可以提供术后粒子分布情况，可用来评价植入后剂量分布，并与治疗前计划进行比较，如果发现有低剂量区，则应及时做粒子的补充再植，也可以考虑补充外放疗。

（2）评估可以使用的方法很多，包括 X 线平片、CT 和 MRI。平片可以提供一个几何学的重建，能了解粒子数量，但是不能提供前列腺及其周围组织的情况。CT 可以提供做治疗计划用的肿瘤靶区和粒子分布的影像学数据，但是 CT 对软组织的区分不十分清楚，从而使前列腺边界确定有一定的困难。MRI 对解剖组织的显示有着巨大的优势，但是它的一大缺点就是对粒子的鉴识困难。为了更好地测定剂量，现在已有了 CT 与 MRI 图像融合的方法。现在使用得最多的还是 CT。

（3）关于术后多长时间进行评估，目前还没有定论。粒子植入术后前列腺水肿和出血，使前列腺的体积平均增加 20% ~ 30%，影响剂量评估，而水肿消失的半衰期时间大约为 10 ~ 20 天，目前大多数学者认可的时间是术后 1 个月。

6. 术后的随访

（1）术后应定期了解患者的排尿、排便及性功能等情况，并做相应的对症治疗。

（2）每 2 ~ 3 个月做直肠指检、复查 PSA。直肠指检可以了解前列腺局部情况，PSA 最低值与肿瘤的长期控制相关，PSA 最低值越低，随后复发的可能性将越低。

（3）关于成功治疗术后 PSA 最低值生化标准还存有争议，目前认为近距离放疗后理想的 PSA 最低值应小于 1ng/ml，若 3 次 PSA 连续性升高，定义为生化复发，复发的时间为 PSA 最低点和第 1 次 PSA 升高时间之间的中点，若连续 3 次检查 PSA 值无升高，为 PSA 无进展生存。

【临床疗效】

到目前为止，还没有近距离治疗疗效的前瞻性研究报道，所有的报道都是回顾性分析，近距离治疗的疗效和临床分期、Gleason 评分及 PSA 水平有关。

（1）对于低危患者，即 PSA < 10ng/ml，Gleason 评分 < 6，临床分期在 T2a 期以前的患者，其远期效果与前列腺癌根治术和外放射相似。Juanita 等系统回顾了 2000 年以前粒子植入放疗所得结果，单纯粒子植入放疗 5 年无生化复发率在 86% ~ 100%。Potters 等报道低危患者 5 年 PSA 无进展率为 85% ~ 94%。

（2）对于中危患者，即具备 PSA ≥ 10ng/ml，Gleason 评分 ≥ 7，临床分期在 T2b 期

以上三个条件中两项患者，文献报道不尽一致，由于不同报道对患者选择及 PSA 无进展率定义不一致，因此各报道之间的结果也不具有可比性。最近研究提示近距离放疗单独治疗中危患者临床效果也是满意的。与外放疗的结合在中危患者中的使用还存在争议，Blasko 等报道结合外放疗并不能改进 5 年生化无进展率（84% VS 85%），而 Merrick 等报道中危患者结合外放疗 6 年的生化无进展率为 97%。

（3）对于高危组患者，即具备以上三个条件中一个以上的患者，通常建议联合外放疗和（或）内分泌治疗。Stock 等报道通过联合近距离放疗、内分泌治疗、外放疗治疗 132 位高危前列腺癌患者，5 年 PSA 无进展生存率为 86%，效果良好，其中有 47 位患者术后做了前列腺活检，96% 的患者首次活检是阴性。Lee 等报道结合内分泌疗法可以显著提高中高危患者的 PSA 无进展生存率（79% VS 54%），中危患者中效果最好，4 年 PSA 无进展生存率可达到 94%。多数文献认为粒子治疗结合内分泌疗法可改善中高危患者 PSA 无进展生存率。

【并发症】

粒子植入治疗的并发症包括短期并发症和长期并发症。通常将 1 年内发生的并发症定义为短期并发症，而将 1 年以后发生的并发症定义为长期并发症。这些并发症主要涉及到尿路、直肠和性功能等方面。

（1）近距离治疗创伤小，患者容易接受。相对于前列腺癌根治术，粒子植入治疗创伤小，阳痿及尿失禁的发生率较低，但其尿路刺激征则比前列腺癌根治术明显。术后早期常见尿路刺激症状包括尿频、尿急、尿痛、尿无力、排尿不尽和夜尿增多等，在术后 1 个月内很常见。但是大多数患者在 6～12 个月内会逐渐恢复到正常水平。联合外放疗会加重下尿路症状，急性尿潴留的发生率文献报道在 5% 左右，与术前 IPSS 评分高、前列腺体积大（> 35ml）及残余尿量大于 200ml 有关。长期 α 受体阻滞剂的使用可以减轻术后排尿梗阻症状，降低尿潴留发生率，术后尿失禁的发生率较低，在 0～19% 之间，在有 TURP 手术史的患者尿失禁发生率较高。约有 3%～12% 的患者出现尿道狭窄，可能与尿道球部的放射线剂量过高有关，这种情况可以通过定期尿道扩张来解决。

（2）粒子植入治疗的主要优势之一是保护性功能，大多数报道认为术后勃起功能的保留率可达 80% 以上。术后勃起功能障碍的原因目前还不清楚，有作者提出可能与血管神经束的辐射损伤有关，有文章指出阴茎球所接受的辐射剂量与术后勃起功能障碍有着很强的相关性。勃起功能的保留率与术前勃起功能状况、前列腺接受的放射剂量、是否有内分泌治疗或者外放射治疗有关。Merrick 等报道 181 例术前性功能良好的患者接受治疗并随访 6 年后，粒子植入放疗＋外放射治疗者性功能保持率为 39%，而未行外放射治疗者为 52%，随着随访时间的延长，勃起功能的保持率也在降低，Stock 等报道术后 3 年的保持率为 79%，6 年的保持率为 59%。

（3）直肠炎也是粒子植入治疗的常见并发症，发生率为 1.0%～21.4%，多表现为大便次数增加、里急后重等直肠刺激症状，过多的直肠黏液或者间断性轻度便血，常为自限性，一般对症处理即可，但严重时可出现直肠溃疡甚至尿道直肠瘘。如出现直肠炎、直肠溃疡，建议不要行直肠活检、电灼等有创性的操作，因这样容易造成尿道 - 直肠瘘。尿道 - 直肠瘘的发生率一般为 1%～2%，但处理起来较棘手。Snyder 等证明了直肠炎的严重程度与直肠所接受的放射剂量相关，直肠并发症可以通过谨慎的粒子植入操作技术和保持术后的排便通畅而得到降低。

【注意事项】

（1）前列腺癌粒子治疗涉及肿瘤科、放疗、泌尿外科及影像多个专业，开展此项工作应重视多学科的合作。

（2）前列腺解剖形状不规则，应重视术前、术中治疗计划，术后评估及前列腺周围正常组织的解剖关系，避免盲目操作。在适应肿瘤形状，提高肿瘤组织剂量基础上，注意周围正常组织的受量，以减少并发症的发生率。

（3）对于中高危及局部晚期前列腺癌患者，应注意与外放疗、内分泌治疗及其他治疗方法的配合，术后重视随访，了解病情变化，积极治疗相关的并发症。

内 容 提 要

本书是根据卫生部《医师定期考核管理办法》的要求，由北京医师协会组织全市放射治疗专家、学科带头人及中青年业务骨干共同编写而成。体例清晰、明确，内容具有基础性、专业性、指导性及可操作性等特点。既是专科医师应知应会的基本知识和技能的指导用书，也是北京市放射治疗专科领域执业医师"定期考核"业务水平的惟一指定用书。

本书适合广大执业医师、在校师生参考学习。

图书在版编目（CIP）数据

放射治疗常规／申文江，朱广迎主编．—北京：中国医药科技出版社，2013.1
（临床医疗护理常规）
ISBN 978 – 7 – 5067 – 5630 – 3

Ⅰ．①放…　Ⅱ．①申…　②朱…　Ⅲ．①放射治疗学　Ⅳ．①R815

中国版本图书馆 CIP 数据核字（2012）第 202516 号

美术编辑　陈君杞
版式设计　郭小平

出版　中国医药科技出版社
地址　北京市海淀区文慧园北路甲 22 号
邮编　100082
电话　发行：010 – 62227427　邮购：010 – 62236938
网址　www. cmstp. com
规格　787 × 1092 mm ¹⁄₁₆
印张　16
字数　327 千字
版次　2013 年 1 月第 1 版
印次　2013 年 1 月第 1 次印刷
印刷　北京市密东印刷有限公司
经销　全国各地新华书店
书号　ISBN 978 – 7 – 5067 – 5630 – 3
定价　90. 00 元
本社图书如存在印装质量问题请与本社联系调换